KB151470

New Drug Development and Clinical Trials

신약개발과 임상시험

임현자 지음

황소걸음
아카데미
Slow & Steady

신약개발과 임상시험

펴낸날 | 2018년 9월 20일 초판 1쇄
2021년 5월 20일 초판 2쇄
지은이 | 임현자
만들어 펴낸이 | 정우진 강진영
펴낸곳 | 서울시 마포구 토정로 222 한국출판콘텐츠센터 420호
편집부 | (02) 3272-8863
영업부 | (02) 3272-8865
팩 스 | (02) 717-7725
홈페이지 | www.bullsbook.co.kr
이메일 | bullsbook@hanmail.net
등 록 | 제22-243호(2000년 9월 18일)

황소걸음
아카데미
Slow & Steady

ISBN 979-11-86821-27-5 93510

교재 검토용 도서의 증정을 원하시는 교수님은
출판사 홈페이지에 글을 남겨 주시면 검토 후 책을 보내드리겠습니다.

이 도서의 국립중앙도서관 출판시도서목록(CIP)은 서지정보유통지원시스템 홈페이지(http://seoji.nl.go.kr)와
국가자료공동목록시스템(http://www.nl.go.kr/kolisnet)에서 이용하실 수 있습니다.
(CIP제어번호: CIP2018028950)

New Drug Development and Clinical Trials

고부가가치 창출과 융합산업으로 주목받고 있는 제약산업은 기술집약 및 지식집약이 요구되는 미래 전략산업이다. 특히 최근에는 4차산업의 부상과 함께 신약개발의 생산성 문제를 해결할 수 있는 과학기술 패러다임이 형성되고, 다양한 플랫폼 기술로 인해 신약개발의 효율성이 증대되고 있다.

저자의 첫 번째 저서 ≪임상시험 연구의 설계와 응용(Designs and Applications of Clinical Trials)≫이 출판된 지 3년이 지났다. 이 두 번째 저서의 내용은 원래 임상시험이라는 큰 주제 아래에서 첫 번째 저서와 함께 다루기로 계획하였으나, 자료수집과 집필 과정에서 그 내용이 너무 방대하여 담지 못한 부분이다. 어쩔 수 없이 첫 번째 저서는 임상시험 과정에서 후반 부분만을 출판하였는데, 전임상 연구에서 초기임상으로 넘어가는 신약개발 단계로의 과정을 커버하지 못한 것이 마치 끝내지 못한 숙제처럼 내내 머릿속에 남아 있었다. 그러던 차에 2017년에 연구년을 맞이하여 보건산업진흥원의 글로벌제약팀에서 신약개발과 관련된 컨설팅을 하는 기회를 갖게 되었다. 그것을 계기로 국내의 많은 신약개발 벤처, 제약회사, 대학 연구기관 등으로부터 신약 및 신치료법 개발에 대한 자문을 의뢰받고 함께 공동연구를 하게 되었다. 그러면서 국내에는 임상시험 초기 단계에 대한 노하우가 아직 많이 부족하다는 것을 알게 되었으며, 실제 사례를 근거로 하는 이해의 필요성을 인지하게 되었다. 이번 저서에서는 이러한 국내의 현재 상황을 고려하여, 신약개발 초기 단계에 대한 지식과 임상시험을 설계하고 실천함에 앞서서 고려해야 하는 각각의 주제에 관해서 설명하였다. 더불어 많은 실제 사례들을 제시하여 내용에 관한 이해도를 높이는 데 중점을 두었다.

이 책에서는 다음과 같은 주제를 다루었다.

1장에서는 제약산업 및 신약개발의 특징, 국내외의 신약개발 현황을 살펴보았다. 2장에서는 약물개발 발전의 역사, 의약품 관련 법령 제정 및 그 변천을 정리하였다. 3장에서는 임상연구 윤리 원칙과 지침, GCP, GLP 등 생명의학 연구윤리 가이드라인에 대해서, 4장에서는 후보물질을 찾는 선도물질 연구와 신약 후보물질 도출에 관한 일련의 연구를 살펴보았다. 5장에서는 FDA 가이드라인에 따라 동물연구 결과로부터 임상시험을 위한 개시투여용량(first-in-human dose)으로의 전환 방법을, 그리고 6장에서는 임상시험의 단계에 대해서 설명하였다. 7장에서 최대허용용량(MTD) 결정을 위한 연구설계 방법을, 8장에서는 2상 및 3상 임상시험에서 주로 사용되는 임상시험 설계 방법을, 9장에서는 환자를 치료집단에 배정하는 방법을 설명하였다. 10장에서는 생체이용률 계산, 생물학적 동등성 평가, 그리고 비교동등성 등에 대하여 살펴보았다. 11장과 12장에서는 표본수 산출 방법과 데이터 분석 방법을 간략하게 제시하였다. 마지막 13장에서는 바이오마커의 분류 및 활용, 대리결과변수로서의 바이오마커, 그리고 임상시험에서 바이오마커의 성공 및 실패 사례를 제시하였다.

이 책은 신약개발의 초기 단계에 필요한 포괄적이고 실용적인 기초 지식을 제공한다. 신약개발과 임상연구 분야에 종사하는 연구자, 의학 및 약학 대학 분야의 학생들을 위한 교재 및 참고 도서로도 이용할 수 있을 것이다. 또한 보다 실용적인 응용 측면을 강조하여 많은 사례와 예제를 제시하였으므로 제약기업 혹은 신약개발 벤처, 스타트업 관계자들도 참고 자료로 쉽게 접근할 수 있고, 이해할 수 있을 것이다.

이 책의 출판에 있어서 원고를 세심히 감수해주신 경북대학교 글로벌임상센터장 윤영란 교수님께 깊은 감사의 말씀을 전한다. 이 책의 출판을 허락해주신 황소걸음 사장님과 편집팀에도 감사를 드린다. 또한 누구보다도 책을 집필하는 동안 끊임없는 격려를 보내준 Boston에 있는 Dr. Yun, 지칠 때마다 힘이 되어 준 가족의 이해와 사랑에 감사하며 이 책을 바친다.

마지막으로 이 책에 있을 수 있는 오류는 온전히 본 저자의 몫임을 밝힌다.

2018년 9월
캐나다 서스캐처원 대학교에서
임현자

1장 서론
Introduction   13

2장 약물개발 및 신약 관련 규정/법규의 역사
History of Drug Development & Drug Regulation   25

3장 임상연구 윤리
Ethics of Clinical Research   63

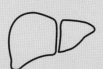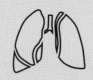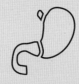

New Drug Development and Clinical Trials

6장   임상시험의 단계
Phases of Clinical Trials   129

7장   1상 임상시험 설계 : 투여복용량 발견
Phase I Study Design : Dose-Finding Study   155

8장 2상 & 3상 임상시험 설계
Phase II & III Study Designs   221

표본수
Sample Size   321

데이터 분석
Data Analysis   345

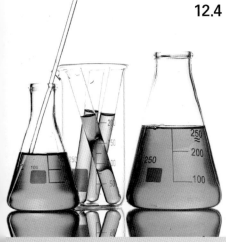

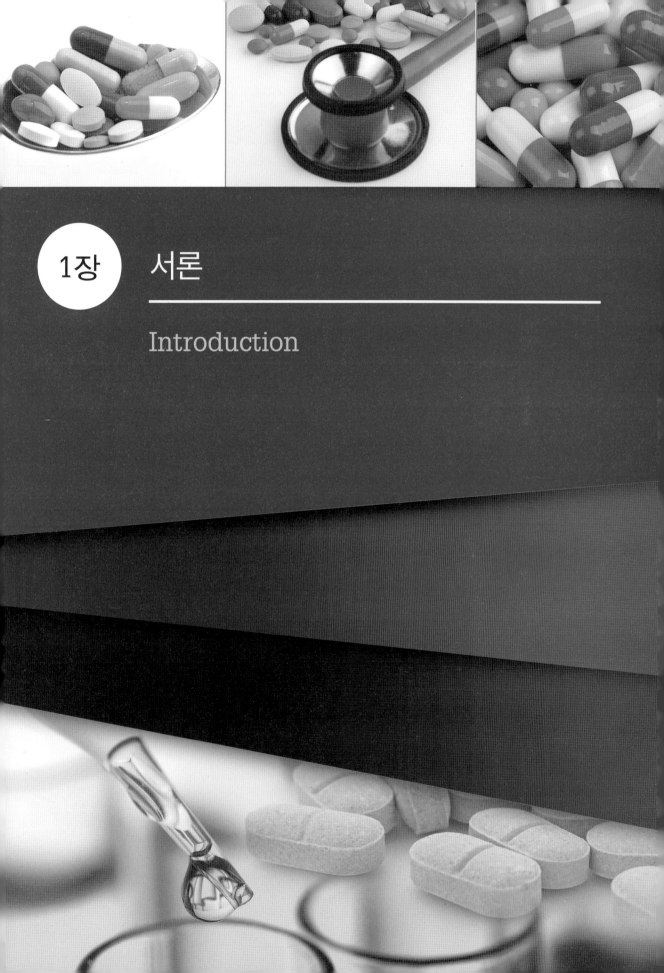

1장 서론

Introduction

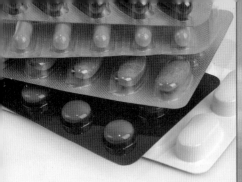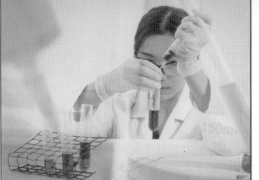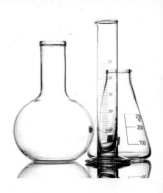

1장에서는 제약산업 및 신약개발의 특징, 신약개발에 관련된 국내외 신약개발 현황을 간략하게 살펴본다.

1.1 제약산업

　제약산업은 화학물질의 합성에 관련된 화학적 지식과 독성학, 약리학, 의학, 화학, 생물학, 미생물학, 병리학 등 생명에 대한 여러 분야의 지식뿐만 아니라 경제학, 통계학, 컴퓨터 프로그램 지식도 동시에 필요한 기술집약적, 지식집약적 첨단산업이다. 각 질병에 대한 치료 의약품은 소량 생산체제의 산업이며, 질병에 따라 원료물질, 적용, 효능, 효과 등이 달라서 상대적으로 세분화되는 특징을 가지고 있다. 또한 다른 기간산업과는 달리 제약산업은 막대한 시설투자가 필요하지 않고, 자원이나 에너지의 소비가 상대적으로 적어 환경친화적 산업이라고 할 수 있다. 이러한 특성을 지닌 제약산업은 신약개발을 위한 연구에서부터 의약품의 생산과 판매 등 모든 과정을 포괄하는 산업으로서, 신약개발의 여부에 따라 초고부가가치를 창출할 수 있는 산업이기도 하다. 또한 제약산업은 글로벌 인구의 지속적인 증가 및 고령화, 경제성장 및 생활 수준의 향상, 건강에 대한 관심 고조, 지구환경 변화에 따른 신종질병 증가, 난치병과 희귀병에 대한 치료기술 개발의 필요성 등으로 지속적으로 성장할 수 있는 미래 전략산업으로 간주된다. 이처럼 제약산업은 의료 서비스 수요 증가와 사회복지에 대한 욕구 증대로 인류의 보건 향상과 복지 증진에 필수적인 위치를 차지하고 있다. 또한 차세대 전략산업으로 주목을 받고 있지만, 인간의 생명과 보건에 직결되므로 제품의 개발, 연구, 임상시험, 인허가, 제조 및 유통, 판매에 있어서 엄격한 윤리기준과 규제를 받는다.

　글로벌 의약품 시장은 미국, 일본, EU5(영국, 독일, 프랑스, 이탈리아, 스페인)가 의약품 소비에서 가장 큰 비율을 차지하고 있다. 그중에 미국 시장의 의약품 소비 성장은 주로 특수 전문 의약품과 치료 분야에서의 가격 인상으로 인한 것인 반면, 일본의 경우는 다른 선진국과 비교해서 65세 이상의 노령층이 높은 인구 비율을 이루고 있는 것이 의약품 소비가 성장하고 있는 원인이다. 선진국의 의약품 소비 성장률은 다소 둔화될 것으로 전망되는 반면, 신흥개발국의 의약품 소비는 급증하며, 특히 파머징마켓(Pharmerging Market)으로 대표되는 중국, 브라질, 인도, 러시아, 멕시코, 터키, 폴란드, 인도네시아, 태국 등의 경제성장과 함께 의약품 소비량이 급격히 증가할 것이다. 이 파머징 국가들은 전 세계 인구의 70% 이상을 차지하고 있다. 특히 아시아 파머징 국가들의 영유아 사망률 감소 및 고령화로 인한 빠른 인구 증가와 최근의 경제성장은 의약품의 소비 성장률 증가를 주도하고 있다. 그중에서도 중국과 인도는 국가 차원의 의료 서비스 접근 개선과 인구 증가와 경제성장에 따른 생활수준 향상으로 지속적으로 성장을 주도하고 있다. 파머징마켓의 성장 이외에도 새로운 전문 의약품, 제네릭약, 바이오의약품의 성장이 글로벌 제약시장의 성장을 이끌 것이다. 제네릭약의 수요는 북미와 유럽을 제외한 모든 지역에서 브랜드 약물 수요를 앞지르고 있으며, 특히 제네릭약 수요에서 가장 높은 비율을 차지하는 브라질과 멕시코 등의 라틴 아메리카 국가들은 자체의 제네릭 약물 제조로 상승세에 있는 자국 제네릭 수요로 혜택을 받아 제네릭 점유율을 점점 더 높여가고 있다. 미국과 캐나다에서는 브랜드 의약품의 약가 인상을 제네릭 의약품으로 대체하여 그 소비가 점점 증가하고 있으며, 기초 의료보험 영역을 확장하려는 중국, 인도, 베트남 등을 포함한 다른 아시아 국가에서도 낮은 가격의 제네릭 약물의 소비는 증가할 것이다.

21세기의 글로벌 제약산업은 블록버스터 의약품의 특허 만료, 신약 R&D 비용 급증 및 생산성 저하, 각국의 안전성 규제 강화, 파머징 신흥국의 급부상 등으로 빠른 환경 변화에 직면하고 있다. 그러나 제약산업은 고령화 시대의 '삶의 질'을 향상시킬 뿐만 아니라 바이오테크(BT)를 비롯해 정보기술(IT), 나노기술(NT)을 망라한 신기술 융합 등 산업 및 경제적 측면에서도 무한한 성장 잠재력을 갖는다. 특히 BT가 핵심 산업으로 부상하여 이미 이 분야에서 글로벌 바이오 전쟁이 시작되었다. 미국, 영국, 일본 등의 선진국에서는 인체 게놈의 구조 규명 이후 혁신적으로 발전하고 있는 유전학과 IT를 융합한 새로운 신약개발 기술 혁신에 국가 차원, 제약업체 차원에서 투자를 아끼지 않고 있다. 또한 글로벌 제약업체들도 독자적 연구, 개발, 상업화 과정에서 대학이나 다른 기업, 연구소 등의 외부 기술과 지식을 활용해 효율성을 높이는 경영전략으로 오픈 이노베이션(개방형 혁신: Open Innovation)을 가속화하고 있다. 오픈 이노베이션을 통한 새로운 전략으로 신약개발 비용 증가와 신약개발 성과 저조의 위기에 대응하고 제약산업의 선두 위치를 차지하려는 글로벌 제약업체의 경쟁은 갈수록 치열해지고 있다.

1.2 신약개발

'신약(New Drug)'이란 화학구조나 본질 조성이 전혀 새로운 신물질의약품 또는 신물질을 유효성분으로 함유한 복합제제 의약품으로서 식품의약품안전처장이 지정하는 의약품을 말한다(약사법 제2조8호). 미국의 식품의약품화장품법은 라벨에서 권고 또는 제한하는 처방조건에서 일반적으로 안전하고 유효한 것으로 인정되지 않는 모든 약을 신약이라고 규정하고 있다. 즉 새로운 적응증(Indication), 새로운 제형(Formulation), 새로운 결합(Combination), 새로운 용법(Regimen), 새로운 용량(Dosage), 새로운 인구집단(Population), 그리고 전문약으로 쓰던 것을 일반약으로 전환하는 것을 포함한 경우 모두를 신약이라 지칭한다. 그러므로 신약이란 화학합성, 천연물 추출 등의 신물질 탐색 작업, 동물시험 및 독성시험의 전임상시험, 사람을 대상으로 하는 임상시험 과정을 거친 보건 당국의 제조 승인을 받은 의약품으로서, 기존약물에 대한 단순 모방 또는 단순 개량 합성에 의한 것이 아니며, 기존약물의 문제점을 근본적으로 해결하거나, 새로운 기전에 의거한 새로운 약물로서의 독창성을 지녀야 하고, 약효와 안전성 측면에서 기존 약제보다 개선된 약효를 지녀야 한다.

신약개발은 연구를 통해 질병 혹은 생명현상의 특정 단계를 타깃으로 약효가 있을 것으로 추정되는 의약품 후보물질을 발굴하는 약물발견(Drug Discovery)과 가이드라인에 따른 전임상, 1상, 2상, 3상 임상시험의 약물개발(Drug Development) 과정을 거쳐 신약으로 승인받는다. 이러한 과정이 필요한 신약개발은 많은 투자 비용과 장시간의 연구가 소요되는 것에 비해 성공 확률이 매우 낮고 리스크가 높은 'High Risk, High Return'의 특징을 가진다(그림 1.1). 신약개발을 위한 R&D 활동이 활발하게 벌어지고 있지만, 과거와 비교할 때 블록버스터급 신약을 개발하기까지에는 더욱 많은 시간과 돈이 소요되고, 시간이 지날수록 경쟁은 치열해지고 있으며, 생산성은 더욱 낮아지고 있다. 이러한 환경에서 비록 신약개발에 막대한 연구비가 소요되어 투자 대비 생산성이 낮지만, 성공할 경우에는 물질 특허 등을 통해 글로벌 시장에서 독점적 지위를 유지하고, 신약개발 과정에 축적된 기술독점권과 지적재산권을 유지하기 때문에 기업 발전은 물론 국가 전체의 경제 발전에도 막대한 기여를 하게 된다.

신약개발 과정과 성공률

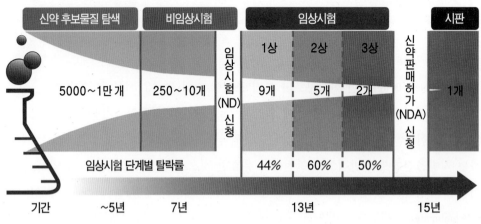

[그림 1.1] 신약개발 과정과 성공률

선진국의 신약개발

글로벌 신약 연구개발은 미국, 영국, 일본, 스위스 등 10여 개 선진 국가들이 글로벌 시장경제를 선도하며, 그들 국가의 과학기술 지원 정책 아래에서 주도되고 있다. 신약개발에서 선진국으로 분류되는 이들 국가는 제약산업이 고도로 발전하여 자체 개발 신약을 다수 보유하고 있으며 의약품 판매에서도 글로벌 제약산업 시장을 독점 공급하고 있다. 또한 세계 상위 20개의 글로벌 제약기업이 개발 중인 신약 파이프라인의 30%를 보유하고 있으며, 이 중 미국은 신약개발 파이프라인의 절반을 차지하는 유망 후보약물을 보유하고 있다.

신약개발을 위한 임상시험은 암, 대사질환, 당뇨, 비만, 감염질환 등 치료후보물질에서 많이 진행되고 있다. 또한 글로벌 인구 고령화 추세에 맞춰 치매, 중풍, 관절염, 파킨슨병 등 노인성 질병에 대한 수요도 빠르게 늘고 있다. 신약개발은 1980년대의 전통적 화학합성 의약물에서 본격적으로 시작했다고 할 수 있다. 신약개발 과정에서 비교적 손쉽게 발견하거나 합성이 쉬웠던 약들이 약효와 안전성 평가를 거쳐 개발되었는데, 순환계질환, 대사성질환, 관절염, 통증, 소화기질환, 감염성질환 등에 작용하는 약물들이 이 시기에 제약시장에 나왔다. 이런 합성의약품이 여전히 제약시장의 80%를 점유하고 있지만, 새로운 타깃에 대한 화합물 신약은 더 개발되어야 한다. 2000년대의 기술 발달과 함께 생명공학을 바탕으로 신약개발은 그동안 축적되었던 기초과학의 발전, 인간 게놈의 구조를 규명한 유전학, 질병 메커니즘에 대한 깊어진 이해가 IT와 융합하여 새로운 신약개발 기술이 혁신되고 있다. 이로써 질병 관련 단백질에 작용하는 새로운 약을 찾아내어 백신, 항체, 단백질의약품 등의 바이오의약품이 개발되고 급성장하고 있다. 바이오의약품은 화학적인 단순 합성이 아닌 살아 있는 생명체에서 유래한 세포 등을 배양하는 생물학적 과정을 통해 생산되므로 부작용이 적다. 최근 특정 타깃에 대한 분석 기술이 발전되고 그 스크리닝 속도가 빨라져서(high throughput screening) 글로벌 제약사는 신약 후보물질을 손쉽게 많이 확보할 수 있게 되었으며, 신약 연구개발의 생산성이 증대되기도 하였다. 바이오 신약에 대한 임상시험 증가와 신약개발과 관련된 특허 트렌드를 보면 한국을 비롯한 중국, 인도 등 아시아 국가들에서 신약개발 투자 증가와 함께 신약 후보물질에 대한 특허가 급증하고 있다.

국내 신약개발

IT 산업과 자동차 산업의 높은 성장세와 글로벌 시장점유율에 비교한다면, 국내 의약품은 글로벌 시장에서 차지하는 비율은 아주 미미하다. 30년~100여 년의 신약개발 역사를 지니고 있는 선진국에 비해 국내는 역사가 짧고 자체 개발 신약도 아주 제한적이다. 국내 제약산업의 매출 규모나 R&D 수준은 글로벌 제약기업과 비교해서 영세한 형편이다. 또한 내수 중심 판매의 생산구조를 가지고 있어 시장규모가 작고 정체 상태에 있으며, 글로벌 선도 기업 및 블록버스터 신약개발 창출에 취약한 환경이다. SK케미칼이 1999년에 국산신약 1호인 선플라주(헵타플라틴)를 승인받은 이후로 2017년 12월까지 총 29개의 국산신약이 출시되었다(표 1.1). 상대적으로 짧은 신약개발 역사와 열악한 신약 연구개발 환경에도 불구하고, 제한된 연구 인력과 연구 비용으로 글로벌 제약기업들이 주도하는 신약개발의 경쟁 속에서 국내 제약기업들이 이뤄낸 이러한 신약개발 성과는 매우 고무적이며 신약개발의 가능성과 잠재력을 보여주고 있다.

[표 1.1] 신약개발 현황(2017년 12월까지)

	제품	제약사	성분	효과	허가날짜
1	선플라주	SK케미칼	헵타플라틴	항암제(위암)	1999.07.15
2	이지에프외용액	대웅제약	인간상피세포성장인자	당뇨성족부궤양 치료제	2001.05.30
3	밀리칸주	동화약품	질산홀뮴-166	항암제(간암)	2001.07.06
4	큐록신정	JW중외제약	발로플록사신	항균제(항생제)	2001.12.17
5	팩티브정	LG생명과학	메탄설폰산제미플록사신	항균제(항생제)	2002.12.27
6	아피톡신주	구주제약	건조밀봉독	관절염 치료제	2003.05.03
7	슈도박신주	CJ제일제당	건조정제슈도모나스백신	농구균예방백신	2003.05.28
8	캄토벨주	종근당	벨로테칸	항암제	2003.10.22
9	레바넥스주	유한양행	레바프라잔	항궤양제	2005.09.15
10	자이데나정	동아제약	유데나필	발기부전 치료제	2005.11.29
11	레보비르캡슐	부광약품	클레부딘	B형간염 치료제	2006.11.13
12	펠루비정	대원제약	펠루비프로펜	골관절염 치료제	2007.04.20
13	엠빅스정	SK케미칼	미로데나필염산염	발기부전 치료제	2007.07.18
14	놀텍정	일양약품	일라프라졸	항궤양제	2008.10.28
15	카나브정	보령제약	피마살탄칼륨삼수화물	고혈압 치료제	2010.09.09
16	피라맥스정	신풍제약	피로나리딘인산염/ 알테수네이트	말라리아 치료제	2011.08.17
17	제피드정	JW중외제약	아바나필	발기부전 치료제	2011.08.17
18	슈펙트캡슐	일양약품	라도티닙염산염	항암제(백혈병)	2012.01.05
19	제미글로정	LG생명과학	제미글립틴타르타르산염	당뇨병 치료제	2012.06.27
20	듀비에정	종근당	로베글리타존황산염	당뇨병 치료제	2013.07.04
21	리아백스주	카엘젬벡스	테르토모타이드염산염	항암제(췌장암)	2014.09.15
22	아셀렉스캡슐	크리스탈 지노믹스	풀마콕시브	골관절염 치료제	2015.02.05
23	자보란테정	동화약품	자보플록사신/ D-아스파르트산염	항균제(항생제)	2015.03.20
24	시벡스트로정	동아ST	테디졸리드포스페이트	항균제(항생제)	2015.04.17
25	시벡스트로주	동아ST	테디졸리드포스페이트	항균제(항생제)	2015.04.17
26	슈가논정	동아ST	에보글립틴타르타르산염	당뇨병 치료제	2015.10.02
27	올리타정	한미약품	올무티닙염산염일수화물	항암제(폐암)	2016.05.13
28	베시보정	일동제약	베시포비르디피복실말레산염	B형간염 치료제	2017.05.15
29	인보사케이주	코오롱생명 과학	TGF-β1유전자도입동종 연골유래연골세포+동종 연골유래연골세포	골관절염 치료제	2017.07.12

국내 제약기업들은 다품목 소량생산의 산업구조에서 선택적 집중을 추구하는 차별화 전략을 수립하고 있다. 또한 글로벌 선진국형 R&D 사업 모델로 전환하여 신약 파이프라인을 구축하고, 글로벌 경쟁력을 위해 신약 연구개발 혁신과 투자를 통해 생산성을 강화하는 혁신형 기술경영으로 변신을 시도하는 중이다. 그러나 여전히 신약개발을 위한 인프라, 자원 및 경험이 부족한 국내 제약기업들은 연구개발(R&D)의 초기 단계인 신약물 탐색 연구에 집중하는 상황이다. 임상시험에 대한 높은 리스크 때문에 발굴한 신약 가능 후보물질이 여전히 글로벌 제약사에 라이센싱하는 것에 주력하고 있으며, 신약을 탄생시키기 위한 상위 개발 단계인 2, 3상 임상시험의 진입 확률이 상대적으로 낮은 편이다. 현재 신약개발 및 임상시험의 현황은 IND 제도 도입 이후 국내에서 승인한 다국적 공동 임상시험이 다수를 차지하고 있다. 그동안 글로벌 제약사들의 다국가 임상시험의 국내 진출과 유치는 국내 R&D 분야 연구개발자들의 노하우 축적, 신약개발 전문 인력 양성, R&D 자금의 국내 유입 면에서 파급효과가 컸다. 하지만 이제는 임상 1상 시험을 마치고 기술을 이전한다든지 혹은 글로벌 제약사 주도하의 제2상, 3상 임상시험 연구에 주력하는 환경에서 벗어나야 한다. 전임상연구를 통해 유망한 신물질을 발견하고, 1상 임상연구를 더욱 활발히 하여 자체적으로 2상 및 3상 임상시험을 연계하여 진행하여 글로벌 마켓에 진출하기 위한 더욱 적극적인 신약개발 R&D 투자가 필요하다.

1990년대 이후 국내 우수 인력이 생명공학, 의학, 약학 분야에 집중되어 의료기술은 세계 최고 수준에 있지만, 현실적으로 국내 제약사들은 합성의약품 신약개발이 어려운 여건에서 특허가 만료되는 오리지널 의약품의 제네릭 개발에 많은 비중을 두고 있다. 이제 제네릭 약물 생산 판매 중심에서 벗어나 연구개발과 국외 진출 확대를 통해 글로벌 신약개발 중심의 혁신 제약기업의 육성과 제약산업의 구조와 체질 선진화를 통한 제약산업 경쟁력 확보가 중대한 과제이다. 특히 많은 글로벌 제약업체들처럼 개량신약 효과에 주목해야 한다. 여기에서 개량신약이란 의약품의 안전성, 유효성, 편의성이라는 세 가지 목적 중 하나가 기존 특허의약품보다 진보된 형태의 의약품을 말한다. 개량신약은 제약기업뿐 아니라 소비자와 정부 입장에서도 많은 장점을 갖고 있다. 소비자 입장에서는 약의 효능이나 복용의 편의성이 향상된 의약품을 기존 특허의약품보다 저렴한 가격으로 접근할 수 있다. 건강보험 재정을 운용하는 정부 입장에서는 특허의약품 시장을 저가 개량신약이 잠식하는 효과로 인해 보험 재정을 절감할 수 있다. 이러한 이유로 여러 제약 선진국들은 개량신약 시장의 선점을 위하여 개량신약에 대한 각종 규제와 허가 조건을 완화하고 있다. 미국에서도 개량신약의 다양한 정의와 분류 방식을 도입해 개량신약 연구를 활성화하고 있다. 국내 제약기업 자체 역량에 대한 현실을 고려하더라도, 개량신약 개발 전략이 유망하다. 제약기업은 개량신약 R&D 역량을 축적하고, 판매를 통해 R&D 자금도 확보할 수 있으며 수출 전략품목으로 적극 육성한다면 경제적 이득과 함께 상당한 수입 대체 효과도 얻을 수 있다. 또한 신약물 발굴과 신약개발의 도전에 신약개발 과정을 최적화시키는 제도 및 인프라, 네트워크 구축, 글로벌 신약개발을 이끌 수 있는 핵심 기술인력, 신약개발을 선도할 수 있는 정부 차원의 정책 등이 절실하다. 그러므로 오픈 이노베이션(개방형혁신: open innovation) 체제의 산업화 기반을 구축하여 글로벌 시장에서의 신약개발 경쟁력 전략의 강화가 필요하다. 또한 신물질을 발견하고 합성하는 단계까지는, 우수한 국내의 환경으로 자체의 타깃 약물에 대한 기초과학의 동향을 파악하고, 신약 후보물질의 파이프라인을 구축하여 전임상 자료를 통한 임상 예측 역량을 갖춘다면 글로벌 경쟁력이 키워질 것이다.

요약하면, 신약개발은 고부가가치를 창출할 수 있기 때문에 많은 선진국이 바이오기술(BT) 산업을 국가 주요 전략산업으로 육성하고 있다. 국내 제약회사들이 세계시장에서 다국적 제약회사들과 경쟁하기 위해서는 국내의 수준 높은 기초과학을 발판으로 한 연구개발을 통해 글로벌 회사로 성장할 수 있는 신약개발에 초점을 맞춰야 한다. 또한 글로벌 환경에 대한 현실 인식과 함께 국내 제약업체 및 바이오테크 업체, 산학 협력하고 있는 대학, 연구기관의 개발 역량과 인적자원을 활용하여 해외 신약개발을 추진 중인 다국적 제약기업들의 요구에 상응할 수 있는 오픈 이노베이션을 창출해낸다면 국내 제약산업의 미래 성장 전망은 밝을 것이다.

참고문헌

1. American Chemical Society. *The Next Pharmaceutical Century*: *Ten Decades of Drug Discovery*, 2007. Washington D.C. http://pubs.acs.org/journals/pharmcent/Ch10.html.

2. Elebring T, Gill A, Plowright AT. What is the most important approach in current drug discovery: doing the right things or doing things right? *Drug Discovery Today*, 2012, 17:1166–1169.

3. Khanna I. Drug discovery in pharmaceutical industry: productivity challenges and trends. *Drug Discovery Today*, 2012, 17:1088–1102.

4. Le Fanu J. *The Rise and Fall of Modern Medicine*. Carroll & Graf Publishers. 2012.

5. Mignani S, Huber S, Tomas H, Rodridges J, Majoral J. Why and how have drug discovery strategies in pharma changed? What are the new mindsets? *Drug Discovery Today*, 2016, 21:239–249.

6. Orloff J, Douglas F, Pinheiro J, Levinson S, et al. The future of drug development: advancing clinical trial design. *Nature Reviews Drug Discovery*, 2009. 12:949–957.

7. Reddy AS, Zhang S. Polyparmacology: drug discovery for the future. *Expert Rev Clinical Pharmacology*, 2014. 6: 41–47.

8. Shaw DL. Is Open Science the Future of Drug Development? *Yale J Biol Med*, 2017, 90:147–151.

9. Sneyd JR, Bryson P, Rollinso C. Drug development in the 21st century Trend. *Anesthesia & Critical Care*, 2001, 12:329–334.

10. Taylor D. The Pharmaceutical Industry and the Future of Drug Development. *Pharmaceuticals in the Environment*. Royal Society of Chemistry. 2016. doi:10.1039/9781782622345–00001

11. Turner JR. *New Drug Development*. Springer. New York, USA. 2010.

12. U.S. FDA. Paving the Way for Personalized Medicine. FDA's Role in a New Era of Medical Product Development. 2013 http://www.fda.gov/downloads/ ScienceResearch/ SpecialTopics/PersonalizedMedicine/UCM372421.pdf

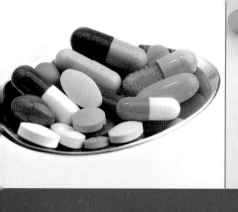
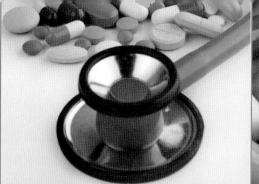
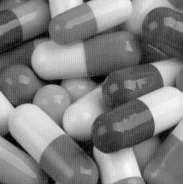

2장 약물개발 및 신약 관련 규정/법규의 역사

History of Drug Development & Drug Regulation

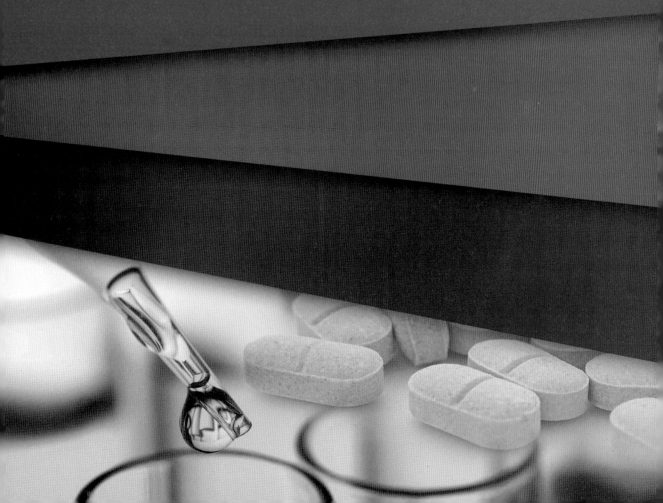

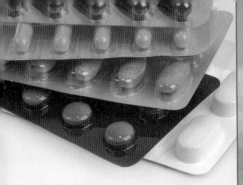
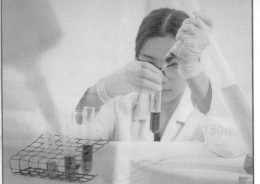
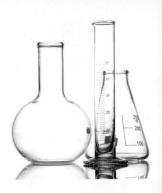

2장에서는 약물개발 및 임상시험의 역사, 의약품 관련 법령 제정 및 그 발전 과정 등을 살펴본다.

약물개발의 역사는 인류 문명의 초기에서부터 시작되었다. 원시시대에는 질병을 사람의 몸에 잡귀가 들어온 것이라 생각하여 환자 앞에서 주술을 외우고, 풀이나 나무뿌리를 먹이거나 향을 피워 잡귀를 몸 밖으로 쫓아내는 것이 질병치료의 전부였다. 고대에서의 질병치료는 단순한 물리적 치료 외에도 종교적이며, 영혼의 힐링과도 연관되어 지역 종교 지도자가 질병치료와 약물에 관련된 일을 맡기도 했다. 이 시기의 약물이나 질병치료적 민간요법은 주로 식물, 동물, 혹은 광물에서 채집한 물질들을 가공하거나 건조시켜 약재로 이용하였다. 이러한 질병 치료방법은 여러 차례의 실험을 통한 시행착오를 거치거나 인간과 동물의 반응을 직접 관찰함으로써 발견되고 발전해왔다. 역사적으로 서로 다른 문명들에서의 민간요법들은 각기 독립적으로 나왔다고 생각되지만, 비슷한 질병을 치료하는 데 동일한 약초를 이용한 사례가 많다. 이러한 유사성은 고대 무역 교역자들이 민간요법이나 의학지식을 문명 간에 전파하여 나온 것으로 짐작된다. 민간요법은 근대에 이르기까지 질병치료에 이용 가능했던 유일한 방법이었으며, 1800년대 후반에 이르러 과학적 기술이 점차 발달하면서 신약개발이 시작되었다고 볼 수 있다. 이 시기부터 점점 더 많은 약물이 발굴되고 테스트되었으며, 자연 원재료에서 소량의 약물을 추출하는 방법을 벗어나 대규모 생산 공장에서 약물이 합성되었다. 현대적 제약산업은 제1차 세계대전 이후부터 시작되어 과학적 원리에 따른 약물개발이 비로소 확립되었다. 현대 의약품이 세계 곳곳에 널리 사용되고 있지만 아직도 많은 소수 지역이나 문화에서는 그들 고유의 민간요법을 유지하여 사용하기도 하고, 민간요법과 현대 의약품을 병행하여 사용하기도 한다. 다음은 인간 문명사에서 약물이 어떻게 발굴되고 발전되어 왔는지를 주요 문명과 시대별로 간략하게 살펴보기로 한다.

2.1.1 초기 인간 문명 시기

중국

전통 중국의학은 기원전 3500년경 중국의약의 창시자이자 의학의 신으로 알려진 전설적인 황제 신농(神農)에서 기원한다고 한다. 그의 저서로 알려진 《신농본초경》은 현존하는 최고의 본초서이며, 중국의학의 기초이기도 하다. 그는 산과 들에서 자란 과일과 야생초들을 직접 맛보며 식물의 독성을 시험하여 약초와 독초를 구별하는 방법을 알렸으며, 약 365개 약물을 상중하로 분류하였다. 중국 약초의 효과적인 성분 중 몇몇은 서양 의약품으로 사용되고 있는데, 그중 등골나물이라 불리는 스네이크루트(Snakeroots)의 레서핀(reserpine)은 고혈압강하제 및 항정신질환 조절제로, 마황의 에페드린 알칼로이드(ephedrine alkaloid)는 천식 치료에 쓰인다. 주나라 시기에 이르러 환자들을 직접 보고, 듣고, 묻고, 진맥하는 등의 질병진단 방법과 약물, 침술, 수술 등의 치료방법을 사용하였다. 진한 시대에 편찬되었다고 알려진 《황제내경》은 현존하는 의학 저서 중에서 가장 오래된 이론적 중의학서이다. 《내경》이라고도 불리는 이 책에서는 인간의 기초 의학적 기술, 양생법, 침구술 등 각 분야에 관한 체계적인 의학 이론을 포함하고 있으며 중국의학 이론의 기초가 되었다. 또 6세기경에 도홍경이 저술한 3권의 《신농본초경》과 증보한 5권의 《신농본초경집주》는 다양한 약초를 이용한 치료약 제조와 침구학 중심의 중국 의학서로 약물의 음양을 분류하였다. 이후 중국에서는 《신수본초》, 《증류본초》, 《가우본초》를 시작으로 많은 본초서가 출판되었다. 명나라 시대에 52권으로 구성된 이시진의 《본초강목》은 중국 약학사에 걸쳐 가장 방대한 문헌으로서 1,000여 종의 약초를 산지, 형태, 재배, 채집방법뿐만 아니라 10,000여 종의 생약처방을 수록하고 있다. 이 책은 서양의 박물학 도입으로 근대적이고 세밀하게 정리되었으며, 현재까지도 많은 학자들이 활용하고 있는 문헌이다. 명나라 말기와 청나라 초기의 과도기에 이탈리아 선교사인 마테오 리치(Matteo Ricci)가 근대 서양문물을 중국으로 들이는 과정에서 해부학과 생리학 등 서양의학이 본격적으로 유입하게 되어 이때부터 중서의학의 결합이 이루어지기 시작했다.

이집트

고대 이집트 벽화 파피루스(Papyrus)에는 각종 약초를 이용하여 환자를 치료한 흔적에서 의학지식의 기록이 나타나고 있다. 기원전 3000년경의 에버스 파피루스(Ebers Papyrus)

는 내과, 안과, 피부과와 관련된 질병과 부상, 그것들의 증상들, 진단, 치료, 예방법을 묘사하고 있다. 또한 역사상 최초의 체계적인 의학으로 간주되고 있는 치료법으로 신전수면요법이 있었다. 총 876가지의 치료약 처방과 700여 종의 약물기록 중에 버드나무 껍질을 진통제 혹은 해열제로 사용했다는 기록도 있다. 또한 기원전 1800년경의 카훈 파피루스(Kahun Papyrus)의 기록에는 임신진단, 피임, 불임, 요실금, 질의 외용약 등 산부인과에 대한 치료가 상세히 적혀 있다. 고대 이집트에서의 치료약은 주로 몰약, 유향, 피마자(castor bean)유, 회향, 백리향, 아마씨, 알로에, 마늘 등과 같은 500여 종류의 허브 외에도 우유, 와인, 꿀을 이용하여 질병을 치료했다. 당시 허브는 약초로 활용되었을 뿐만 아니라 신에 대한 예물로도 바쳐졌다. 고대 이집트 사람들은 페넬(Fennel: 회향풀)을 시안액으로, 석류뿌리는 장속의 기생충 퇴치로, 수면체리는 마취제로 사용하였으며, 박하는 식용 및 방향제로, 그리고 해열진정과 항염증 진통 및 항균을 위한 약용으로도 쓰였다. 또한 우황, 돼지기름, 올리브기름, 사프란(Saffron), 석류껍질, 유황, 안식향, 꿀벌 등을 생약으로 사용했다. 세계에서 가장 오래된 의학적 사료의 하나인 에버스 파피루스에는 특히 이집트 파라오를 미라로 만들 때 부패를 막고 초향을 유지하기 위해 몰약 등 많은 스파이스(spice)와 허브를 사용하였음이 기록되어 있다. 그러나 고대 이집트인은 미라를 만들면서 인간의 내장기관을 볼 수 있었음에도 상대적으로 해부학이나 외과는 크게 발달하지 못했다.

인도

고대 인도문명에서의 의학지식의 발전 과정은 여러 산스크리트 문헌들에서 찾아볼 수 있다. 아유르베다(Ayurveda)라고 불리는 인도 전통의학의 시작은 기원전 3000년~5000년 전으로 거슬러 올라간다. 아유르베다는 인도의 전승의학으로 아유르는 '장수', 베다는 '지식'이라는 뜻으로 생명과학 내지 건강과학을 의미하며, 주로 상류층 현자가 의료 행위를 하였다. 치료요법은 주로 식이요법과 약초요법으로 구성되어 있으며, 이 치료법은 브라만교의 경전인 베다(Vedas)에 정리되어 있다. 질병의 치료법은 환자의 신체 유형(prakrti, 프라크리티)에 따라 분류되며, 그 유형은 이른바 심신의 조화를 조절한다는 바타(Vata), 피타(Pitta), 카파(Kapha)로 불리는 세 가지 도샤(Dosha)의 비율에 의해 결정된다고 믿었다. 질병은 이 3개의 도샤가 그 균형이 깨질 때 생긴다는 것이다. 질병적 문제이든 미용적 문제이든 심신에서 서로 다른 속성을 가진 도샤가 균형을 잃으면서 어느 하나가 너무 많거나 너무 적은 데서 오는 과잉 내지 결핍 현상이 나타난다는 것이다. 아유르베다의 치료 원칙은 불균형 상태를 조율해 균형을 도모하여 질병을 치료한다는 것이다. 따라서 아유베르다 의학은 이러한 심신계의 조화 혹은 균형을 회복시켜주는 것을 목적으로 질병을 치료한다. 질병은 곧 육체, 정신, 영혼의 균형 상실 상태로서 육체적, 정신적 자기관리가 건강에 필수적이며 장수의 지름길이라고 여겼으며, 질병진단과 치료 못지않게 예방과 건강유지 방법에 대한 내용을 많이 포함하고 있다. 또한 몸속의 독소를 제거하거나 독소를 중화하여 나타난 질병의 증상보다 원인을 치료하고자 하였으며, 약물을 사용하기보다는 오히려 요가 혹은 명상을 통해 인체의 자연치유력을 회복하는 데에 중점을 두었다. 약물재료는 주로 허브였지만, 동식물이나 곤충 등도 포함하여 광범위하고 포괄적으로 사용하였다. 생약 등을 이용한 약물치료로 도샤의 균형을 도모하는 것을 원칙으로 하였지만, 그 외에도 침술, 지압, 마사지, 구토법, 하제, 관장제, 코 안의 약물투여, 방혈, 음식조절, 맛의 조절, 생활방식에서의 규칙성, 호흡, 요가 및 명상, 만트라(암송) 등을 병용했다. 그중에는 여러 식물씨앗을 말린 향신료의 일종인 카르다몸(Cardamom), 생강이나 계피와 같은 서양의학에서도 나오는 허브도 이용하였다. 이러한 아유르베다는 생명의 과학이며 그 방법은 아주 근본적이고 단순하다. 이것은 동양의학/중의학에서 말하는 자연과 인간의 몸은 하나이며, 하늘과 땅도 하나로 되어 있어서 인간의 몸도 마치 소우주라고 간주하는 것과 같다. 인간의 육신은 우주의 육신의 일부이고 인간의 마음은 우주의 마음의 일부로 볼 때 동양의학/중의학과 인도의학은 아주 비슷한 전통의학이라고 볼 수 있다.

2.1.2 그리스 & 로마

그리스의 의학은 질병이 초자연적 원인이나 마법 때문에 일어난다는 미신적인 개념에서 벗어났다는 점에 크게 기여하고 있다. 고대 그리스의 의학적 지식은 4가지 체액설, 즉 세상에 존재하는 모든 물질은 공기, 물, 불, 땅의 4가지 기본 성분으로 구성된다는 그리스 철학에서 출발한다. 인체의 생리나 병리는 체액론에 근거하여, 체액은 혈액(blood; 공기), 점액(phlegm; 물), 황담즙(yellow bile; 불), 흑담즙(black bile; 땅)으로 구성된 4가지가 균형을 이루었을 때 인간이 건강을 유지한다는 것이다. 이러한 그리스의 의학은 여러 고대 의학들 중에서 현대의학에 가장 근접하다고 할 수 있으며, 현재 쓰이는 많은 의학용어들도 그리스어 내지 그리스어를 어원으로 하고 있다. 고대 그리스 의사들은 환자를 치료하는 데 다양한 종류의 약초를 사용했으며, 많은 약초들은 이집트, 바빌로니아, 중국, 인도 등에서 유래한 것으로 짐작된다. 피마자유를 배변완하제로, 아마씨를 진정제 혹은 진해제로, 회향풀을 장진통 완화나 장 가스방출로, 아사페티다(Asafetida) 고무송진을 진경제 치료로 사용하였다. 또한 그리스에서도 겨자, 계피, 코니움(Conium) 열매, 대황, 아라비아고무, 미르라(Myrrha) 등 수많은 생약들을 약재로 썼다는 기록이 있다. 특히 산모에게 진통제로 버드나무 잎을 씹게 하고, 버섯을 이용하여 지혈 치료를 했으며, 리큐르 증류주를 의약용으로 사용하였다. 그리스 시대에 치료요법의 또다른 특징으로 약초를 이용한 약물치료뿐만 아니라 자연치료와 심리치료를 병행하여 치료에 사용하였다는 점을 꼽을 수 있다.

그리스 의학은 크게 코스(Kos)파, 크니두스(Knidos)파, 피타고라스(Pytagoras)파의 3학파로 나누어져 있다. 코스파는 질병의 처치와 예후를 중시했고, 크니두스파는 국부처치를 많이 시행하였으며, 피타고라스학파는 의학을 철학적으로 접근하였다. 그리스의 의학을 히포크라테스(Hippocrates) 전과 후로 구분할 만큼 히포크라테스는 의학 발전에 중요한 역할을 했다. 히포크라테스 이전의 그리스 의학은 이집트와 마찬가지로 신전수면요법과 같은 다소 종교적, 초자연적 힘에 의존하는 추상적인 치료를 하였지만, 이집트와 달리 의사는 신관이 아닌 생명을 다루는 기술자로 여겨졌다. 히포크라테스 시대의 의학은 "병을 낫게 하는 것은 자연"으로 생각하여 질병치료를 더는 종교적 주술적이 아닌 자연주의적으로 접근하였다. 또한 질병도 크게 급성, 만성, 전염병, 풍토병으로 분류하였으며, 예방보다는 식이요법을 통한 치료에 중점을 두었다. 질병치료에는 적당한 음식, 신선한 공기, 적절한 배설과 혈액 순환, 마사지 등이 필요하다고 생각하였다. 특히 히포크라테스는 환자 혹은 환자의 보호자에게 가족들이 어떤 병을 앓고 있는지, 앓았는지, 혹은 어떤 환경에 살고 있는지를 체크하였다. 또한 히포크라테스는 의사가 갖춰야 할 1순위가 환자를 편안하게 대하는 태도라고 생각하고 의료윤리와 경험적 지식에 의거한 의술을 펼칠 것을 주장하였으며, 그의 이런 주장이 곧 오늘날의 히포크라테스 선서를 탄생시켰다.

로마는 군대의 요구와 필요에 의해서 최초로 병원을 설립하였다. 당시의 병원은 비록 군인 부상병 치료가 주요 목적이었지만, 병원 설립으로 인해 보다 체계화된 의료 진료가 가능하게 되었다. 로마의 대표적인 의사 겸 식물학자인 디오스코리테스(Dioscorides)는 로마 군의관으로 지낸 경험을 바탕으로 지중해 연안과 인도 등에 이르는 600여 종의 약초의 약용성, 감별법, 채집기술, 추출방법 및 사용방법, 산지, 저장방법 등의 정보를 담은 "약물지(De materia Medica)"를 저술했다. 오늘날 생약학(pharmacognosy)이라 불리는 약용식물학과 천연물약학의 기초가 된 이 저서에서는 식물, 동물, 그리고 광물 재료를 이용한 질병치료법을 기술하고 있다. 로마인들이 약용으로 사용하던 허브는 여러 가지 다양한 방법으로도 응용되었다. 달여서 먹거나 외용으로 바르기도 하고 태워서 연기를 흡입하기도 하고, 목욕도 하였으며, 몸에 지니고 있어 향기를 맡거나, 몸에 문질러 발라서 염색하기도 하였다. 당시의 허브 사용법은 로마제국에 의해서 지중해 연안을 거쳐 유럽 각지로 널리 전파되었다. 로마시대에는 정유(essential oil)가 약용에서 사치품으로 사용되면서 '아로마테라피'와 함께 미용용으로 여성용 향수, 건강음료, 천연 화장품으로 발전해 나갔다.

2.1.3 아랍

아랍은 페르시아, 그리스, 로마, 인도 등 많은 지역과의 교역을 통해서 가져온 정보와 의학서적에서 얻은 지식을 통합하고 확대하여 아랍식 실천의학인 유나니(Unani) 의학을 정립하였다. 아랍의학은 특히 그리스의 지식을 전수하여 방대한 문헌을 아랍어로 번역하고, 주석과 새로운 내용을 덧붙여 아랍 고유의 의학으로 발전시켰다. 이렇게 발전된 아랍의학은 다시 아라비아를 거쳐 인도 이슬람왕조까지 전파되었다. 유나니 의학에서는 위로 내려간 음식물이 온기로 인해 전혀 다른 물질로 변형되며, 인체에 유익한 이 물질의 일부가 혈액을 따라 다른 신체 기관으로 운반되고 노폐물은 체외로 배출된다는 것이다. 이 과정에서 생성되는 물질은 4체액(혈액, 점액, 황담즙, 흑담즙)으로 네 가지 본질(온기, 냉기, 습기, 건조)과 결합되며, 이 4체액과 4가지 본질이 서로 균형을 이룰 때 건강을 유지할 수 있다고 했다.

8세기에서 13세기까지의 아랍에서는 해부, 생리, 병리, 진단, 위생 등을 다룬 "의학종합서(Comprehensive Book)", "치유의 책(Book of healing)", "의학정전(Canon of Medicine)" 등의 저서가 있었으며, 이 저서들은 중세 유럽 대학에서 가르친 의학종합서로 사용되었다. 약용식물과 그 사용법과 함께 약제를 다룬 처방집에는 760여 종의 의약품과 이 약들의 해독제가 포함되어 있다. 특히 연금술과 화학물질 제조기술을 이용하여 화학과 약학의 핵심 개념을 보유함으로써 의학 발전에 크게 기여했다. 또한 승화작용의 발견으로 증류와 여과 방법이 개발되었고, 추출물의 조제법과 복합제제 처방, 증류수, 알코올, 유제, 도약, 연고 등의 약제가 개발되어 제약 발전에도 크게 기여했다. 아랍 의사의 대표자인 무함마드 이

븐 자카리야 알-라지(Muhammad Ibn Zakariya al-Razi, 860-940)는 이론과 임상경험을 토대로 25권의 의학 백과 사전 "하위(Hawi)"를 비롯해서 200여 권의 책을 저술했다. 그는 알코올을 소독에, 수은을 하제(下劑)로 이용하였으며 또 수술 시 상처 봉합에 동물의 내장으로 만든 가는 실을 사용하였다.

2.1.4 중세

서기 400년부터 1500년까지의 중세시대는 로마문화의 영향이 쇠퇴되고, 유럽 전체에 걸쳐 흑사병의 재앙이 있었던 시기로 임파선, 한센병, 천연두, 결핵, 옴과 같은 질병들이 만연하여 수백만의 인구가 이러한 질병들로 사망했다. 암흑기 중세의학의 특징은 과학적 방식 대신에 주술과 기적을 채택하는 종교의학으로, 질병치료법에서의 발전은 극히 미미하였다. 주로 로마의학을 신봉하여 고대시대에 발달된 질병치료법과 의학지식을 그대로 유지하고, 그리스의 의학문헌들을 보존하고, 번역하는 정도에 그쳤다.

중세시대에는 수도원의 정원에 약용식물, 과일류와 함께 여러 허브를 재배하였다. 허브는 중부 유럽의 열악한 자연환경과 육류 중심의 식생활 문화에서 부족하기 쉬운 비타민, 미량의 원소 등 미네랄을 공급하는 야채를 대신한 영양공급 내지 건강유지와 육류고기의 부패방지를 위한 방부제로 중요한 역할을 했다. 또한 중세에서는 허브를 약재로서뿐만 아니라 가벼운 두통에 로즈메리 차를 마시고, 치커리(Chicory)를 말라리아와 간장병을 고치는 약초로 사용하였으며, 정유를 귀족들의 입욕제로 쓰는 등 약초 사용이 더욱더 보편화되고, 일상화되었다. 16세기까지의 질병치료는 대부분이 허브를 이용한 약물치료이며, 허벌리스트들이 저술한 식물지 "허벌(Herbal)"과 존 제러드(John Gerard)의 "식물 이야기(The Herbal of General History of Plants; 1597년)" 등이 이때에 발간되었다.

2.1.5 16세기~19세기

중세시대가 지난 후의 르네상스는 단순한 그리스 문화와 로마 문화에 대한 관심이 아니라, 사물을 보는 관점의 변화와 함께 전통적 제약으로부터 벗어나 새로운 사고와 실천을 추구하기 시작했다. 르네상스 시대는 의학과 질병치료에서도 과학적인 사고의 기초를 쌓았으며, 해부학, 병리학, 외과수술 외에도 공중보건과 위생에서 많은 발전이 있었다. 특히 이 시대는 신체의 구조와 기능를 이해하는 데에 사실적 관찰과 계측적 분석에 의존함으로써 해부학과 생리학 연구가 활발하였다. 스위스의 의학자 겸 화학자인 파라셀수스(Paracelsus)는 약을 독으로 간주하여 약의 작용과 독 작용의 차이는 용량에 좌우된다고 주장하여 의학에서 화학의 역할을 확립시켰다. 16세기에는 약물제제 기술도 급속히 발달하기 시작하여 1546년에 독일에서 최초의 약전(약물과 그 제법에 대한 목록)이 만들어졌고, 1617년에 직업으로서의 약학이 등장하고, 런던의 약사회(Society of Apothecaries)란 조직이 만들어졌다.

17, 18세기에 들어서서 질병치료법은 종교적, 마술적 접근방법에서 벗어나, 보다 이성적, 경험적, 실증적인 방법에 바탕한 현대 의학이 태동하였다. 질병치료의 발전 중에서도 가장 큰 업적은 18세기 후반에 이루어진 제너의 종두법이다. 제너(Jenner)는 천연두 접종을 개발하여 감염병에 대한 백신 사용을 예고했다. 위더링(Withering)은 부종치료에 디기탈리스(digitalis)로 불리는 잎으로 디기탈리스의 임상실험 결과를 요약하고, 디기탈리스의 독성에 관한 증상을 설명하고, 적절한 투약방법에 관해서도 서술했다. 스웨덴 화학자 겸 약제사였던 셸레(Karl Wilhelm Scheele)는 대기를 2개의 기체, 즉 연소를 유발하는 기체와 연소를 방해하는 기체로 이루어져 있다고 주장했다. 또한 그는 산소 및 수 많은 원소와 화합물을 발견하고, 포도, 사과, 레몬, 몰식자, 우유 및 방광결석으로부터 각각 주석산, 수산, 사과산, 구연산, 몰식자산, 유산 등을 결정으로 분리하여 근대 유기화학의 기초를 마련되었다. 18세기에는 생물체의 특성에 관한 연구가 활발하였고, 당시의 물리학, 화학, 생물학의 발전은 임상의학과 약학의 모든 분야에서 합리적이고 과학적인 토대가 되었다. 18세기 이후의 의학은 세포로 구성되어 있는 신체의 구조 및 기능의 정상과 비정상을 물리학, 화학, 생물학적 이해의 근간을 두는 방향으로 발달되어 왔다.

19세기에 와서 의약품은 초근목피의 생약을 있는 그대로, 또는 가공하여 약으로 써왔던 것에서 탈피하여 유효성분을 추출 분리하여 사용하게 됨으로써 제약학이 발전하게 되었다. 최초의 현대적인 약물 중의 하나는 1805년 독일의 제르튀르너(Serturner)가 덜 익은 양귀비 열매에 상처를 내어 얻은 유액에서 아편의 유효성분인 모르핀(Morphine)이라는 알칼로이드를 분리 추출한 것이다. 이것을 계기로 퀴닌, 니코틴, 코카인, 아트로핀 등의 알칼로이드류가 천연물(식물)에서 분리되었다. 펠레티어(Joseph Pelletier)는 정제한 키닌(Quinine)을 말라리아 치료제로 사용하였으며, 카벤투(Joseph Caventou)는 킨키나 나무껍질에서 퀴닌을 추출하였고, 시나꽃에서 산토닌을, 코카나무 잎에서 코카인 등을 분리하면서 생약의 유효성분을 추출하는 제약학이 발전하였다. 알칼로이드 외에도 많은 다른 생리활성 성분의 분리에 관한 연구가 활발해지기 시작하여 1817년에는 에메틴(Emetine), 1818년에는 스트리크닌(strychnine) 등이 발견되었다. 또한 1842년의 에테르, 1847년의 클로로포름, 1860년의 코카인 등이 새로운 천연물 의약품으로 등장하기 시작하였다.

산업혁명으로 제약산업의 기술이 발달하여 유효성분을 순수하게 분리함으로써 약품으로 표준화, 균등화시키고 그 용량을 적정화시킬 수 있게 되었다. 코카인이나 디기톡신, 키니네 같은 식물성분이 치료에 쓰이기 시작했고 아스피린 같은 해열제가 합성되어 환자에게 실질적인 도움이 되기 시작했다. 또한 산업혁명으로 키니네, 파파베린과 같은 알칼로이드뿐만 아니라 엑기스제, 엘릭실제와 같은 생약제제의 대량생산이 가능해졌으며, 클로로포름이나 에테르 같은 전신마취제가 개발되었다. 1838년 프랑스의 약학자 르루(Henri Leroux)는 버드나무 껍질의 살리신으로부터 살리실산(Salicylic acid) 추출에 성공하여 이 성분이 진통작용을 나타내는 유효성분임을 밝혀냈다. 그후 1874년 독일의 콜베(Kolbe)가 살리실산을 화학적으로 합성하는 데 성공하여 대량생산을 가능하게 되었다.

19세기에 프랑스의 파스퇴르(Pasteur)가 아주 작은 생물체들이 감염질병을 일으키는 원인임을 발견하여 미생물학을 발전시켰다. 독일의 코흐(Koch)는 세균학이라는 분야를 확립하고 세균을 배양, 분리하고 검사하는 방법을 발견했다. 또한 영국의 리스터(Lister)는 1865년에 감염을 방지하기 위해서 페놀(석탄산)을 최초로 사용했으며, 베링(Boehring)은 1884년에 디프테리아 항체를 이용하여 항독소 혈청을 개발했다. 1869년 독일의 랑게르한스(Langerhnas)는 췌장 꼬리부분의 연결조직에서 세포덩어리를 발견하고 이것이 췌장의 소화 효소를 내는 부분과는 다른, 혈당을 낮추는 효과를 가지는 호르몬을 생성하는 췌장의 내분비 기관임을 밝혀냈다.

2.1.6 20세기

20세기의 의학 및 약물개발은 크게 세 기간(1901년~1935년, 1936년~1970년, 1971년~2000년)으로 나눌 수 있다.

1901년~1935년

19세기에서의 의학과 약학의 발전에도 불구하고, 19세기 말까지 대부분의 약물은 허브나 식물의 추출물을 이용하였다. 20세기 초까지만 하더라도 질병치료에 이용할 수 있었던 약물로는 심장질환 치료에 디기탈리스, 말라리아 치료에 키니아, 이질에 이페카쿠안하(Ipecacuanha), 해열에 아스피린, 매독에 수은 등에 불과했다. 20세기에 들어와서야 드디어 화학적 방법을 이용한 합성의약품이 알려지기 시작하였고, 제약회사가 생겨나 의약품이 연구되고 생산되었다. 또한 많은 질병이 세균감염으로 생긴다는 사실이 알려졌으며, 다양한 기초과학 분야의 발전으로 신약개발을 위한 보다 체계적인 연구를 하게 되었다. 매독 치료에 비소 화합물 이용하였고, 화합물 설파닐아미드(Sulfanilamide)를 분리시켜 박테리아 치료에 설파제 신약을 만들었다. 또한 유기화학의 발달과 더불어 유효성분을 화학적으로 합성하게 되었으며 생약과는 관계없는 합성의약품인 안티피린, 디프테리아 혈청, 아스피린, 호르몬제, 비타민제 등의 발명과 발견으로 의약품이 크게 발전하였다. 특히 독일의 세균학자이며 화학요법의 선구자인 에를리히(Ehrlich)는 인체에 아무런 해독도 끼치지 않으면서 병원균만을 선택적으로 죽일 수 있는 의약품을 연구하여 1907년에 매독의 특효약인 살바르산을 만들었다. 이와 같이 병원균을 선택적으로 죽일 수 있는 화학요법제의 출현으로 약물치료법이 획기적으로 발전하게 되었다. 또한 독일의 도마크(Domagk)는 1935년에 프론토질(Prontosil)이라는 새로운 화학요법제를 발견하였고, 이것을 다시 개량한 것으로 술파민이 나왔다. 약용식물에서 생리활성 성분이 분리되면서 약리학적 연구가 시도되고, 약용식물의 효능이 과학적으로 입증되었다.

20세기에서 약학계와 과학계에서 가장 획기적인 것 중의 하나는 항생물질의 발견이다. 1928년에 영국의 플레밍(Flemming)이 푸른곰팡이로부터 세균의 발육을 저지시키는 항생물질 페니실린을 발견하여 여러 가지 감염병을 극복하게 되었다. 그 후 체인(Chain)과 플로리(Florey)의 페니실린 재발견으로 페니실린 대생산이 가능하게 되었으며, 2차 세계대전 중에 병원과 전장에 보급되었다. 또한 캐나다의 생화학자인 콜립(Collip)은 1922년에 췌장으로부터 당뇨병 치료로 유효성분을 분리, 정제하고 표준화하여 인슐린을 만들었으며, 의사인 밴팅(Banting)은 당뇨병 치료제 인슐린을 개의 췌장에서 발견하여 당뇨병 환자에게 주사하기 시작했다. 또한 미국 과학자인 켄들(Kendall)은 1935년에 부신 피질 호르몬인 코르티손(Cortisone)을 발견하여 스테로이드 호르몬 제제를 개발했다.

1901년에서 1935년까지의 임상의약 개발은 여전히 초보 단계였다고 할 수 있다. 이 시기는 약물사용에 대한 정보나 교육이 잘 이루지지 못했으며, 주로 혼합물과 식물추출물 혹은 증명되지 않은 치료요법으로 질병을 치료하였다. 소수의 의료기관과 임상의사들은 의약제품을 평가하기 위해서 소규모의 임상연구를 수행하였지만 전임상 자료나 정보가 부족하여 초기 임상시험을 수행하는 동안 도움될 만한 정보는 거의 없었다. 또한 의, 과학계는 약물사용에 있어서 제한된 정보 때문에 테스트 되지 않은 물질로 환자를 치료하는데 일어나는 여러 부작용을 인지하지 못했다. 20세기 초의 인슐린, 비타민, 페니실린, 방사능, 바이오에세이와 같은 발견들은 정제공정, 생산과정, 임상시험과 같은 의약품 개발과 발전의 기초가 되었다.

1936년~1970년

1930년대부터의 신약개발은 천연물을 스크리닝하여 천연물의 합성형태인 구성요소를 분리시키는 데 중점을 두었으며, 신화합물질(New Chemical Entities, NCEs)의 합성형태는 안정적이며, 효율적인지를 확인하기 위하여 수많은 테스트를 거쳤다. 이 시기에 독일 유기화학자 쿤(Kuhn)은 유기화합물 구조 결정과 합성 및 입체화학, 광화학, 카로티노이드(carotenoid)와 비타민 A & B의 연구로 약물개발에 크게 기여했다. 페니실린은 1930년대에 발견되었지만 의약품으로 개발되어 나온 것은 한참 후의 일이다. 페니실린은 1941년에 첫 환자가 치료되고 난 후에 임상시험이 행해지고 나서도 군인 전용치료로 지정되었다가 2차 세계대전 이후에 정식 의약품으로 인정되어 일반 국민에게 사용되었다. 페니실린 연구와 항생제로서의 의약품 생산은 군대, 의과대학, 정부, 그리고 제약산업체 간의 긴밀한 협업의 좋은 사례이기도 하다. 그 외에도 2차 세계대전과 DDT의 사용은 화학물질과 방사선의 생물학적 효과에 대한 연구를 활성화시켰으며, 화학물질 및 방사선으로 유발된 종양의 실험병리학은 발암 메커니즘 이해를 촉진시키는 계기가 되었다. 또한 항말라리아 약물개발에 있어서 영장류를 이용한 독성 테스트가 필요하여 안전성과 효율성 평가에 동물을 이용하고, 동물실험에서 얻은 정보를 사람을 대상으로 하는 임상연구의 기초로 사용하였다. 하지만 당시에는 사람에게 사용될 적정 약용량에 대한 결정은 여전히 추측으로만 결정하였다.

1944년에 왁스만(Waksman)은 흙 속의 방선상균으로부터 스트렙토마이신(Streptomycin)을 발견하여 질병치료에 획기적인 결과를 가져왔으며, 이에 따라 수많은 항생물질이 개발되면서 현대 약학계에 혁명을 가져왔다. 이어 1946년에는 파라아미노살리실산(PAS), 1952년에는 이소니아지드(Isoniazid)가 발견되어 이 세 가지 약을 병용하여 폐결핵을 치료할 수 있게 되었다. 1942년에는 미국의 길멘(Gilman)은 설파 머스터드(Sulfur Mustard) 독가스를 사용하기 쉽게 만든 니트로겐 머스터드(Nitrogen Mustard)가 림프조직을 강하게 억제하는 작용이 있다는 것을 발견하였다. 이 물질로 백혈구의 이상증식으로 인한 백혈병 또는 림프종 치료에 사용하여 비대된 림프절이 축소되는 효과를 보여주었다. 1956년에 미국에서는 메토트렉세이트(methotrexate)라는 항암제를 가지고 융모상피암(Choriocarcinoma) 환자를 치유하여 화학요법으로 암치유가 가능하다는 것이 최초로 알려졌다. 1952년에 인도의 민간약인 인도 사목 뿌리(Rauwolfiae Radix)에서 정신병 치료를 위한 중추신경계 진정제 및 고혈압치료약인 레서핀(Reserpin)을 비롯한 많은 생리활성 성분들이 개발되어 신약으로 출현하기 시작했다. 이것이 계기가 되어 세계 각국에서는 식물을 비롯한 천연물에서 신약창출을 위해 많은 연구가 진행되었다. 1957년에 영국의 박테리아 학자인 아이작스(Alick Isaacs)와 스위스의 미생물학자인 린든먼(Jean Lindenmann)은 항바이러스성 단백질인 인터페론(Interferon)을 발견했다. 1960년대에 세포배양으로 생성된 인터페론을 사용한 실험동물 연구에서 인터페론이 암의 발생을 막거나 성장을 억제할 수 있다는 사실이 밝혀졌다. 이로써 화학물질의 합성은 점점 더 정교하게 발전하였으며 신약개발 및 기존약물의 효율성을 개선하고 극대화하는 데 선두 역할을 했다. 신약개발에서 '메틸, 에틸, 이소프로필' 에날로그 모형은 1970년대까지 수십 년간 성공적이었다. 또한 1953년의 왓슨(Watson)과 크릭(Crick)의 DNA의 이중나선 구조 발견은 현대 바이오의약 연구에서 큰 획을 그었다.

1960년대는 기초 및 응용 임상연구와 관련된 활동에 있어서 확장기간이라 할 수 있다. 폴리오(Polio) 백신, 신약, 약효 메커니즘, DNA, 그리고 화학물질 대사는 이 시기 동안 발전하기 시작한 새로운 연구 분야였다. 제약산업은 의학의 중요한 연구근거 중심의 자료를 공급하는 산업으로 발전하였으며, 항간질약, 항히스타민, 항생제, 이뇨제, 마취제, 스테로이드, 촉진제, 신경전달 물질의 모방 및 폐쇄, 백신 등과 같은 수많은 약물이 개발되고 시판되었다. 약물대사와 흡수-분포-대사-배설(ADME) 과정의 연구에 방사성 동위원소 약물분자 사용이 시작되었다. 또한 액체 크로마토그래피(chromatography), 질량분석법(mass spectrometry), 방사면역측정법(Radioimmunoassay, RIA)과 같은 분석 기술의 발달은 독성학 분야에 큰 영향을 주었으며, 사람과 동물 속에 있는 낮은 농도의 화학물질을 측정하게 되었다.

1936년에서 1970년까지는 페니실린을 상품화하고 새로운 항생제와 백신을 발견하고 항편두통, 항히스타민, 항정신병, 호르몬과 이뇨약물을 판매한 제약산업은 질병치료와 진료를 변화시켰으며, 20세기 중반 동안에 인간의 삶의 질을 더욱 향상시켰다. 또한 이 시기 동안에 의학, 약학, 그리고 유전학에서의 주요 발견들은 20세기 마지막 30년을 위한 장을 만들었다고 할 수 있다. 뿐만 아니라 새로운 질병과 신약, 유전적 영향과 컴퓨터의 힘은 의학정보의 기하급수적인 성장을 가져오게 하였다.

1971년~2000년

20세기의 마지막 30년 기간 동안에 의학과 질병치료에 있어서의 중대한 전환은 여러 기초과학 분야의 폭발적인 연구로 발굴된 신화학물질을 실무로 옮기는 세분화와 협업이었다. 약리학, 독성학, 임상의학, 약동학, 임상약리학, 유전학, 분자생물학, 바이오기술, 화학을 포함한 여러 전문 분야에서의 과학적 전문성이 필요했기 때문에 어떤 집단도 무시될 수 없었다. 이러한 여러 전문가들의 소통 및 협업의 정도는 약물개발 과정에서 성공의 정도를 결정했다.

1970년대에 바이오 분석방법 능력과 수행능력이 모아지기 시작했다. 임상약리학은 약물용량, 혈장약물과 대사물질의 농도를 정립함으로써 보다 나은 안전성 및 효율성 임상 연구에 대한 기초가 형성되었다. 또한 약물개발에서 과학 및 기술력과 더불어 사회적, 규제적 필요성 측면에서 새 시대로 나가게 되었다. 약동학/약력학(PK/PD)이 임상적 개발뿐만 아니라 전임상 약리학과 독성학 조사기간 동안에도 활용되었다. 약물용량과 동물에서의 농도를 연관짓고 이러한 정보를 차후 전임상 동물모델에서 첫 인간대상 연구(first-in-human study)로 옮기는 데 적용되었다. 이 시기는 약물개발 과정에 포함된 것들은 신분자물질(New Molecular Entities, NMEs)의 안전성과 내약성 그 이상을 정하는 초기연구를 위해서 필요한 것으로 인지하기 시작했다.

1970년대 후반부터는 세포질과 분자생물학의 지식을 활용한 재조합 DNA(recombinant

DNA)에 관한 연구가 시작되었으며, 그 결과로 첫 바이오의약품인 인슐린이 1982년에 FDA의 승인을 받았다. 이것을 시작으로 바이오의약품 개발이 활발해졌으며 바이오테크 산업이 실현되었다. 1980년대에는 신약개발을 위하여 효율적인 천연물에서의 무작위 조사 방식에서 나아가 보다 새롭고 합리적인 컴퓨터-이용 약물설계(Computer-Aided Drug Design, CADD)로 전이하기 시작했다. 이런 전이는 컴퓨터의 발달로 계산 약물설계(Compuational Drug Design, CODD)를 기초로 새로운 단백질 분자구조가 끊임없이 밝혀졌다. 또한 유전자 치료, 질병원인의 메카니즘에 대한 이해, 인간 게놈 프로젝트의 연구결과와 더불어 제약산업에 상당한 기회가 열렸고, 질병을 유발하는 위치를 타깃으로 치료하는 표적제 약물개발이 가능하게 되었다. 1990년대 초의 제약산업은 약제 개발에 대한 접근 방식에 있어서 새로운 방식을 도입하였다. 자동화된 기술은 수백만 개의 화학물질을 그대로 생물학적 작용에 따라 선별하여 이를 통해 진정으로 독창적인 치료효과를 가진 선도화합물(lead compound)을 찾아 신약의 토대를 마련하였다. 다른 한편으로, 그동안 약재로 사용되었던 허브는 여전히 세계 각지에서 많이 재배되고 있지만 고대부터 내려온 질병을 직접 치료하는 약초로서의 역할보다는 오히려 요리나 건강, 미용, 방향, 장식품 등 다양하게 활용되어 신체적, 정신적 생체기능을 강화하고 스트레스를 해소하는 매개체로 인식되고 있다. 아래 [그림 2.1]은 1970년 이후 약물개발에 있어서의 획기적인 랜드마크를 나타낸 연대표이다.

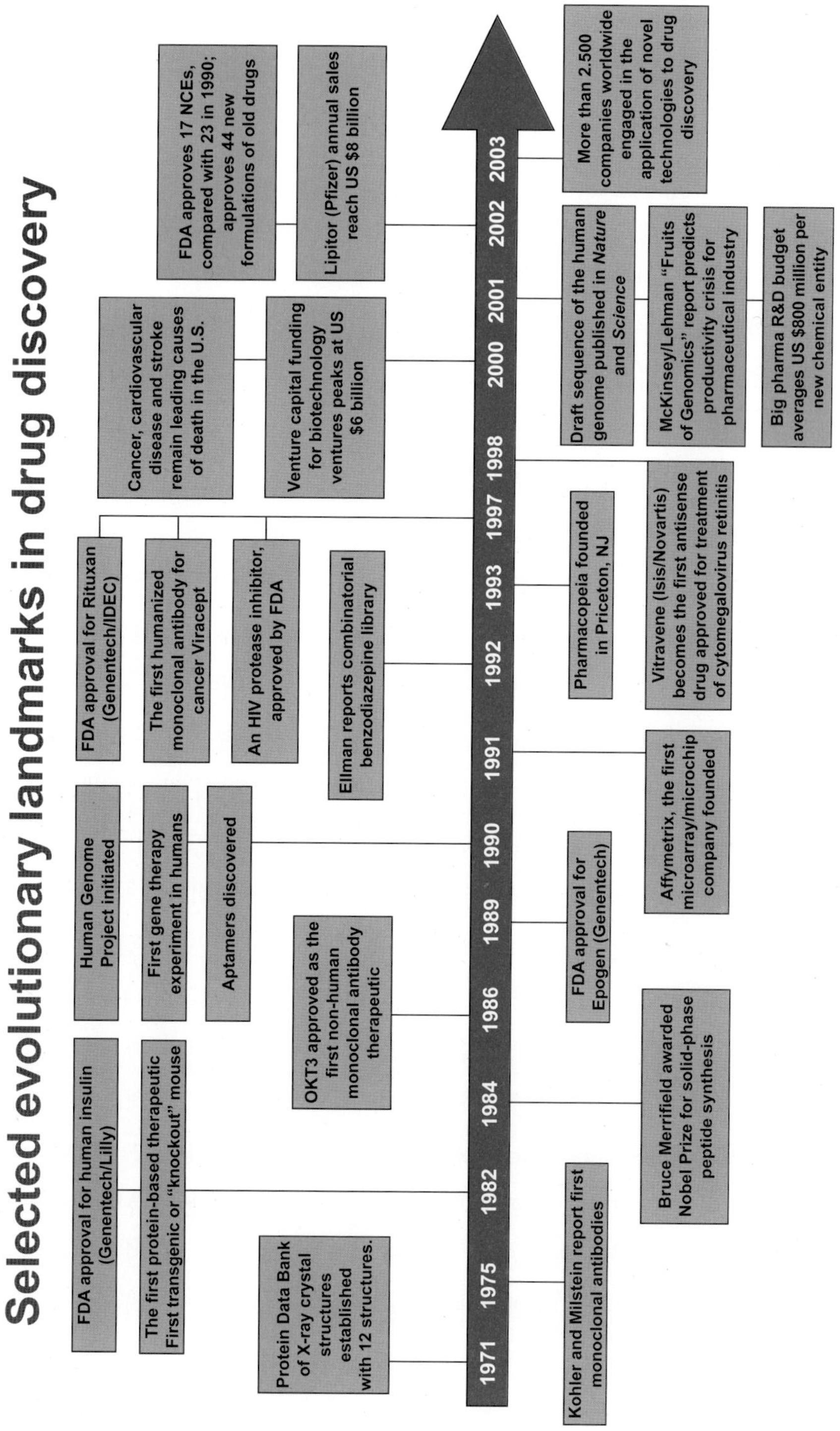

Selected evolutionary landmarks in drug discovery

Timeline years: 1971 | 1975 | 1982 | 1984 | 1986 | 1989 | 1990 | 1991 | 1992 | 1993 | 1997 | 1998 | 2000 | 2001 | 2002 | 2003

Protein Data Bank of X-ray crystal structures established with 12 structures.

FDA approval for human insulin (Genentech/Lilly)

The first protein-based therapeutic First transgenic or "knockout" mouse

Kohler and Milstein report first monoclonal antibodies

Bruce Merrifield awarded Nobel Prize for solid-phase peptide synthesis

OKT3 approved as the first non-human monoclonal antibody therapeutic

FDA approval for Epogen (Genentech)

Human Genome Project initiated

First gene therapy experiment in humans

Aptamers discovered

Affymetrix, the first microarray/microchip company founded

FDA approval for Rituxan (Genentech/IDEC)

The first humanized monoclonal antibody for cancer Viracept

An HIV protease inhibitor, approved by FDA

Ellman reports combinatorial benzodiazepine library

Pharmacopeia founded in Priceton, NJ

Vitravene (Isis/Novartis) becomes the first antisense drug approved for treatment of cytomegalovirus retinitis

Cancer, cardiovascular disease and stroke remain leading causes of death in the U.S.

Venture capital funding for biotechnology ventures peaks at US $6 billion

Draft sequence of the human genome published in *Nature* and *Science*

McKinsey/Lehman "Fruits of Genomics" report predicts productivity crisis for pharmaceutical industry

Big pharma R&D budget averages US $800 million per new chemical entity

FDA approves 17 NCEs, compared with 23 in 1990; approves 44 new formulations of old drugs

Lipitor (Pfizer) annual sales reach US $8 billion

More than 2,500 companies worldwide engaged in the application of novel technologies to drug discovery

[그림 2.1] 주요 약물개발 랜드마크(Leland, 2003)

2.1.7 21세기

약물발견과 약물개발은 화학합성물이 주를 이룬 전통적 약물개발 모델에서 2000년에 들어서면서 크게 변화하기 시작했다. 약물개발은 실험실의 화학적 합성에서 자동화되며, 경우에 따라서는 수많은 구조들이 모의되고 합성되고, 평가되는 선별과정을 통해 대부분이 폐기되는 자동가상처리과정으로 진화되고 있다. 이러한 진보는 전임상연구에서 동물사용을 감소하고, 임상시험을 최적화하고, 화학합성과 마케팅 사이의 시간을 축소하며, 비효과적인 합성을 초기에 식별하도록 하는것이다. 또한 이 생명과학의 발전으로 질병의 원인에 대한 정보가 급속하게 늘고 신약개발 관련 기술도 향상되었다. 단백질, 핵산화학, 분자생물학, 구조생물학, 세포생물학, 단백질체학, 유전학, 질병모델, 바이오마커, 영상학 등 여러 과학적 전문성에서 모은 정보가 통합되고 있다.

생명공학 기술의 발달과 함께 천연물/약초의 신물질 탐색작업을 통한 바이오 신약개발이 활발하며 항암제, 항생제, 백신개발, 줄기세포치료제, 분자표적치료, 약물 유전체 기반의 맞춤의학 등 혁신적인 약물개발이 주목된다. 유전적 차이에 의한 약물 반응성을 연구하는 약물유전체학(pharmacogenomics)은 개인 맞춤형 약물치료의 중추 역할을 하고 있으며, 약물 반응성 관련 유전자의 변이 및 약물 대사 효소 유전자의 변이에 대한 많은 정보가 밝혀졌다. 또한 시퀀싱 기술 발달로 유전체 분석의 속도, 정확성, 비용 등이 크게 향상되면서 개인의 유전체 정보를 활용한 약물유전체학 연구가 비약적으로 증가하고 있다. 맞춤형 신약개발 시대는 개인 유전자 특성에 따라 출생 직후부터 성인이 됐을 때, 발병 가능한 질병에 대한 예방의학 차원의 약물도 개발될 것이라고 전망하고 있다. 또한 세포 내에 존재하는 DNA나 미세소관(microtubule)을 표적으로 하여 암세포에 대해서는 치료 효과를 나타내지만 정상세포의 손상을 최소화하면서 선택적으로 암세포를 공격하여 부작용을 최소화하는 분자표적치료제(Molecular targeted therapy)도 발전하고 있다. 21세기의 약물개발은 바이오마커/대리결과변수 이용이 점차 증가하고, 바이오, 화학, 컴퓨터 기술의 융합으로 신약개발의 혁신이 이루어지고 있다. 유전체 분석 기술의 진화 및 신진 학문인 의료정보학과 약물유전체학이 접목되며 발생하고 있는 시너지 효과, 그리고 환자와 대중의 의료정보에 대한 손쉬운 접근으로 개인 맞춤 약물치료는 현실이 되어가고 있다.

약물 및 임상시험 관련 규정/법규의 역사

약물연구와 임상개발은 인간의 생명과 보건에 직결되므로 약물개발과 연구, 임상시험, 인허가, 제조 및 유통, 판매에 있어서 엄격한 윤리기준과 함께 정부 규제기관으로부터 철저한 통제를 받는다. 약물연구 및 개발, 특히 임상의약품 개발에 관련된 연구자들은 약물개발과 임상시험 방법론에 있어서 관련 규제와 제약업체의 업무, 그리고 그 연관성을 이해해야 한다. 우리나라는 약물개발에 관한 법령이나 역사가 상대적으로 짧고, 또한 많은 부분이 미국이나 유럽의 법령 규정을 근거로 하고 있다. 미국 FDA의 약물규정 법령은 이미 오래전부터 시작되었고, 또한 가장 활발하게 진행되어 세계 각 나라의 약물규정에 많은 영향을 주고 있다. 미국에서의 식품안전은 1800년대 중반까지 주 정부의 책임하에 관리되어 왔다. 연방정부의 식품 및 의약품 행정은 의약품의 품질을 보증하기 위하여 1848년에 제정된 수입의약품법(Import Drug Act)이 의회를 통과한 것이 그 출발점이다. 그 당시 미국 정부는 농무부(United States Department of Agriculture, USDA)에 화학과를 두어 식품과 의약품의 불순물혼입(adulteration)을 조사하기 시작하였고, 이 화학과는 1883년에 농무성 산하의 화학국으로 확대 개편되었다. 이 세션 2.2에서는 미국 FDA의 약물규정 법령이 어떻게 시스템을 개선하고, 개정해 왔는지 그 변천과정을 살펴보기로 한다.

2.2.1 무해식품 및 의약 관련 법령(Pure Food and Drug Act, 1906)

미국에서는 1906년 이전까지만 하더라도 모든 의약품의 광고와 판매가 자유로웠다. 1906년 업튼 싱클레어(Upton Sinclair)의 저서 "정글"(The Jungle, 1906)에서 시카고 쇠고기 포장회사와 식품유통센터의 불결한 근무조건과 위생실체가 폭로되어 미국 사회에 엄청난 충격을 주었다. 이 책은 당시 고기 저장창고의 지붕은 빗물이 새고, 쥐떼들도 들락거리는 등의 불결한 환경을 묘사했다. 또한 유럽에서 폐기 처분된 곰팡이가 슨 소시지를 붕산나트륨과 글리세린을 섞어서 갈아 새 소시지를 만들고, 병들어 죽은 동물들을 다른 고기들과 섞어 새 소시지의 재료로 사용하는 제조공정도 고발하였다. 이에 루즈벨트 대통령은 가공식품에 관련하여 소비자를 보호하고, 식육업체를 비롯한 식품재벌들의 비리를 막기 위한 육류검사법(Meat Inspect Act) 및 식품의약법(Pure Food and Drug Act)을 통과시켰다. 이 것은 최초의 약품 관련 법규로서, 식품과 의약품의 준비 및 생산을 통제하는 연방 정부기 관이 처음으로 생겨났다. 이 법은 농무성 산하의 화학국에서 주(State) 간의 경계를 넘나들 며 거래되는 식품과 약품에 대해 오염되거나 잘못 배합한 불량식품을 금지하고, 사전예방 을 위한 모든 관련 업무를 담당하고 단속하도록 하였다. 하지만 이때까지도 제품 시판 이 전에 담당 화학국에 어떤 정보도 제출하도록 요구하지 않았으며, 국가의약품집에서 정한 대로의 함량, 순도, 조건 등을 갖추기만 하면 얼마든지 판매할 수 있었다. 이러한 허점 때 문에 당시 문제 있는 식품이나 약품들이 계속 생산되어 유통되었다.

2.2.2 셸리 개정(Sherley Amendment, 1912)

1906년의 무해식품 및 의약 관련 법령은 시행 6년 후인 1912년에 셸리 개정으로 통 과되었다. 이 개정에서는 의약품 소비자를 속이려는 의도로 의약품의 라벨에 치료효과에 대한 잘못된 주장을 표기하는 것을 금지했다.

2.2.3 식품의약품청 FDA 창설(FDA Open, 1930)

1906년의 식품 및 의약품 규제 법령에 따라 농무부(USDA) 산하의 화학국에 있었던 식품의약품관리청은 1930년에 식품의약품청(FDA)으로 독립되고 관련 업무를 모두 이양 하였다. FDA는 1940년 6월까지 농산부 산하에 남아 있었으며, 1955년에는 미국 연방 보 건교육복지부 산하의 공중보건서비스(Public Health Service)에 속하는 연방기관이 되었다. 그 후 1979년에 다시 보건후생부(Department of Health and Human Services)의 하부기관으로 개편되어, 식품과 의약품에 대한 모든 것을 관리하는 규제기관으로 발전하였다. 오늘날의 FDA는 식품의 규격과 관련 규제 제정, 영양소 기준, 약품, 백신, 의학 관련 물품, 혈액 관 련 물품, 의료기구, 방사능 측정기구, 화장품에 이르기까지 다양한 분야의 안전규칙을 정 하는 기관이다. FDA는 의약품에 관계있는 부서로 의약품국이 있고, 이 밖에 식품, 동물의약품, 방사선 안전 등을 규제하는 다음과 같은 6개의 센터가 있다.

- 생물학적 규제평가 및 연구 센터(Center for Biologicals Evaluation and Research, CBER)

- 의약품 평가 및 연구 센터(Center for Drug Evaluation and Research, CDER)

- 식품안전성 및 응용영양 센터(Center for Food Safety & Applied Nutrition, CFSAN)

- 기기 및 방사선보건 센터(Center for Devices and Radiological Health, CDRH)

- 수의학 센터(Center for Veterinary Medicine, CVM)

- 국립 독성학연구 센터(National Center for Toxiclogical Research, NCTR)

2.2.4 식품-의약품-화장품 규제법령(Food, Drug, Cosmetic Act, 1938)

1937년에 한 제약회사에서 엘릭시르 설파닐아마이드(Elixir Sulfanilamide)라는 제품에 자동차 부동액 성분인 디에틸렌글리콜을 넣는 사고로 107명의 아동이 사망하게 되는 사건을 계기로 식품-의약품-화장품 규제법령이 통과되었다. 이 법령으로 모든 의약품 제조업자는 제품을 판매하기 전에 반드시 해당 의약품의 의약물 표시하고 그 안전성을 입증하도록 했다. 또한 FDA로 하여금 식품과 의약품 외에도 의료기기와 화장품까지 규제를 총괄하도록 하고, 1906년에 제정된 무해식품 및 의약 관련 법령에서 미진한 부분을 보완하여 대체하였다. 이 법으로 FDA는 조직개편과 함께 시장에서 의약품의 흐름을 실제로 통제하고, 생산시설을 실사하고, 필요하다면 적절한 조치를 취할 수 있는 권한을 가지게되었다. 이 법령의 통과로 인해 셸리 개정은 삭제되었다.

2.2.5 더햄-험프리 개정(The Durham-Humphrey Amendment, 1951)

탈리도마이드(Thalidomide)는 독일에서 항생제로 개발되었다가, 수면진정제와 임신 중인 여성들에게 입덧 방지로도 사용되었다. 독성 및 부작용이 없는 것으로 알려져 1950년대 말부터 1960년대 초까지 유럽을 중심으로 전 세계 많은 임산부들에게 처방전 없이 자유롭게 판매되었다. 동물실험 연구에서는 탈리도마이드의 구조가 R형으로 무해한 것으로 나타났지만, 인체 내에서 간효소에 의해 인체에 해를 주는 S형으로 변형되어 태아의 20~30%가 심각한 사지 및 장기장애를 가진 기형아가 출산되는 부작용이 있었다. 이러한 문제가 제기되기 이전 1959년에 독일의 한 의사가 탈리도마이드 복용 환자에 나타난 심각한 신경손상 부작용을 해당 제약업체에 알렸지만 묵인되었으며, 또한 대부분의 국가들도 이런 경고에 특별한 관심을 기울이지 않았다. 그 때문에 1960년 독일에서 탈리도마이드를 복용한 임산부에게서 5,000명 이상의 기형아가 태어났고, 영국에서도 500명 이상의 기형아가 태어났으며, 그 수는 전 세계 46개국에서 1만 명 이상이었다. 이 약물에 대한 허가신청서가 미국 FDA에 제출되었으나, FDA는 동물실험 자료가 엉성하고 약물효과에 대한 의문이 제기되어 승인하지 않았다. 이로써 미국 내에서는 공식판매되지 못했으며, 신약승인 과정에서 FDA에 대한 신뢰가 더욱 견고하게 되었다.

탈리도마이드 사건은 임상시험에서 말초신경과 같은 부작용이 보고되었지만 제약회사가 은폐한 것으로 알려짐으로써, 비과학적인 임상연구와 제약업체의 비윤리적 영리추구가 인간 생명에 얼마나 큰 위해를 줄 수 있는가를 보여주는 대표적인 사례가 되었다. 이 사건으로 의약품 개발에 있어서 약물의 안전성 점검이 강조되었고, 또한 임상시험에서 동물대상과 인간대상, 혹은 성인과 태아/유아, 임산부와 비임신여성에게 약물의 작용은 동일하지 않다는 사실을 인지하게 되었다. 또한 이 사건으로 각국의 약물 허가과정 및 규정의 허점이 드러나게 되었으며 신약개발에 있어서 윤리적인 책임이 강화되는 계기가 되었다. 더햄-험프리 법안은 의약품의 분류를 법으로 규정하여 처방약과 비처방약의 분류에 대한 기준을 적용하였으며, 분류군의 확정은 FDA가 담당하도록 하였다. 의약분업이 이루어져 의사의 처방권과 약사의 조제권이 엄격히 구분되고, 처방약에 대해서는 의사의 처방을 의무화하도록 하였다. 그 후 1958년에 이 법은 식품 속에 발암성 물질의 사용을 일절 금지하는 "델라니 조항(Deleney Clause)"이 추가되었다.

2.2.6 케파우버-해리스 개정(The Kefauver-Harris Amendment, 1962)

1962년에 통과된 케파우버-해리스 수정안은 '탈리도마이드 사건'의 발생 이후 식품-의약품-화장품에 대한 수정안이다. 이 수정안이 통과되기 이전에는 의약품은 안전성만 입증하면 승인해 주었다. 그러나 약품에 대한 통제를 강화한 이 수정안에서는 해당 의약품이 반드시 효과가 있다는 유효성 입증과 함께 안전성에 관한 증거로 독성실험 자료를 제출해야 한다는 규정으로 현재 IND 신청 규정의 기초가 되었다. 또한 의약품 허가를 위해 실질적인 FDA의 사전승인을 요구하였으며, 약물의 이상반응에 대한 의무적인 보고와 고지를 통해 위험성에 대한 발표를 요구하였다. 1938년 이후부터 1962년의 케파우버-해리스 수정안 이전까지 허가된 모든 의약품은 안전성 입증만으로도 판매허가를 받은 것이므로, FDA는 이들 의약품에 대해 케파우버-해리스 수정안을 소급 적용하여 유효성을 입증하도록 요구했다.

2.2.7 공정 포장 및 라벨링 법령(The Fair Packaging and Labeling Act, 1966)

1938년에 제정된 식품-의약품-화장품 법령의 문제점을 보완하기 위하여 1966년에 개정된 공정 포장과 라벨 법령에서는 모든 소비제품은 그 제품에 대해 정직한 정보를 알리는 라벨을 붙여서 소비자에게 오해를 불러일으킬 만한 마케팅 활동을 방지하고, 제품의 함유량을 규제하여 소비자의 안전을 보호하고 있다. 이 법은 제품명, 종류, 형태, 성분 설명 등의 기본 정보를 라벨에 표시하도록 하여 경쟁 제품과의 가격 및 가치 비교를 가능하게 했으며, 소비자가 추가 정보나 제품에 대한 불만 등의 문제에 대해 제조사에 직접 연락할 수 있도록 제조업체의 주소를 표기하도록 했다. 1966년의 공정 포장·표시법(Fair Packaging and Labeling Act, CFR 16:500-503)에 따르면 모든 표시는 동일한 기본 정보를 포함해야 한다. 각 정보들은 중요한 기능을 가지고 있다. 제품명, 종류, 형태는 구매자나 소비자에게 제품이 어떤 것인가를 설명한다. 실제 중량은 다른 크기 및 경쟁 제품과의 가격 및 가치 비교를 가능케 한다. 주소는 소비자가 추가 정보, 제품에 대한 불만, 기타 문제에 대해 제조자와 연락할 수 있도록 한다. 아마도 소비자에게 가장 유용한 정보는 성분 설명일 것이다. 이는 완제품의 내용물을 많은 것부터 적은 순으로 나열하기 때문에 소비자가 제품 내 성분의 상대적인 양을 알 수 있도록 한다. 많은 소비자들이 취향(채식주의자의 경우) 또는 의학적 이유(알레르기가 있는 경우)로 피해야만 하는 식품 또는 첨가물의 성분 설명을 주의 깊게 살핀다. 이 법령은 식품, 의약품, 화장품과 의료기기에 규정을 집행하는 관할권을 FDA에게 주었으며, 이후 1992년에 다시 많은 부분이 보완되어 개정되었다.

2.2.8 의약품 유효성 연구 이행(Drug Efficacy Study Implementation, DESI, 1970)

FDA는 1962년의 케파우버-해리스 수정안이 통과되기 이전에 유효성에 대한 입증 없이 생산, 판매되었던 의약품에 대해 필요한 임상시험을 소급 실시하여 유효성을 입증하여 재허가를 받도록 했다. FDA는 이러한 소급 검토를 전담하도록 미국국립과학원/국가연구위원회(National Academy of Science/National Research Counsil, NAS/NRC)와 계약하여 제약업체, FDA 파일, 의학문헌에서 얻은 정보를 활용하여 판매되고 있던 모든 의약품에 다음과 같은 표시 등급을 매겼다.

(ⅰ) 효율적인 것(주장에 타당한 증거가 있음)

(ⅱ) 효율적일 개연성이 있는 것(증거자료가 더 필요)

(ⅲ) 효율적일 가능성이 있는 것(적절하게 잘 제어된 임상시험의 실질적인 연구가 필요)

(ⅳ) 단일성분으로는 비효율적인 것 혹은 고정복합약으로는 비효율적인 것

총 3,443개의 제품이 검토되었으며, 검토된 제품 중에서 2,225개의 제품은 효율적인 것으로, 1,051개 제품은 비효율적인 것으로 판명되었으며, 167개는 미결로 남았다. FDA로부터 최종 허가를 받지 않은 상태에서 의약품을 판매하거나 국민의료보조제도인 메디케이드(Medicaid)에 급여를 신청하면 허위청구법(False Claims Act)에 의한 사기 행위로 간주되었다. 또한 기존 라벨에 변경이 필요한 의약품에 대해서는 약식 신약승인신청을 제출할 수 있는 약식 신약승인신청(ANDA, Abbreviated New Drug Application)이 가능하게 되었다.

2.2.9 FDA의 일반의약품에 대한 검토
(FDA Review of Over-the-Counter Products, 1972)

FDA는 의사처방약 중의 일부를 의사의 처방 없이 일반 약국에서 구매할 수 있도록 하는 일반의약품(Over-the-Counter, OTC)의 안전성과 효율성을 검토하기 시작했다. 진통제와 향균제 등 수백 종의 약품이 의사의 처방 없이 약국에서 판매되었으며, 피임약은 쉽게 이해할 수 있는 언어를 사용해서 의약품의 혜택과 위험에 관한 정보를 포함시키도록 했다. 또한 FDA는 처음으로 국가 의약품 코드(National Drug Code, NDC)를 적용하여 사용하였다. 이 의약품 코드는 FDA가 검증된 좋은 제품을 선별하여 의약품으로 안전하게 인체에 사용하게 하기 위해 구별할 수 있도록 만든 약물코드로서, 의약품의 안전성, 의약품의 인체 전달, 의약품의 혼합 등의 모든 정보를 제공한다. NDC에 등록되면 곧 FDA의 규정에 의한 의약품으로 등록되어 미국 내외에서도 판매가 가능하다.

2.2.10 국가연구조례(National Research Act, 1974)

미국공중보건원이 1932년부터 1972년까지 수행한 매독연구는 알래바마 주의 터스키기(Tuskegee) 지역에 거주하는 200명의 제어집단과 399명의 아프리카계 흑인 소작농을 대상으로 시행한 매독의 자연적 질병진행 경과와 치료에 대한 임상연구였다.

이 임상연구는 임상시험 대상자들에게 적절한 치료 절차도 없이 수행되어 의사와 환자 간의 신뢰에 대한 윤리적 위반 사례이다. 이 사건으로 1974년에 제정된 국가연구조례(National Research Act)는 연구대상자에 대한 학대 및 차별, 그리고 임상연구에서의 대상자 보호를 관리하도록 규정하였다. 국가연구조례로 인해 생명의학 및 행동연구에 관련하여 인간 보호를 위한 국가위원회(National Commission for the Protection of Human Subjects of Biomedical and Behavioral Research)가 조직되고, 의료기관 내의 임상시험심사위원회(Institutional Review Board, IRB) 설치를 의무화하였다. 이 조례로 거의 모든 대학, 의과대학 및 연구병원들은 IRB를 설립하였다. IRB는 인간 검체의 권리 및 복지 보장을 그 목적으로 인간을 대상으로 하는 연구의 프로토콜의 윤리적 요소를 검토, 심사, 확인하고 연구를 승인, 중지, 종결하는 권한을 갖는 예방적 감시기구이다. 미국에서는 연방정부 혹은 연방 행정기관들로부터 재정 지원을 받고 수행하는 모든 연구는 IRB 감시의 대상이 된다.

2.2.11 의료기기 수정법(The Medical Device Amendments, 1976)

의료기기란 사람 또는 동물의 질병진단, 치료, 완화, 처치 또는 예방에 사용되는 것, 사람이나 동물의 신체 구조 및 기능에 영향을 주는 기구, 기계 혹은 장치로 규정하고 있다. 생체 내에 또는 생체상에서의 화학작용 또는 대사에 있어서, 그것이 본래 의도하는 목적 이외에는 영향을 주지 않는 제품을 말하며, 생체 외에도 사용되는 진단용 제품(체외진단제품)도 포함한다. 미국에서 의료기기는 1938년에 제정된 연방 식품−의약품−화장품법(Federal Food, Drug & Cosmetic Act)에 의해 식품, 의약품, 화장품과 함께 규제, 관리되고 있었다. 1938년 제정된 이 법은 그 이후 수차례에 걸쳐 개정되었으며, 의료기기 관련 조항이 개정될 때마다 개정 취지에 적절한 명칭이 변경되어, 1976년에는 의료기기 수정법이 통과되었다.

2.2.12 우수실험실운영기준(Good Laboratory Practices, GLP, 1978)

1970년대 초에 독성시험기관 조사에서 적절하게 관리되지 않은 임상시험, 임상시험 연구인력의 훈련 미흡, 고의적인 시험결과 조작 등이 발견되면서 미국 의회는 신약승인을 위해 제출된 동물실험 자료의 신뢰성에 대한 문제를 제기하였다. 이에 FDA는 대대적인 조사를 실시하였으며, 이 조사로 판매승인이 취소된 제품들이 속출하였다. 1978년에 비임상시험에 대한 새로운 관리 방안을 도입하고, 안전성 자료의 신뢰성 확보를 위하여 우수실험실운영기준(Good Laboratory Practice, GLP) 규정이 작성되어 공포되었다. GLP는 의약품, 화장품 등의 안전성을 평가하기 위하여 실시하는 각종 독성시험의 신뢰성을 보증하고, 연구인력, 실험시설 및 장비, 실험방법 등 실험의 전 과정에 관련되는 모든 사항을 조직적이고 체계적으로 관리하는 규정으로서 GLP의 준수는 곧 제출된 안전성 데이터의 품질과 그 진실성을 보장한다는 것이다. GLP는 비임상실험실에서의 연구이행 가이드로서 1978년, 1987년, 1999년에 반복해서 개정되어 출간되었다.

2.2.13 임상시험관리기준(Good Clinical Practice Guidelines, GCP, 1978)

1947년의 뉘른베르크 강령으로 생명의학연구에 있어서 인간보호의 중요성을 인지하기 시작하여 세계의사협회는 1964년에 임상연구에 자원자를 이용함에 있어서 연구자의 윤리적 책임을 강조하는 헬싱키 선언을 발표하였다. 그러나 헬싱키 선언 이후에도 의학연구에 있어서 여전히 비윤리적 인체실험과 임상연구가 행해지고 있었으므로 보다 강제적 구속력을 가지는 법적 규정이 필요했다. 미국 FDA는 1978년에 헬싱키 선언을 바탕으로 임상시험에 참여하는 대상자들의 권리와 안전을 보호하고, 임상시험 과정과 임상시험 결과의 과학적 타당성, 정확성, 신뢰성을 보장할 목적으로 임상시험관리기준(GCP) 지침서를 만들었으며, 이것은 1981년에 미국 연방법으로 제정되었다. 유럽연합의 선진국들도 의약품 임상시험과 관련된 제반 규정 등을 법제화함으로써 임상시험에 참여하는 대상자들의 권리와 안전을 보호하고, 임상시험 과정 및 결과에 대한 과학적인 적절성을 확보하고자 했다. GCP는 의약품임상시험 기준과 동의어로 쓰여지며, 신의약품의 제조 및 판매, 허가와 관련된 일련의 법안들, 즉 임상시험 의뢰자의 책무, 임상연구자의 책무, 임상시험 심사위원회의 역할 및 책무, 대상자의 보호와 동의 등에 관한 규정안을 통칭한다.

1990년대에 이르러 임상시험이 활발히 세계화되고 신약개발 과정에서 각국의 과학적 윤리적 기준과 제도의 차이로 인한 혼동이 야기되어 세계적 표준화가 필요했다. 1991년에는 신약개발과 관련한 연구방법론, 임상시험, 임상시험에서의 윤리적 요구, IRB 운영 등의 통일된 규정을 제정하기 위하여 국제조화회의(International Conference on Harmonization, ICH)가 개최되고, 1995년에 ICH-GCP 기준이 공표되었다. ICH-GCP는 대상자를 비롯한 연구의 계획, 수행, 기록, 보고 등을 위한 국제 수준의 윤리적, 과학적 기준을 포함하여 통일된 국제적 기준을 제공하고, 각국의 규제 당국에 의해 임상시험 데이터에 대한 상호 수용성을 증진시키는 목적으로 만들어져 오늘날 세계 각국의 임상시험 기준으로 채택되고 있다.

2.2.14 대상자 보호와 IRB 기준
(Protection of Human Subjects and IRB Standards, 1981)

미국은 1974년에 '국가연구조례(National Research Act)'를 제정하여 IRB 설치를 의무화하고 사람을 대상으로 하는 연구에 대한 심의제도를 만들었다. 이 법안은 1981년에 다시 수정되어 IRB의 운영을 국가가 감시하는 체제로 변경되었으며, 연구자의 연구보다는 대상자의 권리와 복지를 우선으로 하는 대상자 보호를 더욱 강화하였다. 이로써 IRB는 연구계획서의 심사를 통해서 연구계획에 대한 승인과 연구계획에 대한 부결/반려, 연구계획의 수정 혹은 보완, 진행 중인 연구에 대한 지속적인 심사, 승인된 연구계획의 중지나 보류, 대상자의 동의 획득과 연구절차에 대한 감독권한을 가지게 되었다.

2.2.15 미연방 안티-템퍼링 규정(The Fedral Anti-Tampering Regulations, 1983)

1983년에 시카고에서 정신질환자가 타이레놀 캡슐에 청산가리를 넣어 그것을 복용한 7명이 사망한 사건이 있었다. 이 타이레놀 독극물 사태로 미국 연방 안티-템퍼링(The Fedral Anti-Tampering Regulations) 규정이 제정되어 소비제품의 포장을 변경하는 것을 범죄로 간주하였다. 이 규정으로 독극물 복용이 가능하다고 여겨지는 의약제품들은 1차 포장 후 독극물 주입이 어려운 포장용기에 담아야 한다. 이 외에도 만약 독극물 주입이 의심되는 흔적을 발견하면 소비자는 그 제품을 복용하지 말아야 한다는 경고문을 의약물 라벨에 명시하도록 하였다.

2.2.16 희귀병 치료의약품법(The Orphan Drug Act, 1983년)

희귀병과 난치병은 환자 20만 명 이하의 질환 혹은 인구 1만 명당 5명 이하가 겪는 질환으로 헌팅톤병, 루게릭병, 투렛증후군 등이 그 예이다. 희귀병은 그 원인, 진단 및 치료방법이 잘 알려져 있지 않은 경우가 대부분으로 다른 만성질환에 비해 증상의 발현부터 진단까지 장기간이 소요되며, 진단 후에도 적절한 치료방법이 없어 환자들은 어려움을 겪고 있다. 이러한 희귀병은 발생빈도가 매우 낮아, 진단 및 치료와 관련된 의료상품이나 서비스에 대한 민간투자나 연구개발이 미흡하기 때문에 희귀병 관리에 국가적 개입이 필요했다. 이에 미국은 1983년 희귀병 치료의약법(Orphan Drug Act)을 제정하여 희귀의약품의 개발을 지원하고, 희귀병 의약품 및 의료용구에 대한 개발 촉진 및 우대 조치를 시행하고 있다. 이 법으로 희귀의약품을 생산하는 제약회사는 희귀병 치료약에 대해 7년의 마케팅 독점권을 부여받고, 임상시험 기간에는 세금감면 혜택 등의 인센티브를 받게 되었다.

2.2.17 해치-왁스먼법(The Hatch-Waxman Act, 1984)

1984년에 제정된 해치-왁스먼법(Hacth-Waxman Act)은 약가경쟁 및 특허기간 회복법(Drug Price Competition and Patent Term Restoration Act)으로도 알려져 있으며, 신약의 연구개발에 재정적 인센티브를 없애지 않고 제네릭 의약품 개발을 증진시키기 위한 법령이다. 해치-왁스먼법은 특허신약 제조업체를 위하여 의약품 허가를 받기 위해 소요된 기간만큼이나 특허권 기간을 연장해주는 특허권 존속기간 연장제도를 도입하였다. 또한 제네릭 의약품 제조업체를 위하여 특허신약과 동일한 유효성분을 가진 제네릭 의약품의 허가절차를 단순화시킨 간이신약신청제도(Abbreviated New Drug Application, ANDA)를 도입하였다. 최초로 특허에 도전하여 성공한 제네릭 회사에게는 6개월 간의 독점기간을 부여하여 제네릭 의약품 출시가 활성화되도록 유도하고, 또한 생물학적 동등성 시험만으로 제네릭 의약품 허가가 가능해졌다. 이 법령으로 제네릭 의약품의 허가가 더 원활하고 빨리 이루어지도록 함으로써 특허가 만료된 의약품을 환자들이 싼값에 살 수 있게 되었다. 그러나 법령 본래의 취지와는 달리 이 법령의 허점을 이용한 다양한 편법이 등장하여 여러 차례 개정을 거치고, 2003년에 허점들이 보완된 Medicare Reform Act가 발효되어 오늘에 이르고 있다.

2.2.18 시험용 신약/신약승인신청 정정(IND/NDA Rewrite, 1983-1987)

터스키기 흑인의 매독연구, 뉴욕 유대인 만성질환병원 노인의 암세포주사 연구, 필라델피아 홈스버거 감옥 죄수들의 화학물질 피부반응 연구 등에서 연구 남용사례가 발생된 이후에, IND/NDA 정정(IND/NDA Rewrite) 규정이 제정되었다. 이 규정은 임상연구에서 대상자의 안전을 보호하고, 판매허가를 위한 임상시험 디자인의 타당성을 확보하고, FDA 의 승인 결정에 기초가 되는 결과 데이터의 양질, 완전성, 그리고 유효성을 보증하기 위한 것이다. IND/NDA 정정은 신약승인신청 서류뿐만 아니라 시험용 신약 서류의 내용 및 형식에 대해서도 자세히 서술하고 있다. IND/NDA 정정 이전에는 임상적 용량-반응 증거를 요구하는 규제가 없어서, 일반적으로 시판 중의 의약품의 용량이 너무 과하다는 견해가 있었다. 이 규정은 처음에는 약물용량 비교 혹은 임상적 용량-반응 평가용 임상시험을 위해서 도입되었다가 점차 의약품 연구개발 전반으로 확장되었다. 특히 임상개발을 통해 더 좋은 연구설계와 연구품질의 필요성, 보다 나은 연구결과의 요약 및 리포트의 필요성을 인지하여 신약승인신청에서 FDA의 검토과정을 신속하게 처리하기 위한 데이터 정리와 제출 방법에 막대한 영향을 주었다. 임상적 개발 프로그램 설계에 상당한 영향을 주었던 IND/NDA 정정은 미연방공보물로 출간되어 제약산업뿐만 아니라 일반인에게도 정보를 주기 위하여 일정 기간 제공되었으며, 1987년에 완결되어 미연방공보물로 출판되었다.

2.2.19 임상시험에 노인환자 포함
(Inclusion of Older Patients in Clinical Trials, 1989)

임상시험에서 특정한 환자만을 대상으로 이루어진다면 그 결과를 다른 일반 환자들에게 적용하기 어렵다. 특히 특정 약물의 효과를 명확하게 드러나게 하거나 절차를 간편하게 진행하기 위해서 나이가 젊거나 질환이 가벼운 환자를 대상으로만 임상시험을 진행한다면 여러 가지 동반질환을 가진 노인들에게 임상시험의 결과를 그대로 적용할 수 없게 된다. FDA는 1989년에 약물반응이 연령별에 따라 달라지는지를 평가할 수 있는 데이터를 수집하기 위하여 임상시험에 노인을 포함를 포함시키도록 하는 가이드라인을 내놓았다.

2.2.20 신약 신속승인(Accelerated Approval, 1992)

에이즈 질병과 같이 생명을 위협하는 질병이나 심각한 질환의 치료를 위하여 신약의 개발, 평가, 그리고 판매의 과정을 신속하게 처리하는 과정이 필요하게 되었다. 신속승인 (Accelerated Approval) 제도는 중증질환 혹은 조속한 치료가 필요하고 주목할 만한 치료 개선효과가 기대되는 신약들에 대해서 보다 빠른 심사를 실시하여 약물 승인과정을 단축하는 제도이다. 일반적인 검토대상 신약의 경우에는 승인 여부를 결정짓기까지는 빨라야 10개월 정도가 소요되는 반면에, 신속승인 검토 대상으로 지정되는 신약은 보통 6개월 이내에 승인 여부가 결정된다. FDA는 신속승인을 위한 신약은 개발 초기에 FDA와 협의하도록 하고, 또한 임상시험 개발과정 및 FDA 검토기간 동안 시판 전에 해당 환자에게 시험약을 제공할 수 있게 하였다. 이 제도는 신약을 빠른 시일 내에 판매할 수 있게 해주는 것 이외에도 제약업체에게도 연구기간 단축과 비용 절감을 가능하게 해 제약업체측 입장에서도 환영하고 있는 승인절차이다. 대신 제약업체는 시판 후에 임상시험 연구결과를 추가로 FDA에 제출해야 한다. AIDS 치료제 또는 흡입 탄저병 치료제 등은 신속승인 제도를 통해 조기 시판된 사례이다.

2.2.21 전문의약품 허가신청자 비용부담법과 PDUFA 정정
(Prescription Drug User Fee Act, PDUFA, 1992; PDUFA Rewrite, 1997년, 2002년, 2007년)

신약에 대한 FDA 승인과정이 너무 느리다는 비판이 일자, FDA는 국민의 세금 대신 사용자, 즉 제약회사가 승인절차에 따른 비용을 부담하여 의약품 허가 신청자료를 심의하는 제도를 검토하게 되었다. 의회는 FDA로 하여금 신약승인 과정을 신속히 심사하기 위해 수수료를 받도록 하는 전문의약품 허가신청자 비용부담법(Prescription Drug User Fee Act, PDUFA)을 1992년에 통과시켰다. 이 법안으로 FDA는 검토의 전문성을 유지하면서 의약품 승인 신청서를 심사하고 평가하는 데 필요한 시간을 단축시켜줌으로써(신청 접수 후 6개월 이내에 심사) 제약업체들이 훨씬 더 빨리 승인된 의약품을 판매할 수 있도록 해주었다. PDUFA 법안으로 FDA는 신약승인에서 더 이상 제약회사의 반대편이 아닌, 제약회사와 함께 협력하는 파트너가 되었으며 이 법안은 그 후 약간의 수정을 거쳐 의회에서 재

승인되었다.

2.2.22 메드와치(MedWatch, 1993)

임상개발 프로그램에서 수집된 데이터는 신약의 안전성에 대한 스냅 샷(snap shot, 순간 묘사)을 제공하기 때문에 임상개발 과정 중에 그 신약의 효과나 부작용에 대한 모든 것을 예측한다는 것은 불가능하다. FDA의 신약승인 이후에 환자들이 승인된 신약 사용에서 얻어지는 추가 안전성 데이터는 계속 축적되고, 그와 같은 안전성 데이터는 해당 제약회사나 FDA에게 보다 보편적인 신약 사용 조건하에서의 약물효과와 부작용에 대한 중요한 자료가 된다. FDA는 1993년에 FDA 산하 의약품 감시 프로그램인 메드와치(MedWatch) 프로그램을 개발하여 소비자와 의료 전문인들에게 약물 부작용을 자발적으로 보고하도록 하였다. 제약회사와 FDA가 신약의 부작용에 대한 동시보고 시스템을 가동하여 신약이 시판된 후에도 수년 동안 약물의 위험 문제가 발생하면, FDA는 메드와치 프로그램을 통해 의료 관련자들에게 경고 메시지를 전달한다. 만일 심각한 합병증, 부작용 혹은 제품 품질에 문제가 있을 경우에 제약회사도 의사들에게 경고 편지를 보내고, 관련 의료인 및 소비자들도 FDA의 메드와치 부작용 리포트 프로그램(www.fda.gov/medwatch/report.htm)에 약물 부작용을 알릴 수 있다.

2.2.23 임상시험에서의 성별 고려와 임산부 지침
(The Gender Guidline, 1993년)

FDA는 1993년에 여성과 남성 모두를 임상시험에 포함하도록 하는 '의약품 임상시험 시 성별 고려사항' 가이드라인을 제시했다. 이 가이드라인은 임상시험 계획 시에 남녀 성별 및 가임기 여성, 임산부, 수유부를 고려한 임상시험 계획 및 평가의 일반적인 원칙 등을 제시하여 성별에 따른 약물 사용의 안전성 및 유효성을 확보하기 위해서 마련되었다. 이 지침서에는 다음과 같은 세부내용을 포함하고 있다.

- 호르몬이나 신체적 특성으로 인한 남녀 간 약물 반응의 차이를 평가할 수 있는 시험대상 선정 방법

- 임산부 및 수유부가 포함될 때에는 약물의 태반 통과 여부, 수유 시 약물의 분비 여부

- 성별에 따른 약물의 흡수, 대사 및 배설의 차이

또한 임상시험 연구팀은 생명의학연구에 가임기 여성을 배제해서는 안 되며, 연구기간 동안의 임신 가능성 그 자체가 참여를 못하게 하거나 제한하는 이유가 되어서는 안 된다. 여성이 임신한 경우 연구의 참여가 태아나 산모에게 위험할 수 있다면, 임상시험 의뢰자/임상시험자는 연구가 시작되기 전에 예상 대상자에게 임신 테스트와 효과적인 피임방법 사용을 보장해야 한다. 피임이 법이나 종교적인 이유로 불가능한 곳에서는, 잠재적 위험이 있는 연구에 임신할 수 있는 여성을 모집해서는 안 된다. 임상시험 연구자와 윤리 심사위원회는 가임 대상자가 그들 자신과 임신 상태, 태아, 태어난 아기 및 그들의 생식력에 관한 위험과 혜택을 알 수 있도록 해야 한다. 임산부에 대한 연구는 임산부나 태아의 특별한 건강상 필요성과 관련이 있을 경우에만 수행되어야 하고, 특히 유전 독성의 위험에 관해서는 동물실험에서 믿을 만한 증거가 발견된 경우에만 수행되어야 한다.

2.2.24 식품의약 현대화 법령
(The Food and Drug Modernization Act, FDAMA, 1997)

1997년에 제정된 미국 FDA의 현대화 법령(FDA Modernization Act, FDAMA) 제정으로 환자에게 임상시험 중인 의약품을 예외적으로 사용할 수 있도록 접근성을 높였고, 중요한 의약품의 승인절차와 검토를 가속화하여 환자들이 필요한 의약품을 더 빨리 사용할 수 있게 했다. 이 법령은 규제에 따른 부담을 줄이고, 중복적인 의약품 개발 투자를 최소화하려는 것이다. 또한 필요한 약을 세계 각 지역의 환자들에게 신속히 공급하기 위하여 각국의 의약품 허가규정 및 지침과의 국제적인 조화를 추구하여 적절한 동등 조건들을 확보하기 위해 다른 나라의 대표들과 공동보조를 취한다는 것이다. 이것은 제대로 된 의약품 허가의 전형을 확립하려는 FDA의 노력이자, FDA를 넘어서 상호공조와 공동발전이라는 이

름하에 세계 다른 나라 의약품 허가기관까지 영향을 미치도록 하는 FDA 사명을 확대 명시한 것이다. 또한 제약업체가 일정 기간 안에 추가신약승인신청(Supplemental New Drug Application, SNDA)을 FDA에 제출한다는 전제하에서 허가받지 않은 자사의 의약품과 관련된 적응증, 보건경제학적 정보 등의 필요한 정보를 병원, 약사위원회 및 의료전문가에게 제공할 수 있도록 허가했다. 또한 이 법안으로 소아/아동대상 임상시험을 이행한 스폰서에게 신속승인뿐만 아니라 6개월 추가 시장독점권을 제공했다.

2.2.25 인구학적 규칙(The Demographic Rule, 1998)

FDA는 인구학적 규칙을 제정하여 모든 신약승인신청(NDA), 신속승인신청(ANDA), 혹은 추가신약승인신청(SNDA)에서 안전성과 효율성에 대한 데이터를 나이, 성별, 인종별로 분석하도록 요구했다. 인구학적 규칙에 따라 데이터 분석을 하는 데는 두 가지 방법이 있다. 하나는 부분-모집단(sub-population)으로 층화하며, 각 부분 모집단의 약물 효율성을 평가하기 위하여 부분-모집단 개별로 충분한 검증력을 가지도록 임상시험을 설계하는 것이다. 또 다른 방법은 부분-모집단에 걸쳐 효율성을 평가하기 위하여 임상시험을 설계한 다음에, 교호작용(Interaction) 테스트를 이용하여 부분-모집단 간의 약물반응의 일반화를 평가하는 것이다.

2.2.26 아동을 위한 최상 의약품 법령
(Best Pharmaceuticals for Children Act, BPCA, 2002)

제약회사들이 수익률이 높은 성인을 대상으로 하는 의약품 개발에 중점을 두고 소아를 대상으로 임상시험을 많이 이행하지 않았기에, 소아에 적용할 수 있는 의약품이 많지 않았다. 이에, 2002년에 소아용 의약품 임상시험을 촉진시키고, 약물효능과 안전성을 개선하기 위하여 아동을 위한 최상의약품법령(Best Pharmaceuticals for Children Act, BPCA)이 제정되었다. 이 법안은 1997년 식품의약현대화법령(FDAMA)에서 원래 명시되었던 아동대상 임상시험을 이행한 스폰서에게 신속승인 및 6개월 추가 시장독점권을 제공한다는 것을 계속했다.

2.2.27 소아과적 연구 동등법(Pediatric Research Equity Act, 2003)

2003년에 소아과적 연구 동등법(Pediatric Research Equity Act)으로 신약 및 기존 약품에 대한 신규 사용 승인 시에, 제약업체로 하여금 소아과적 용도에 대한 평가(연구) 내용까지 포함시키도록 요구할 권한을 FDA에게 주었다. 소아약품 시장의 규모가 제한된 점을 감안해서 소아용 신약 및 장비 개발을 위한 과정을 간소화하는 법령이 통과되었다.

2.2.28 의약품안전성 관리위원회(Drug Safety Oversight Board, DSOB, 2005)

허가된 의약품들의 사후 모니터링 시스템을 대폭 강화하여 약물의 안전성에 대한 평가를 개선하기 위하여 FDA는 2005년에 별도의 의약품 안전성 감독기구(Drug Safety Oversight Board, DSOB)를 설치하였다. 이 위원회의 기능은 약물의 안전성에 관련된 문제에 있어서 FDA 의약품 평가 연구센터(FDA Center for Drug Evaluation and Research, CDER)를 자문하고, 약물 간의 상호작용과 관련한 논란이 일어날 때 이견을 조율하여 해결책을 강구하며, 의약품 안전성 정책의 개발에 대한 가이드 역할을 수행하는 등 전폭적인 권한과 책임이 위임되었다. 이 DSOB 위원회 멤버는 FDA 직원, 국립보건원(NIH)과 제대군인관리국(VA)의 대표들로 구성된다.

2.2.29 기타 규제 및 지침(Other Regulations and Guidances)

위에 언급한 법령과 가이드라인 외에도 21 CFR 50(서면 동의서), 21 CFR 56(IRB 기준), 21 CFR 312(신약승인신청)와 21 CFR 812 & 813(의료기기) 등과 같은 법령들은 FDA 의약품 평가 및 연구 센터(FDA CDER)의 웹사이트에서 제공하고 있다. 아래의 [표 2.1]은 식품, 의약품에 관련한 주요 연방법령집이다.

[표 2.1] 주요 식품의약품 연방법령집(21 CFR Code of Federal Regulations)

법령집	내용
21 CFR Part 11	전자기록 및 전자서명 (Electronic Records, Electronic Signatures, ERES)
21 CFR Part 50	대상자 보호(Protection of Human Subjects)
21 CFR Part 56	기관심사위원회 IRB(Institutional Review Board)
21 CFR Part 58	비임상실험연구의 우수실험관리기준 (Good Laboratory Practices for Non-clinical Laboratory Studies)
21 CFR Part 202	처방약 광고(Prescription Drug Advertising)
21 CFR Part 203	처방약 마케팅(Prescription Drug Marketing)
21 CFR Part 210	현 우수의약품제조, 포장, 보관 관리 (Current Good Manufacturing Practice in Manufacturing, Processing, Packaging or Holding of Drug)
21 CFR Part 211	현 우수 완제의약품제조관리 (Current Good Manufacturing Practice for Finished Pharmaceuticals)
21 CFR Part 312	신약 임상시험승인(Investigational New Drug Applications, IND)
21 CFR Part 314	신약 시판승인신청 (Applications for FDA Approval to Market a New Drug)
21 CFR Part 600	생물학적 제제/제품(Biological Products)
21 CFR Part 610	생물학적 제제/제품 기준(General Biological Products Standards)

참고문헌

1. American Chemical Society. *The Next Pharmaceutical Century*: *Ten Decades of Drug Discovery*. 2007. Washington D.C. http://pubs.acs.org/journals/pharmcent/Ch10.html.

2. Collier R. Legumes, lemons and streptomycin: A short history of the clinical trial. *CMAJ*, 2009, 180:23−24.

3. Dodgson SJ. The evolution of clinical trials. *The Journal of the European Medical Writers Association*, 2006, 15:20−21.

4. Gershell LJ, Atkins JH. A brief history of novel drug discovery technologies. *Nature Reviews Drug Discovery*, 2003, 2:321−327.

5. Khanna I. Drug discovery in pharmaceutical industry: productivity challenges and trends. *Drug Discovery Today*, 2012, 17:1088−1102.

6. Le Fanu J. *The Rise and Fall of Modern Medicine*. Carroll & Graf Publishers, UK. 2012.

7. Medical Research Council. Clinical trials of antihistaminic drugs in the prevention and treatment of the common cold. *BMJ*, 1950, 2:425−430.

8. Medical Research Council. Streptomycin in Tuberculosis Trials Committee. Streptomycin treatment of pulmonary tuberculosis. *BMJ*, 1948, 2:769.

9. Mignani S, Huber S, TomasH, Rodridges J, Majoral J. Why and how have drug discovery strategies in pharma changed? What are the new mindsets? *Drug Discovery Today*, 2016, 21:239−249.

10. Smith CG, O'Donnell JT. *The process of new drug discovery and development*. Informa Healthcare, 2006.

11. Sneyd JR, Bryson P, Rollinso C. Drug development in the 21st century Trend. *Anaesthesia & Critical Care*, 2001, 12:329−334.

12. U.S. FDA. A History of the FDA and Drug Regulation in the United States. http://

www.fda.gov/downloads/drugs/resourcesforyou/consumers/buyingusing medicinesafely/understandingover-the-countermedicines/ucm093550.pdf

13. U.S. FDA. Promoting Safe and Effective Drugs for 100 Years. 2006. http:// www.fda.gov/ AboutFDA/WhatWeDo/History/ProductRegulation/PromotingSa feandEffectiveDrugsfor100Years/

14. U.S. FDA. Guidance for Industry: Collection of race and wthnicity data in clinical trials. http://www.fda.gov/downloads/RegulatoryInformation/ Guidances/UCM126396.pdf

15. U.S. FDA. Promoting Safe and Effective Drugs for 100 Years. http://www.fda. gov/AboutFDA/WhatWeDo/History/ProductRegulation/PromotingSafeandEffec tiveDrugsfor100Years/

16. U.S. FDA. Protection of Human Subjects; Standards for Institutional Review Boards for Clinical Investigations. http://www.fda.gov/ScienceResearch/ SpecialTopics/RunningClinicalTrials/ucm118296.htm

17. Vijayananthan A, Nawawi O. The importance of Good Clinical Practice guidelines and its role in clinical trials. *Biomedical Imaging and Intervention Journal*, 2008, 4(1): e5.

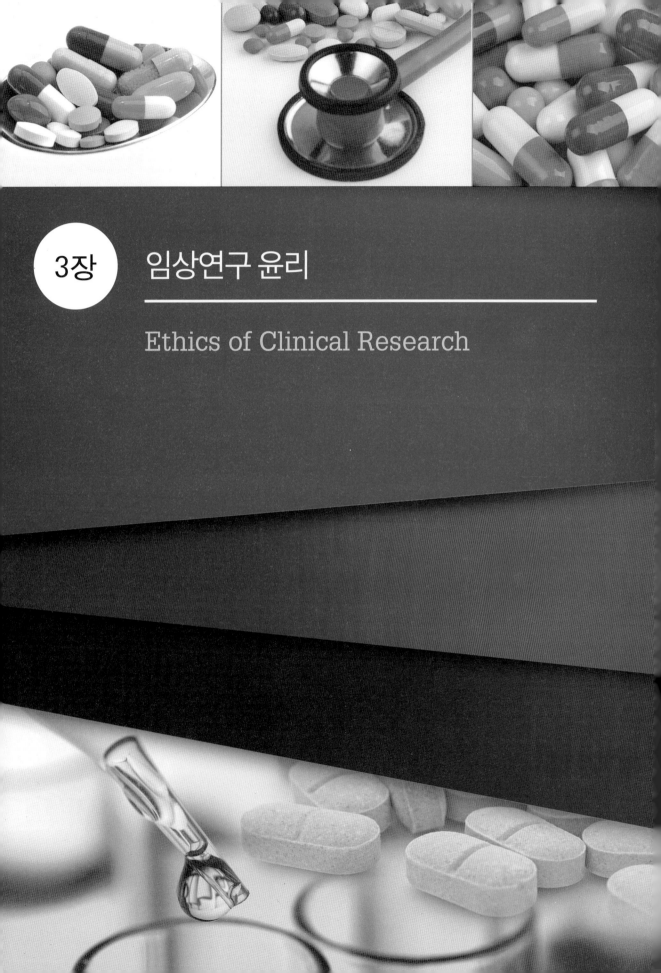

3장

임상연구 윤리

Ethics of Clinical Research

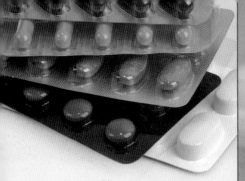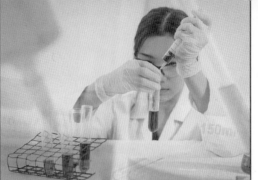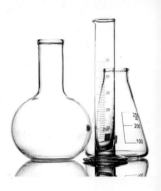

3장에서는 임상연구 윤리의 역사적 배경과 필요성, 윤리적 원칙과 지침을 살펴본다. 사람을 대상으로 하는 임상시험을 설계, 수행, 기록 및 보고하는 데 관한 국제적으로 통용되는 윤리적, 과학적 기준으로 의약품 임상시험과 관련된 제반 규정인 GCP, 의약품, 화장품등의 제조/수림 허가신청 등을 위한 목적으로 안전성 평가를 위해 실시하는 각종 독성 시험의 신뢰성을 보증하기 위한 기준인 GLP, 국제 표준화 임상시험 지침인 ICH-GCP, 그리고 국제 생명의학 연구윤리 기준인 CIOMS 가이드라인을 살펴본다.

3.1 개요

임상시험은 사람에게 사용될 의약품의 안전성과 유효성을 증명할 목적으로 해당 의약품의 약동학적, 약리학적, 임상적 효과를 확인하고, 약물의 이상반응을 조사하기 위하여 사람을 대상으로 실시하는 모든 실험 또는 연구를 지칭한다. 신약개발의 초기 단계에서 동물을 이용한 비임상연구 과정에서 신약의 최소 위험성을 입증하고 최대 안전성을 확보하였다고 하더라도, 사람에게 아직 적용하지 않았기 때문에 인체에 나타날 반응을 예측할 수 없다. 그러므로 임상시험 연구에 대상자로 참여하는 것은 실험약물에서 얻게 되는 약물효과의 혜택뿐만 아니라 약물의 이상반응 위험도 감수하게 된다. 약물의 효과와 위험에 대한 이러한 불확실성은 대상자의 임상시험 참여에 불안요인으로 작용하게 된다. 일반적으로 임상시험은 신약의 위험을 최소화하기 위하여 소수의 대상자로 시작하여 단계별로 그 대상과 범위를 점차 확대해간다. 과학적으로 잘 설계된 연구를 계획서에 따라 정해진 일정에 맞추어 순조롭게 진행되는 임상시험의 경우에는 비윤리적인 이슈가 발생할 소지가 낮다. 과거에는 임상시험 대상자의 참여율이 낮은 경우에, 자유의지로 연구 참여를 동의할 수 없는 취약한 환경에 놓인 사람들 혹은 집단시설에 수용 중인 사람들을 임상시험에 참여시킴으로써 연구윤리가 문제되기도 하였다.

신약을 비롯한 새로운 약물치료법이 실제로 사람들에게 사용되기 위해서는 그 약물과 치료법의 유효성 및 안전성이 입증되어야 한다. 신약의 유효성과 안전성에 대한 입증은 실험실 연구나 동물실험을 거친 후에, 인체에 직접 적용하는 연구, 즉 임상시험을 통해서만 가능하다. 신약과 새로운 치료법 개발을 위한 임상시험에서는 그 연구의 대상이 되는 사람, 즉 인간대상자(human subgect)가 신약의 혜택을 얻을 수도 있지만, 안전성이 확립되지 않은 신약의 시험대상이 되기 때문에 위험에 처할 가능성이 있다. 그러므로 임상시험은 본질적으로 대상자 자신을 위한 것이 아니라, 미래의 다른 환자를 위한 임상적으로 유용한 정보를 생산하는 연구이다. 일반적인 상황에서는 환자는 질병치료와 건강증진이 목적이므로 환자의 상태에 알맞게 언제라도 약물용량을 조절하거나, 치료약물을 바꿀 수 있다. 하지만 임상시험에서 대상자는 계획된 연구계획서에 따라서 미리 기재된 해당 약물과 용량만을 투여받는다. 또한 병용 금지약물인 경우에는 그것이 설사 표준치료제라 할지라도 사용하지 못하는 경우도 있다. 가령 임상시험의 표준 연구방법 중의 하나인 위약 대조, 무작위, 이중눈가림 연구(randomized, double blinded, placebo-controlled clinical trial)의 사례에서 보면, 대상자의 의지와 상관없이 일정한 수의 대상자를 약물 성분이 없는 위약(플라시보, Placebo)에 배정하여 연구가 종료될 때까지 시험약을 투여하지 않는다. 이런 임상시험에서는 대상자가 목적이 아니라 수단이 될 수밖에 없다. 그러므로 대상자는 자신을 위한 것이 아니라 미래의 환자와 사회를 위하여 연구의 수단이 되기 때문에, 임상시험은 국제적으로 정해진 엄격한 임상시험의 윤리지침에 따라서 수행되어야 한다. 즉, 임상시험은 대상자를 존중하고 보호하는 방법으로 수행되어야 하고, 대상자에게 공정해야 하며, 연구가 수행되는 공동체 안에서 도덕적으로 수용 가능한 경우에만 윤리적으로 정당화될 수 있다. 임상시험 과정 중에서 대상자의 인권이 침해되거나, 대상자의 안전과 복지가 위협받거나 착취되지 않도록 임상시험 연구자와 연구기관, 윤리위원회, 정부 관계기관 등 모두가 노력해야 한다. 특히 대상자에게 아무 이득이 없는 비치료적 임상시험이나 건강한 지원자를 대상으로 하는 임상시험, 혹은 스스로 연구 참여에 동의할 수 없는 취약계층의 대상자인 경우에는 임상시험이 보다 엄격한 윤리적 기준에 따라 수행되어야 한다.

3.2 임상연구 윤리의 발전과 전문 지침

3.2.1 뉘른베르그 규정(The Nuremberg Code)

2차 세계대전 동안에 나치의 잔인한 인간대상의 실험들이 의사와 보건 분야에 기여한 의료인들에 의해서 행해졌다는 것은 충격적이다. 이런 일들로 의학연구를 의학자와 과학자 개개인의 양심에 맡길 것이 아니라, 허용 가능한 의학실험의 원칙을 정하고 준수하는 연구윤리가 필요하게 되었다. 임상연구 원칙으로 의학실험 연구자의 자격이나 허용 가능한 의학연구 범위 등의 여러 준수사항이 정해져 있지만, 그 가운데 가장 본질적인 원칙은 대상자의 자발적 동의와 이를 위한 충분한 정보를 연구대상자에게 제공하는 것이다. 즉, 연구대상자에게 임상시험의 목적, 성격, 방법, 수단 및 예기되는 혜택과 위험 등에 대한 정보를 충분히 알려주고 설명한 후에 자발적 동의를 얻는 것이 인간대상 실험을 수행함에 있어서 절대적 전제라는 것이다.

　　의학연구와 관련된 여러 헌장과 규정 중에서 가장 오래된 것은 1947년에 만들어진 '뉘른베르그 규정(The Nuremberg Code)'이다. 이 규정은 뉘른베르그에서 열린 2차 세계대전 전범 재판에서 나치 정부의 지원하에 유태인 및 여러 소수민족들을 대상으로 수행한 인체실험에 참여했던 과학자와 의학자들이 전범으로 선고되었다. 이때 최종 판결문의 일부인 10개 조항으로 구성된 '허용 가능한 의학실험'에 대한 국제적 기준으로 발표된 것이 바로 뉘른베르그 규정이다. 뉘른베르그 규정은 최초의 의학연구윤리 규정으로서 훗날 여러 의학연구윤리 규정의 기초가 되었다. 이 규정에서는 글로벌 차원의 인간대상 실험과 관련된 윤리적, 법적 문제들을 제기하여 인체 관련 연구에서 '대상자의 자발적인 동의는 절대적으로 필수적'임을 명시하였다. 또한 과학적인 목적을 위해서만 연구를 수행하여야 하며, 대상자의 건강과 복지가 절대적으로 보호되어야 하고, 적절한 시설을 갖춘 곳에서 적합한 자격이 있는 연구자만이 임상연구를 할 수 있고, 대상자는 언제라도 연구 참여를 그만둘 수 있다는 내용이 들어 있다. 뉘른베르크 규정의 10개 조항은 다음과 같다.

1) 인간대상 실험 대상자의 자발적 동의는 절대적으로 필수다.

2) 연구는 사회의 선을 위하여 다른 방법이나 수단으로는 얻을 수 없는 가치 있는 결과를 낼 만한 것이어야 하며, 무작위로 행해지거나 불필요한 연구여서는 안 된다.

3) 연구는 동물실험 결과와 질병의 자연경과 혹은 연구 중인 여러 가지 문제에 대한 지식에 근거하여 계획되어야 하며, 예상되는 시험결과가 시험 수행을 정당화할 수 있어야 한다.

4) 연구는 불필요한 모든 신체적, 정신적, 고통과 상해를 피하여 수행되어야 한다.

5) 사망이나 장애를 초래할 것이라고 예견할 만한 이유가 있는 시험의 경우에는 의료진 자신도 대상자로 참여하는 경우를 제외하고는 시행되어서는 안 된다.

6) 시험에서 무릅써야 할 위험의 정도가 그 시험으로 해결될 수 있는 문제의 인도주의 적 중요성보다 커서는 안 된다.

7) 손상과 장애, 사망 등 매우 적은 가능성까지 대비해서 대상자를 보호하기 위한 적절한 준비와 적합한 설비를 갖추어야 한다.

8) 시험은 과학적으로 자격을 갖춘 사람이 수행하여야 한다. 시험에 관계자 혹은 직접 수행하는 사람은 시험의 모든 단계에 있어서 최고의 기술과 주의를 기울여야 한다.

9) 시험을 하는 도중에 대상자는 자기가 육체적, 정신적 한계에 도달했기 때문에 더 이상 시험을 못 하겠다는 생각이 들면 시험을 끝낼 자유를 가진다.

10) 시험과정에서 시험을 주관하는 과학자는 자신에게 요청된 성실성, 우수한 기술과 주의 깊은 판단에 비추어, 실험을 계속하면 대상자에게 손상이나 장애, 또는 사망을 초래할 수 있다고 믿을 만한 이유가 있으면 어떤 단계에서라도 시험을 중단할 준비가 되어 있어야 한다.

이러한 뉘른베르크 규정은 그 내용이 명료하게 표현되어 있어서 많은 연구자들이 임상시험의 최적기준으로 여기고 있음에도 불구하고 많은 문제점을 지니고 있다. 예를 들면, 이 규정은 아동, 치매를 가진 사람, 정신적 금치산자를 포함하는 연구를 금지하는 것처럼 보여지고 있다. 그 이유는 뉘른베르크 규정의 표현에 의하면 아동이나 정신적 금치산자는 '동의할 법적 능력'을 가지고 있지 않기 때문이며, 이 규정에서는 부모 혹은 법적 보호자에 의한 동의는 인정하지 않고 있다. 그리고 뉘른베르크 규정의 가장 큰 문제는 이 규정이 도덕적 영향력은 가지지만, 법적 영향력을 가지지는 못 한다는 점에 있다.

3.2.2 헬싱키 선언(Declaration of Helsinki)

오늘날 의학연구의 전문치침으로서 인체대상 연구의 가장 대표적인 윤리기준은 '헬싱키 선언(Declaration of Helsinki)'이다. 세계 2차대전 전범들을 재판하기 위하여 법조인들이 만든 뉘른베르그 규정보다는 의사들이 의사들을 위한 전문적인 지침이 필요하다는 점이 논의되기 시작했던 것은 1953년 세계의사회(World Medical Association, WMA)에서였다. 이 회의에서 뉘른베르그 규정이 가지는 한계와 문제점에 대한 검토가 이루어졌다. 더우기 '새 진단 및 치료방법에 대한 시험'과 '비치료적 실험'을 분명하게 구분할 필요가 생겼으며, 인간대상시험의 문제를 전문적으로 다루고 새롭게 추가되어야 할 원칙들이 논의되었다. 그 결과로 1954년 로마에서 열린 8차 세계의사회 회의에서 '인간대상시험에 관한 결의: 연구와 실험 종사자를 위한 원칙(The Resolution on Human Experimentation and Principles for Those in Research and Experimentation)'이 채택되었다. 세계의사회는 1954년부터 1960년까지 '의료윤리위원회'가 만든 5개 조항을 수정하고 발전시켜서 '헬싱키 선언'을 제정하였다. 헬싱키 선언은 사람을 대상으로 하는 생명의료연구와 관련하여 의료진에게 지침이 되는 권고사항을 담은 것으로, 1964년 핀란드 헬싱키에서 열린 제 18차 세계의사회 총회에서 채택되었다. 세계시민이며 의학연구자라면 반드시 숙지하고 있어야 할 국제적인 의학연구윤리의 기준인 헬싱키 선언의 10개 원칙은 다음과 같다(2013년 8차 개정 헬싱키 선언 전문은 부록 참조).

1) 인체를 대상으로 하는 연구는 일반적으로 승인된 과학 원칙에 따라야 하며, 연구대상자들의 건강과 권리를 보호하고자 하는 윤리적 기준에 합당해야 한다.

2) 실험 계획과 수행은 독립적인 윤리심사위원회의 사전 심의를 거쳐야 한다.

3) 연구대상자의 이익에 대한 고려는 과학 발전과 사회의 이익에 앞서야 한다.

4) 약자의 입장에 있는 연구대상자들은 특별히 보호해야 한다.

5) 연구대상자가 연구자와 종속관계에 있는 경우 특히 주의해야 한다.

6) 연구 자체의 목적과 방법, 예견되는 이익과 내재하는 위험성 등에 관하여 연구대상자에게 사전에 충분히 알려주어야 하며, 그들로부터 충분한 설명에 근거하여 자유로이 이루어진 동의를 받아야 한다.

7) 동의는 그 연구에 참가하지 않고 독립된 위치에 있는 의료인이 받아야 한다.

8) 법률상 무능력자에 대해서는 법적 대리인의 동의를 얻어야 한다.

9) 연구결과를 발표할 때 연구자는 이 선언에 규정된 원칙을 따라야 한다.

10) 학술지는 이 선언을 준수하지 않는 논문을 받아들여서는 안 된다.

헬싱키 선언은 명시적으로 뉘른베르그 규정에 대한 직접적인 언급은 없지만, 뉘른베르그 규정의 영향을 많이 받은 것으로 보인다. 헬싱키 선언이 뉘른베르그 규정과의 가장 큰 차이는 '치료적 시험'과 '비치료적 시험'을 구분한 것으로, 건강한 대상자에 대한 시험에서 지켜야 할 윤리적 원칙은 환자를 대상으로 한 시험에서도 지켜져야 한다는 것을 명시하고 있다. 헬싱키 선언은 그후 여러 차례의 개정을 통해 윤리심사 규정을 추가하고, 동의 불가능자에 대해서는 법적 대리인의 동의만으로 가능하도록 추가하였다. 헬싱키 선언의 채택 이후 의학연구자 및 생명과학연구자들은 구체적이고 현실적인 전문 지침인 헬싱키 선언을 준수하게 되었다. 특히 의학연구 전문학술지에 논문을 게재하기 위해서는 헬싱키 선언의 원칙을 준수해야 하므로 헬싱키 선언은 세계 각 나라와 연구기관에서 연구윤리와 심의 지침을 만드는 주요한 원칙 및 가이드라인으로 받아들여지고 있다.

3.2.3 벨몬트 보고서(The Belmont Report)

세계의사회의 헬싱키 선언과 헌장들로 인해 의학연구에서 국제적으로 통용되는 기본적인 기준들이 마련되었지만, 각국의 실정에 맞는 보다 상세한 윤리기준을 만들 필요가 있었다. 1974년에 미국에서 11명의 멤버로 구성된 국가위원회는 생명의학 및 행동연구와 관련하여 연구 참여 대상자의 보호를 위한 연구윤리로 벨몬트 보고서(Belmont Report)를 작성하였다. 이 벨몬트 보고서에는 연구윤리의 기본 원칙이 간결하고도 포괄적이며 분명하게 표현되어 있어서 국제 지침 및 각국의 국내 지침에 중요한 가이드가 되고 있다. 벨몬트 보고서는 특히 오늘날 임상시험 설계 방법의 기초로 많이 응용되고 있는 영향력 높은 문건이다. 이 보고서는 임상시험 수행을 위한 기본 연구윤리 원칙으로 다음과 같이 세 가지로 요약할 수 있다.

- 인간 존중의 원칙(Respect for Persons)

- 선행/자선의 원칙(Beneficence)

- 정의/공평성의 원칙(Justice)

이 세 가지 기본 연구윤리 원칙의 각각이 의미하는 바를 자세히 살펴보기로 한다.

1) 인간 존중의 원칙(Respect for Persons)

임상시험의 윤리에서 반드시 준수하여 할 원칙 중에서 최우선의 원칙은 대상자의 자율성 존중이다. 이것은 곧 개인은 자율적인 존재로 간주되어야 하고, 개인의 의견과 선택은 존중되어야 하는 것으로 임상시험 대상자로부터 서면동의(Informed consent)를 얻는 것이다. 인간이 다른 인간을 수단으로 대응할 수 없으므로 이 원칙이 지켜지기 위해서 연구자는 대상자에게 시험연구의 내용을 충분히 설명하고 이에 근거한 자발적 동의를 얻는 것이 무엇보다 중요하다. 인간대상 연구에서 대상자의 복지를 위해 무엇보다 전제되어야 할 것은 대상자 자신이 그 연구의 의도와 내재한 위험에 대해 충분히 자각하고 전적으로 자유의사에 의한 동의를 표명해야만 한다는 것이다. 아울러 서면동의를 통해서 스스로의 신체에 대한 각자의 자기결정권을 존중해야 한다는 생명의료 윤리에서 대상자는 임상시험에 자발적으로 참여해야 한다. 또한 대상자는 자발적으로 임상시험 참여를 거부할 수 있으며 어느 때든지 임상시험 참여를 철회할 수 있다. 그러므로 임상시험 참여에 있어서 대상자에게 그 어떤 강압이나 부당한 영향이 없어야 한다. 이때 강압이란 연구자 혹은 관계자가 대상자에게 순응(compliance)하도록 위협을 가하는 것이다. 그리고 부당한 영향이란 연구자가 대상자에게 연구 참여 동의를 얻기 위해 과다하거나 부당 내지 부적당하거나, 혹은 부도덕한 보상이나 이익을 제공한다든지, 혹은 제안하는 것이다. 아동이나 정신장애를 가진 사람들과 같이 자율성이 제한되는 개인은 독립적으로 자기결정을 할 수 없으므로 특별한 보호를 받아야 한다. 만일 대상자가 동의 능력이 없거나 대상자의 동의를 얻는 것이 불가능할 경우로서, 대상자의 합법적 대리인으로부터 동의를 얻을 시간이 불충분하며 응급상황의 경우에는 임상시험 심사위원회의 계획서 승인하에 치료목적의 시험약을 사용하는 것을 용인할 수 있다. 또한 연구자는 대상자의 생명, 건강, 사생활, 존엄성을 보호해 주어야 하며 대상자 개인정보 관련 비밀을 유지해야 하는 등 대상자의 인격에 미치는 영향을 최소화하기 위한 모든 예방조치를 강구해야 한다.

임상시험 연구자는 대상자의 임상시험 참여에 대한 동의를 문서로 받아야 하지만, 문서에 의한 서면동의가 어려울 경우에 동의 내용을 공식적으로 문서화하고 증인을 두어 증명해 놓아야 한다. 또한 대상자가 서면동의를 할 수 없는 특별한 이유가 있을 경우에는 임상시험 연구계획서에 그 이유를 명시해야 한다. 이와 같이 '충분한 설명에 근거한 동의'의 필요성과 가치는 분명하지만, 현실적으로 얼마나 충분한 정보를 주어야 하며, 임상시험 대상자가 그 정보를 확실히 이해하였는지를 어떻게 평가하며, 다른 외부 요인이 개입하지 않았는지를 어떻게 보장할 수 있는가에 대한 문제가 있다. 이것은 책임연구자와 연구팀, 동의를 담당하는 연구자들 모두가 임상시험 현장에서 깊이 고민하고 실천하여야 할 과제다.

2) 선행/자선의 원칙(Beneficence)

벨몬트 보고에서의 선행(Beneficence)은 자선행위 혹은 친절이라는 일상적이고 평범한 의미를 넘어선다고 정의하고 있다. 여기에서 '선행'은 (i) 해를 끼치지 않는다, (ii) 이로움을 최대화하고 해로움을 최소화한다는 두 가지 원칙을 내포하고 있다. 임상시험 연구자는 위험-혜택 평가(risk-benefit assessment)를 통해 예측 가능한 유해 및 이득을 따져보아야 한다. 이때 단순히 신체적, 심리적 고통이나 상해만이 아니라, 모든 가능한 위험성이 고려되어야 하며, 개인적 이득만이 아니라 연구를 통해 얻을 수 있는 사회적 이득도 고려되어야 한다. 위험-혜택 평가를 수행할 때에는 대상자를 야만적이거나 혹은 비인간적으로 대우하는 일은 없어야 하며, 대상자의 위험 노출을 최소화해야 한다. 만일 특정한 연구가 인간을 대상으로 하지 않고도 과학적 연구가 가능하다면, 인간을 대상자로 사용하지 말아야 한다. 또한 연구를 수행함에 있어서 심각한 위험이 우려된다면, 그 연구가 대상자에게 직접적으로 이득이 된다거나 대상자가 연구 참여에 자원의 의사를 명백히 밝혔다는 근거를 제시해야 한다. 또한 사회적 취약자들을 대상자로 하는 연구를 할 때에는 그것에 대한 합당한 이유 내지 근거가 있어야 한다. 대상자로부터 연구 참여 여부의 동의를 구하는 과정에서 연구 참여에 따르는 위험과 혜택을 상세하게 공개하고 설명해야 한다.

3) 정의/공평성의 원칙(Justice)

임상시험에서 대상자 선택이나 연구결과의 혜택이 모집단 대상자에게 공평하게 돌아가야 한다. 사회계층, 나이, 성별, 학력, 인종, 출신지역, 종교 등의 특성을 이유로 임상연구 대상자 선정이 편파적이어서는 안 된다. 또한 연구자가 선호한다는 이유로 특정한 대상을 치료 혜택이 많은 연구에 참여시키거나, 혹은 자의적으로 특정한 대상을 위험한 연구에 참여시켜서는 안 된다. 질병이나 사회적, 경제적 조건 때문에 이용당하기 쉬운 환경에 처해있는 대상자를 선발하는 것은 적절하지 못하다. 그러므로 특별한 경우를 제외하고는 아동보다는 성인을 대상자로 우선적으로 선발한다든지, 혹은 수용시설에 있는 정신지체자나 죄수들은 대상자로 선발하지 않는 것 등은 정의의 원칙을 실천하는 사례이다. 비치료적인 연구를 수행할 때에는 가능한 한 사회적 부담이 적은 사람들을 대상자로 채택해야 한다.

3.3 국제 표준화 임상시험 지침
ICH-GCP

탈리도마이드 사건 이후 미국의회의 의약품 규제에 대한 관심이 한층 높아졌으며, 이미 승인되었거나 신청된 비임상시험 자료의 신뢰성에 대한 재조사를 실시함으로써 제약업체와 FDA의 문제점을 밝혀냈다. 미국의회의 이러한 지적으로 미국제약기업 연합회는 1976년에 비임상시험관리기준(Good Laboratory Practice, GLP) 가이드라인을 작성하였지만, FDA는 이것만으로는 불충분하다고 판단하였다. 그리하여 FDA는 보다 강력한 법적 규제안으로 GLP를 1978년에 공표하고, 1979년부터 수행하였다. 임상시험관리기준(Good Clinical Practice, GCP)은 '헬싱키 선언'을 원칙으로 두고 대상자의 권리, 안전 및 복리를 보호하고 임상시험 데이터의 신뢰성 확보를 목적으로 두고 있다. 임상시험관리기준(GCP)이 만들어진 배경은 '헬싱키 선언'과 마찬가지로 비극적인 인체실험과 반복되는 사건들을 계기로 의학적 연구에 있어 적용될 강제적 구속력을 가지는 법적 규정이 필요하기 때문이었다. 따라서 미국과 유럽연합 등의 선진국에서는 의약품 임상시험과 관련된 제반 규정인 GCP를 법제화하여 임상시험에 참여하는 대상자들의 권리와 안전을 보호하고, 임상시험 과정 및 결과에 대한 과학적인 적정성을 확보하고자 하였다.

1990년대에 들어서 미국, 유럽, 일본 등 선진국에서의 신약개발 및 개발된 의약품의 승인에 있어서 약물의 품질(quality), 안전성(safety), 효능(efficacy)을 시험하는 통일된 기준을 마련하는 것이 시급해졌다. 1996년에 만들어진 국제 표준화 임상시험 지침서 (International Conference on Harmonization-Good Clinical Practice Guidelines, ICH-GCP)는 헬싱키 선언에서 제시된 원칙과 그 맥락을 같이하고 있다. ICH-GCP는 호주, 캐나다, 북유럽 및 세계보건기구(WHO)뿐만 아니라, 유럽연합, 일본 및 미국의 현 임상시험관리기준 (GCP)을 참고하여 작성되었다. 또한 ICH-GCP 지침서는 미국, 유럽연합, 일본 등의 임상시험 기준을 통일하여 이들 국가의 담당 정부부처에서 임상연구 자료를 상호 승인할 수 있도록 하기 위한 목적도 있다. 그동안 미국, 유럽공동체, 일본 등 3개 지역 또는 국가에서 독립적으로 발전되어온 IRB 제도는 ICH 회의에서 통일화된 여러 연구지침 중 ICH-E6 Guideline으로 통합하는 지침서로 발전하여 국제적으로 널리 사용되고 있다. 이 지침서가 완성되자 글로벌 제약회사들은 임상연구자들에게 임상시험을 의뢰할 때 이 지침서를 반드시 준수할 것을 요청하고 있다. 이 지침서의 준수 여부는 글로벌 제약회사가 외국기관에 임상시험을 의뢰하거나 외국기관의 임상시험 참가요청을 거절할 때에도 기준이 되고 있다.

ICH-GCP는 대상자를 비롯한 연구의 계획, 수행, 기록, 보고 등을 위한 국제 수준의 윤리적, 과학적 기준을 포함하고 있다. 특히 임상시험 데이터를 규제 당국에 제출할 때도 이 가이드라인에 따라야 한다. 이 가이드라인의 원칙은 대상자의 안전성 및 복리에 영향을 끼칠 수 있는 다른 임상시험에도 적용할 수 있다. ICH-GCP 가이드라인은 다음과 같이 8절로 구성되어 있다.

- Section 1: 용어(Glossary)

- Section 2: ICH GCP 원칙(The Principles of ICH GCP)

- Section 3: IRB/IEC(Institutional Review Board/Independent Ethics Committee)

- Section 4: 연구자(Investigator)

- Section 5: 스폰서(Sponsor)

- Section 6: 임상시험 계획서 및 계획서 수정(Clinical Trial Protocol and Protocol Amendments)

- Section 7: 연구자의 브로슈어(Investigator's Brochure)

- Section 8: 임상시험 수행을 위한 필수 문서(Essential Documents for the Conduct of a Clinical Trial)

가이드라인의 각각 절에 관한 보다 자세한 내용은 ICH-GCP 가이드라인 문서에서 알 수 있다(ICH HARMONISED TRIPARTITE GUIDELINE. www.ich.org/fileadmin/Public_Web_Site /ICH_Products /Guidelines/Efficacy /E6/E6_R1_Guideline.pdf, 1996).

3.4 국내 의약품 임상 및 비임상시험 관리기준
KGCP, KGLP

국내에서도 임상시험 윤리에 대한 제도적 장치를 마련하기 위하여 미국의 GCP와 GLP를 도입하여 국내 의약품 임상시험 관리기준(KGCP)과 비임상시험 관리기준(KGLP)이 각각 제정되었다. KGCP는 뉘른베르크 규정, 헬싱키 선언, 벨몬트 보고서, ICH/GCP 가이드라인을 준수하기 위하여 임상시험에 참여한 대상자에 대한 인권과 임상연구 결과 발표에 대한 윤리적 사항 강화 및 대상자를 포함하는 연구의 계획, 수행, 기록, 보고 등에 대한 절차와 방법 등을 정하고, IRB 심사 등의 세부내용을 담고 있다. 이 지침은 또한 국내에서는 인간을 대상으로 하는 연구와 관련하여 처음으로 제정된 체계적인 국제 수준의 지침이므로 임상시험 연구자뿐 아니라 의학연구자와 생명과학자를 대상으로 하는 연구자들도 숙지하고 따라야 할 주요한 연구지침이다.

국내 규정의 역사를 간략하게 살펴보면, 정부는 1987년 임상시험관리기준(Good Clinical Practice, GCP)을 처음 제정한 이후 1995년에 KGCP 기준 준수를 의무화시켰다. 기본원칙과 관련한 제3조에서 의약품 임상시험 관리기준에서 임상시험은 헬싱키 선언에 근거한 윤리규정 등에 따라 수행되어야 함을 명시하여 인간을 대상으로 하는 임상시험과 관련된 규제 법률을 규정하고 그 시행에 대해서는 시행령에 위임하고 있다. 식품의약품안전처는 개정된 2000년 ICH-GCP를 기준으로 임상시험심사위원회(IRB)의 기능을 강화하고, 임상시험 연구자의 책임을 명확히 하는 한편, 대상자의 인권을 강화하고 있다. 또한 임상시험 보증체계를 도입하여 신뢰성을 확보하는 차원에서 개정고시한 2001년 '의약품 임상시험관리기준(식약처 고시)'은 위에서 언급한 여러 국제 임상시험의 윤리지침과 그 맥을 같이하여 국제적 수준의 임상시험 기준에 부합되도록 했다. 이 개정안은 의약품 임상시험 관리기준(KGCP)의 목적이 임상시험을 실시하고자 할 때, 임상시험의 계획, 시행, 실시, 모니터링, 점검, 자료의 기록 및 분석, 임상시험 결과보고서 작성 등에 대한 기준을 규정함으로써 정확하고 신뢰성 있는 자료와 연구결과를 얻고 대상자의 권익보호 및 비밀보장이 적정하게 이루어질 수 있게 하려는 것이라고 명시하였다. 임상관련 용어에 대한 정의를 신설하고 취약한 환경에 있는 대상자의 인권을 보호하는 데 역점을 두어 대상자의 동의절차를 강화하고 대상자에 대한 보상에 관한 규정을 정하고 있다. 또 임상시험의 신뢰성과 일관성을 유지하기 위해 표준관리지침서, 신뢰성 보증 및 임상시험 자료의 품질관리체계, 모니터링제도, 임상시험 의뢰자의 점검체계 등을 도입했다. 임상에 사용되는 의약품 관리체계를 명확하게 하고 안전성 관련 정보에 대한 보고체계를 정비하였다.

국내 IND 제도가 1990년대 중반에 도입될 때까지 임상시험에 있어서 국제적 조화의 불균형을 가져왔고, IND와 NDA가 분리되지 않아 통상마찰의 요인으로 작용해왔다. 이런 미비점으로 인해서 혁신적인 신약 도입이 다소 지연되어 왔으며, 개발단계부터 선진국과의 공동 임상시험이 불가능했다. 또한 임상시험용 의약품 품목 허가제도로 인하여 제조 및 품질관리 시설, 관리약사, GMP 운영 등 신약개발 저해요인도 많았다. 이러한 문제점을 해결하기 위해 식약처는 2001년 가교시험(Bridging Study)을 도입하여 신약허가 신청 시에 가교자료를 제출하도록 하였다. 2002년 12월에 IND 제도와 NDA 제도를 명확히 구분함으로써 개발 중인 신약의 다국가 동시(multicenter concurrent) 임상시험이 활발해지는 계기가 되었으며, 국내 임상시험 자료의 외국허가자료 제출이 이뤄지게 되었다. 이 제도 도입으로 비로소 다국가 임상시험이 크게 증가하게 되었고, 선진국 수준의 임상시험 인프라가 구축될 수 있는 계기가 마련되었다. 또한 IND는 신약허가에 필요한 수준과 비슷한 자료제출을 요구하던 것을 선진국 수준으로 간소화하였다.(국내 의약품임상 및 비임상시험 관리기준에 관한 보다 상세한 내용은 식품의약품안전처 웹사이트 참조)

3.5 생명의학연구 국제윤리 가이드라인
CIOMS

1970년대 후반, 세계보건기구(WHO) 산하의 국제의학기구협회(The Council for International Organizations of Medical Sciences, CIOMS)는 생명의학연구와 관련된 윤리문제를 다루는 일을 시작하였다. 이후 1982년에는 '사람을 대상으로 하는 생명의학연구에 대한 국제윤리가이드라인(International Ethical Guidelines for Biomedical Research Involving Human Subjects)'을 제시하였다. 이 가이드라인은 헬싱키 선언에 따라 사람을 대상으로 하는 생명의학연구를 수행하는 데에 지침이 되는 윤리적 원칙을 보다 효과적으로 적용할 수 있도록 하는 방법을 알리기 위한 것이었다.

1980년대에 이르러 HIV/AIDS가 발병하고 백신과 치료약에 대한 대규모 임상시험 계획이 잇따르면서 이 가이드라인에서 고려되지 않았던 새로운 윤리적인 문제들이 발생하게 되었다. 또한, 의학과 생명기술이 빠르게 진보되고 있으며, 다국가 임상시험, 취약한 환경에 있는 집단을 대상으로 하는 실험들이 계획되는 등의 글로벌 임상연구 환경의 변화로 이 가이드라인은 개정과정을 거쳐 1993년에 공포되었다. 1993년 이후에도 CIOMS 가이드라인의 특정 조항에 해당되지 않는 윤리적 문제들이 발생하였으며, 이는 주로 임상시험 경험과 자원이 부족한 개발도상 국가에서 수행되는 외부 의뢰자와 임상시험 연구자에 의한 대조 임상시험과 관련되어 있었다. 가이드라인 개정을 통해 현실에 맞도록 하였으나, 일부 문제들에는 여전히 해결되지 않은 채로 존재하였다. 1993년도의 CIOMS 가이드라인은 1998년에 개정 작업에 착수되어 초안을 1999년 5월에 심사하였고, 개정(안)은 2000년 3월에 조직된 협의체에 의해 평가되었고, 2000년 12월에 "Biomedical Research Ethics: Updating International Guidelines. A Consultation" 제목 하의 가이드라인이 나오게 되었다. 이 가이드라인은 아프리카, 아시아, 라틴아메리카, 미국 등의 8개의 비공식 초안개정 그룹 및 CIOMS 관계자들이 협의를 거치면서 2001년 1월에 개정안을 웹사이트에 공지하였다.

국제 생명의학연구윤리 기준인 CIOMS 가이드라인은 총체적으로 임상시험자, 윤리

심사위원회, 임상시험의 대상자 및 임상시험 의뢰자에 대한 권한과 의무에 대하여 설명하고 있다. 이 가이드라인에는 연구를 수행하는 국가의 의무조항도 규정하고 있는데, 선진국이 자국에서 할 수 있는 연구를 개발도상국에서 진행하지 않을 것이며, 개발도상국의 대상자를 대상으로 하는 연구는 연구자가 속한 선진국의 윤리위원회와 연구가 행해지는 수행국가의 윤리위원회의 심의를 모두 거친 후에 연구를 수행하도록 규정하고 있다. 세부적으로는, 임상시험의 윤리적 정당성, 윤리심사위원회, 대상자 동의서 취득, 대조군의 선택, 취약한 환경에 있는 대상자군을 대상으로 하는 임상시험, 비밀보호, 대상자의 권리 및 임상시험 의뢰자의 윤리적 의무에 관한 가이드라인 등 총 21개의 항목으로 구성되어 있으며, 각 가이드라인마다 주석을 달아 자세한 내용을 설명하고 있다. 가이드라인의 주요 내용은 다음과 같다.

- 모든 임상연구 계획서는 과학적 가치 및 윤리적 적합성 심사를 위하여 한 개 이상의 과학윤리심사위원회에 제출되어야 한다.

- 임상시험자는 의뢰하는 조직이 속한 국가에 과학윤리심사를 위한 연구계획서를 제출해야 하고, 적용되는 윤리기준은 의뢰국가에서 수행되는 연구에 대한 기준만큼 엄격해야 한다.

- 임상시험자는 반드시 대상자에게 자발적 동의서를 받아야 하며, 동의서 제출이 불가능한 대상자의 경우 법적 대리인으로부터 동의서를 받아야 한다.

- 동의서는 대상자가 필요한 정보를 제공받고 그 정보에 대하여 적절하게 이해하며 정보를 고찰한 후에 외부의 압력, 강요, 유도 또는 협박을 받지 않은 상태에서 받아야 한다.

- 대상자는 비용을 보상받을 수 있다. 그러나 지불이 너무 많아도 안 되고, 연구 참여를 유도하기 위해 너무 과도한 의료 서비스를 제공해서도 안 된다. 연구대상자에게 제공되는 대가는 윤리심사위원회의 승인을 얻어야 한다.

- 임상시험자는 잠재적 혜택과 위험이 합리적으로 균형을 이루고 위험이 최소화되는지를 반드시 검토해야 한다.

- 동의서를 작성할 수 없는 사람을 대상으로 윤리적, 과학적인 정당성이 있는 연구를 수행하는 경우는 일반적인 의료 또는 심리검사에 따르는 위험과 유사한 정도여야 하며 그보다 더 커서는 안 된다.

- 일반적으로 진단 및 치료적 혹은 예방적 시술 시험의 대조군에 포함된 대상자는 기존의 확립된 효과적인 시술을 받아야 한다.

- 대상자로 참여하는 부담과 연구 참여로 얻는 혜택이 공정하게 분배되도록 연구집단을 선정하여야 한다.

- 취약한 환경에 있는 개인들을 연구대상자로 모집하는 데에는 특별한 정당성이 필요하다. 만일 그들이 선정된다면, 그들의 권리와 복리를 보호하는 수단이 엄격하게 적용되어야 한다.

- 소아와 정신장애자 등 취약계층이 임상시험에 포함되면 연구책임자는 대상자의 참여의사 외에 법정 대리인의 동의를 받아야 한다. 또한, 가임여성 등을 굳이 임상시험에 배제할 필요는 없으나, 참여 시 안전에 대하여 여러 가지 사항을 고려하고 참작하여야 한다.

- 정신장애 또는 행동장애의 이유로 적절한 동의를 할 수 없는 사람들을 대상으로 하는 연구에서 대상자의 동의는 그들의 능력 범위 내에서 받아야 하며, 대상자가 동의할 수 있는 능력이 부족한 경우에는 책임 있는 가족 구성원이나 법적 권한을 가진 대리인으로부터 동의를 얻어야 한다.

- 임산부에 대한 연구는 동물실험을 통해 기형성과 유전독성의 위험이 없다는 것이 밝혀진 경우에만 수행되어야 한다.

- 임상시험자는 대상자 연구자료의 비밀 유지에 대한 안전장치를 마련하고, 비밀보장에 대한 임상시험자의 능력에 있어서 법적 혹은 기타 제한점들을 설명하고 비밀유지 위반으로 발생할 수 있는 결과에 대하여 대상자에게 설명하여야 한다.

- 임상시험자는 연구 참여의 결과로 입은 손상으로 고통받는 대상자는 그 손상에 대해 무상치료를 받고, 연구 참여 결과로 생기는 손상, 불구 및 장애에 대하여 정당하

게 재정적 혹은 다른 지원을 보상받을 권리를 보장하여야 한다. 연구 참여로 사망한 경우, 부양가족은 보상받을 권리를 부여받는다. 임상시험자는 대상자에게 보상받을 권리를 포기하도록 강요해서는 안 된다.

• 임상시험 의뢰자와 임상시험자는 과학 수준 혹은 윤리적 수용성을 평가하거나 보장할 역량이 부족한 국가에서 수행되는 연구 프로젝트가 그 나라의 임상시험 역량에 효과적으로 기여한다는 것을 보장해야 하고, 이러한 연구의 과학적, 윤리적 심사와 모니터링을 제공해야 할 윤리적 의무가 있다.

• 임상시험 의뢰자는 대상자의 건강관리 지원, 임상 참여로 인한 손상에 대한 치료 및 연구결과물의 합리적 유용에 대한 가능성을 검토할 윤리적 의무가 있다.

참고문헌

1. American Society of Clinical Oncology. American Society of Clinical Oncology policy statement: oversight of clinical research. *J Clin Oncol*, 2003, 21:2377−86.

2. Angell M. Investigators' responsibilities for human subjects in developing countries. *NEJM*, 2000, 342:967−969.

3. Benatar SR, Singer PA. A new look at international research ethics. *BMJ*, 2000, 321:824−826.

4. Giordano S. The 2008 Declaration of Helsinki: some reflections. *J Med Ethics*, 2010, 36:598−603.

5. Goodyear MD. Further lessons from the TGN1412 tragedy. *BMJ*, 2006, 333:270−271.

6. Greco D, Diniz NM. Conflicts of interest in research involving human beings. *J Int Bioethique*, 2008, 19:143−154.

7. Hutton JL. Ethics of medical research in developing countries: the role of international codes of conduct. *Stat Methods Med Res*, 2000, 9:185−206.

8. ICH HARMONISED TRIPARTITE GUIDELINE. 1996. http://www.ich.org/fileadmin/Public_Web_Site/ICH_Products/Guidelines/Efficacy/E6/ E6_R1_Guideline.pdf

9. Lim HJ, *Designs and Applications of Clinical Trials*. Bullsbook Publisher Inc, Seoul, Korea. 2015.

10. Medical Research Council.Streptomcin treatment of pulmonary tuberculosis: a Medical Research Council investigation. *BMJ*, 1948, 2:769−782.

11. Moher D, Schulz KF, Altman DG. The CONSORT statement revised recommendations for improving the quality of reports of parallel group randomized trials. *JAMA*, 2001, 285:1987−91.

12. Morse MA, Califf RM, Sugarman J. Monitoring and ensuring safety during

clinical research. *JAMA*, 2001, 285:1201−1205.

13. Nardini C. The ethics of clinical trials. *Ecancermedicalscience*, 2014, 8:387.

14. Shapiro H, Meslin E. Ethical issues in the design and conduct of clinical trials in developing countries. *NEJM*, 2001, 345:139−42.

15. Shaw DL. Is Open Science the Future of Drug Development? *Yale J Biol Med*, 2017, 90(1): 147−151.

16. The Nuremberg Code. Trials of war criminals before the Nuremberg military tribunals under control council law. http://nuremberg.law.harvard.edu/php/docs_swi.php?%20DI=1&text=medical.

17. U.S. FDA. Guidance for Industry: Collection of race and wthnicity data in clinical trials. http://www.fda.gov/downloads/RegulatoryInformation/Guidances/UCM126396.pdf

18. U.S. FDA. Promoting Safe and Effective Drugs for 100 Years. http://www.fda.gov/AboutFDA/WhatWeDo/History/ProductRegulation/PromotingSafeandEffectiveDrugsfor100Years/

19. U.S. FDA. Protection of Human Subjects; Standards for Institutional Review Boards for Clinical Investigations. http://www.fda.gov/ScienceResearch/SpecialTopics/RunningClinicalTrials/ucm118296.htm

20. Vijayananthan A, Nawawi O. The importance of Good Clinical Practice guidelines and its role in clinical trials. *Biomedical Imaging and Intervention Journal*, 2008, 4(1): e5.

21. WHO, Council for International Organizations of Medical Sciences. International Ethical Guidelines for Biomedical Research Involving Human Subjects. 2002. http://www.cioms.ch/publications/layout_guide2002.pdf

22. World Medical Association. Declaration of Helsinki−7th Revision. *JAMA*, 2013, 310: 2191−4.

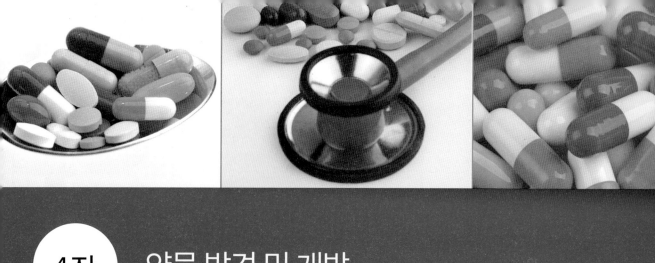

4장

약물 발견 및 개발

Drug Discovery & Development

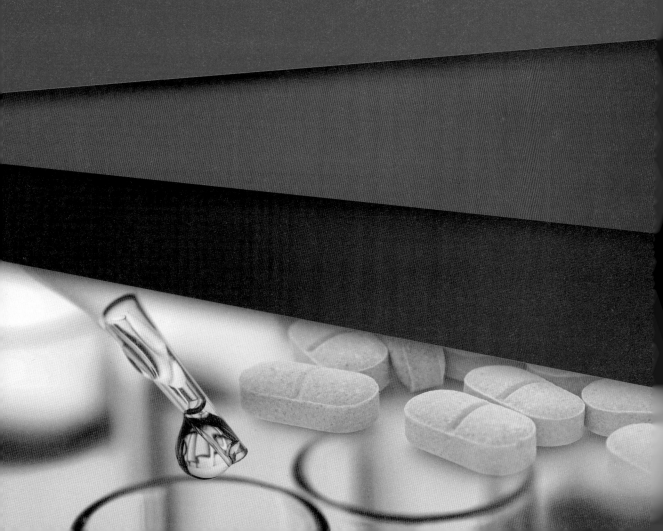

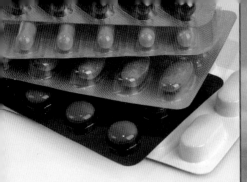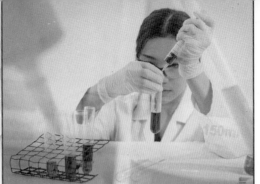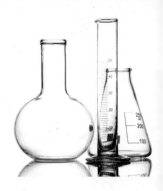

신약개발은 크게 후보물질 탐색 및 발굴 단계(Discovery)와 전임상 및 임상 개발 단계(Development)로 나눌 수 있다. 초기 단계인 후보물질 탐색 및 발굴 단계는 질병의 작용 메커니즘에 대한 연구, 약물 타깃에 대한 연구와 유효물질(Hit compound) 연구를 포함하는 과정이다. 4장에서는 가장 효과적인 후보물질을 찾는 선도물질(Lead compound) 연구와 최종적인 신약 후보물질 도출 단계, 그와 관련된 일련의 연구(초기 약물성 평가, 효능검증 등)를 살펴본다.

약물발굴은 가설에서 출발하여 특정한 질병표적을 변경하려는 신화학물질 개발로 이어진다. 하지만 신화학물질의 임상적 효능을 테스트하기에 앞서 효능 가능성에 대한 확인, 즉 개념증명 혹은 기술검증(Proof of Concept, PoC)이 필요하며, 이것은 주로 전임상 동물모델을 이용한다. 신약개발 단계는 세부적으로 다음과 같이 5단계로 나눌 수 있다.

(ⅰ) 후보물질 탐색 및 발굴 단계(Drug Discovery)

(ⅱ) 전임상 단계(Preclinical Study)

(ⅲ) 임상 단계(Clinical Trial)

(ⅳ) 신약허가 단계(New Drug Approval)

(ⅴ) 상용화 단계(Marketing).

첫 번째의 후보물질 탐색 및 발굴 단계(Drug Discovery Stage)에서는 특정 질병을 선정하여 그 질병의 작용 메커니즘에 대한 연구, 약물표적에 대한 연구, 유효물질(Hit compound) 연구 등을 진행하는 과정이다. 이 탐색 단계에서는 찾아진 많은 유효물질 중에서 가장 효과적인 후보물질을 찾는 선도물질(Lead compound) 연구와 최종적인 신약 후보물질 도출 단계를 포함한다. 관련된 초기 약물성 평가, 효능검증, 단백질 결정구조 연구, 물질 다양성 연구 등 일련의 연구들도 신약물 발굴 단계에 포함된다. 두 번째의 전임상 단계(Preclinical Study Stage)는 신약 후보물질의 독성과 유효성을 평가하는 단계로서, 동물 혹은 세포를 대상으로 실험하는 약력학(Pharmacodynamics, PD)과 약동학(Pharmacokinetics, PK) 연구가 진행된다. 약력학은 생체에 대한 약물의 생리학적, 생화학적 작용(physiocologic and biochemical action)과 그 작용기전, 즉 약물이 일으키는 생체의 반응을 주로 연구하는 분야로서, 용량-반응 곡선(dose-response curve)과 관련이 있다. 약동학은 신약 후보물질에 적절한 동물모델을 대상으로 후보물질의 흡수-분포-대사-배설(absorptiion-distribution-metabolism-excretion, ADME) 등을 주로 연구하며, 독성 및 부작용 여부, 인체의 여러 장기 기능에 미치는 영향 등을 확인하는 과정으로서, 약물의 혈중농도 곡선과 관련이 있다. 세 번째의 임상 단계(Clinical Trial Stage)는 동물모델에서 독성과 효능이 평가된 후보물질을 인간을 대상으로 안전성과 유효성을 검증하는 단계이다. 이 단계에서는 일반적으로 1상은 적정한 약물용량 발견을 위한 임상약리시험이며, 2상은 약물의 안전성을 중심으로 한 치료적 탐색시험이며, 3상은 약물의 효율성을 테스트하는 치료적 확증시험으로 구성된 다. 네 번째의 신약허가 단계(New Drug Approval Stage)는 신약의 효능과 안전성이 임상시험을 통해 입증되었을 때, FDA의 신약허가를 받는 단계이다. 마지막 상용화 단계(Marketing Stage)는 신약승인을 얻은 의약품을 환자에게 시판하는 단계이다. 이 단계에서는 시판 이전의 임상시험의 포함/제외 조건의 규정으로 제한적인 임상시험에서 파악할 수 없었던 심각한 부작용이 나타나는지에 대한 조사이다. [그림 4.1]은 신약개발에 있어서 잠재적 신약 후보물질 발굴로부터 약물의 안전성 및 유효성의 평가를 위한 임상시험을 거쳐 신약승인 및 판매 경로를 단계별로 나타낸 것이다.

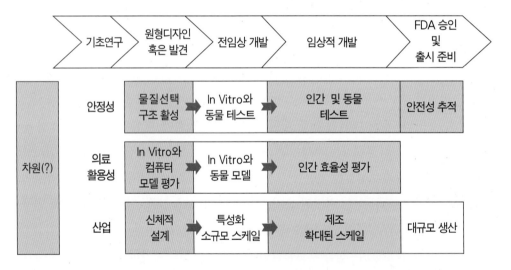

[그림 4.1] 안전성, 의료활용성, 그리고 산업화 차원에서의 신약개발 (Woodcock and Woosley, 2008)

신약은 사용된 물질의 소재에 따라 합성신약, 바이오신약, 개량신약, 천연물신약 등으로 분류할 수 있다.

1) 합성신약(New Molecular Entity)

합성신약(New Molecular Entity, NME)은 여러 화학물질을 합성하여 만든 오리지날 의약품으로 혁신신약이라고도 부른다. 일반적으로 화학적인 합성공정을 거쳐 새로운 화합물이 만들어지고 전임상실험과 임상시험을 거쳐 정부의 규제 관리기관으로부터 제조 및 판매를 승인받는다. 합성의약품은 여러 원료에서 화학물질들을 뽑아 혼합하여 생산해내기 때문에 동일한 약효를 낼 수 있다. 그러나 합성신약은 기존에 없었던 화학물이 인위적으로 새롭게 합성된 물질이기 때문에 인체에 투여될 때 나타나는 독성 및 안전성 문제가 해결되어야 한다. 독일의 바이엘 제약회사가 1899년에 만든 아스피린이 초기 합성신약의 예이다.

2) 바이오신약(Bio New Drug)

바이오의약품은 화학적인 단순합성이 아니라, 사람이나 살아 있는 생명체에서 얻은 세포, 단백질, 유전자 등의 원료를 이용하며, 바이오 기술을 바탕으로 생물체의 기능 및 정보를 활용하여 제조한 의약품이다. 이러한 바이오신약은 주로 생체 합성단백질로 만들기 때문에 합성신약(NME)보다 부작용이 적으며, 화학합성 의약품으로 불가능했던 불치병과 난치병에 대한 치료약 개발이 가능하다. 유전자재조합, 세포배양 및 세포융합을 이용하여 합성된 단백질 약물, 유전자 치료제, 줄기 치료제가 바이오신약에 해당된다. 바이오신약으로 생물체를 이용하여 생성시킨 물질을 함유한 의약품으로 백신과 항독소가 있다.

대표적인 바이오신약으로 유전자조작 기술로 셀라인(cell line)을 이용하여 대량 제조 생산되는 펩타이드 혹은 단백질을 유효성분으로 하는 단백질 치료제인 유전자재조합 의약품으로 성장호르몬, 빈혈 치료제, 인슐린 등이 있다. 또는 단백질을 유효성분으로 하는 세포배양 의약품인 항체 치료제로 유방암 표적치료제 허셉틴(Herceptin)이 있다. 살아 있는

자가, 동종, 이종 세포를 태외에서 배양하고 증식시켜 화학적, 생물학적 방법으로 조작하여 제조한 세포 치료제로 관절염 치료제인 휴미라(Humira)가 있다. 유전자 치료제는 치료 유전자를 질병 부위에 전달하여 이상유전자를 대치하거나 치료용 단백질을 생산하게 하여 질병을 치료하는 것이다. 대표적인 치료제로는 유전자의 이상으로 희귀질환인 중증 복합형면역결핍증(ADA-SCI) 치료제인 글락소스미스클라인의 스트림벨리스(Strimvelis)가 있다. 이 외에도 바이오신약으로 암젠(Amgen)사가 개발한 적혈구 생성을 돕는 이포젠(Epozen)과 백혈구 생성을 돕는 뉴표젠(Neupogen)도 있다. 바이오신약은 특히 최근의 생물정보학이나 나노기술과 같은 타 분야의 기술과 접목한 환자맞춤형 치료를 위한 미래의학으로 대두하고 있다.

3) 천연물신약(Botanical Drug)

천연물신약이란 육지와 바다에 생존하는 동식물과 광물, 그리고 미생물의 세포 등에서 나오는 천연물 성분이나 천연물 분획물을 이용하여 유효성분을 추출하고 합성하여 개발된 의약품이다. 주로 한약이나 생약제제를 사용하며 성분이나 효능 등이 새로운 의약품을 말한다. 천연물신약은 어떠한 천연물로부터 추상적으로 효과를 기대해 만든 약이 아니며, 효능발굴 단계부터 철저히 과학적 사고와 검증을 통해 개발이 시작되는 과학적인 신약이다. 녹차잎의 추출물을 이용해 만들어 생식기사마귀(genital warts)의 치료제 베러겐(Veregen)연고는 메디젠(Medigene)사가 개발하여 2006년에 FDA 승인을 받은 미국의 1호 천연물 의약품이다. 또한 미국 최초의 경구 천연물신약으로, 아마존 지역의 용혈나무에서 추출한 에이즈 환자의 설사 치료제인 풀리작(Fulyzaq)은 살리스 파마슈티컬스 제약사(Salix Pharmaceuticals)가 개발하여 2012년에 FDA 승인을 받았다. 영국의 제약회사 GW파마슈티컬스(GW Pharmaceuticals)에서 개발한 구강분무형 대마초제제인 사티벡스(Sativex)는 2005년에 캐나다에서 신경병증 통증 치료제로 승인받은 이후 2010년에 영국에서 다발성 경화증 치료제로도 승인받았다. 국내에서 천연물신약으로 허가된 약물로는 은행잎에서 추출하여 혈액순환제로 쓰이는 기넥신(SK케미칼)과 타나민(유유제약)이 있으며, 아이비잎에서 추출한 진해거담제로 푸로스판(안국약품) 등이 있다.

4) 개량신약(Incrementally Modified Drug, IMD)

2002년에 미국의 NIHCM(The National Institute for Health Care Management Research and

Education Foundation)에서 발표한 보고서에 따르면 개량신약(Incrementally Modified Drug, IMD)은 '약간 변형된 의약품' 또는 '이미 승인되어 있는 의약품을 사용하는 것을 바탕으로 하되, 생산자에 의해 화학적 구조나 제제 등을 약간 변형한 약물'로 정의하고 있다. 개량신약은 제제변형 개량신약과 용도변형 개량신약으로 나눌 수 있다. 개량신약에서 제제변형의 경우에는 투여경로의 변경, 생물학적 동등성(Bioinequivalence), 함량 증감, 복합제 등이 있으며, 용도변형의 경우에는 신규 적응증이 있다. 개량신약 개발은 이미 승인된 의약품의 물리화학적 특성, 제제 및 효능을 개선하기 위하여 적절한 약물전달시스템(Drug Delivery System, DDS) 기술이 적용되어 기존 의약품의 부작용을 최소화하고, 효능 및 효과를 극대화시켜 필요한 양의 약물을 효율적으로 전달할 수 있어야 한다. 제제 방출제어 및 지속화 기술, 약물흡수 촉진기술, 약물특성 개선기술, 생체이용률 조절기술, 유전자 전달체기술, 신소재/첨가제 개발기술 등이 개량 목적에 적절하게 적용되어야 한다.

국내 식약처(MFDS)에 의하면 개량신약은 다음 중의 하나에 해당하는 의약품으로 정의하고 있다.

- 이미 허가된 의약품과 유효성분의 종류 또는 배합비율이 다른 전문의약품

- 이미 허가된 의약품과 유효성분은 동일하나 투여경로가 다른 전문의약품

- 이미 허가된 의약품과 유효성분 및 투여경로는 동일하나 명백하게 다른 효능, 효과를 추가한 전문의약품

- 이미 허가된 신약과 동일한 유효성분의 새로운 염 또는 이성체 의약품으로 국내에서 처음 허가된 전문의약품

- 유효성분 및 투여경로는 동일하나 제제개선을 통해 함량 또는 용법·용량이 다른 전문의약품

국내의 대표적인 개량신약으로는 고혈압 치료제로 한미약품의 아모디핀과 중외제약의 노바로핀, 그리고 항생제로 동화제약의 자보란테정이 있다.

5) 제네릭 의약품(Generic Drug)

제네릭 의약품은 원개발 신약(오리지널 의약품 혹은 혁신신약)의 특허기간이 만료되어 오리지널 의약품의 화학합성을 본따서 주성분 함량, 복용방법, 효능 및 효과, 품질 등이 동일하게 만들어진 의약품을 통칭한다. '카피약' 혹은 '복제약'이라고 불리는 제네릭 의약품은 똑같은 분자구조로 생산되고 생동성 실험(생물학적 동등성 실험)을 거쳐야 하기 때문에 오리지널 의약품과 동등한 품질을 갖추고 있다. 이러한 제네릭 의약품은 의약품의 원료구입, 제조, 포장, 출하 등 의약품 생산공정 전반에 걸쳐 지켜야 할 요건을 규정한 GMP(Good Manufacturing Practice)를 지켜야 승인을 받을 수 있다. 오리지널 의약품은 개발 시에 많은 비용과 시간이 소요되지만, 제네릭 의약품은 개발비용이 절감되어 보다 저렴한 가격으로 판매가 가능하다. 대표적인 의약품으로 발기부전 치료제인 화이자의 비아그라(Viagra)는 실데나필시트르산염 성분의 오리지널약으로, 특허가 끝나자 세계 많은 나라에서 제네릭 약물을 만들었다. 국내 제네릭 의약품은 대웅제약의 누리그라, 한미약품의 팔팔 등이 비아그라의 제네릭 약물이다. 또는 머크(MS)의 남성 탈모 치료제인 프로페시아(Propecia)의 제네릭 약물로는 한미약품의 피나테드정, 한화제약의 헤어게인정, 녹십자사의 네오페시아 등이 있다.

4.3 후보물질 탐색 및 발굴
Drug Discovery

신약물질 탐색 혹은 발굴(Drug Discovery)이란 신약개발에 있어서 원하는 생물학적 활동의 프로파일을 가진 특정한 성분을 발견하는 데 연관된 모든 전임상연구 활동을 포함하며, 신약 후보물질 개발 단계와 신약물질 발굴 단계로 나눌 수 있다. 그 첫 과정인 후보물질 개발 단계는 질병의 작용 메카니즘에 대한 연구, 질병치료를 위한 표적연구, Hit(유효)물질 연구 등을 포함한다. 신약물질 발굴 단계는 후보물질 개발 단계에서 얻은 많은 유효물질 중에서 필터링을 통해 가장 효과적인 물질을 찾는 선도물질(Leading compound) 연구 단계와 후보물질 도출 단계로 나눌 수 있다. [그림 4.2]는 신약개발 과정에서의 핵심

기능 결정 단계 노드와 해당 소요기간이다.

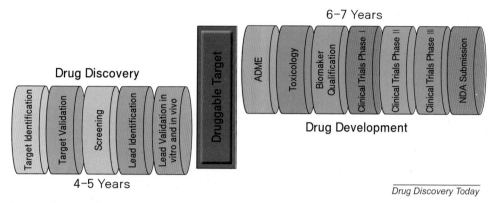

[그림 4.2] 신약개발 과정에서의 핵심기능 결정 단계 노드와 소요기간

4.3.1 기초탐색과 원천기술 연구 단계

일반적으로 원천기술(source technology)이란 창의적이면서 해당 분야의 기반이 되는 핵심기술로서 관련 산업의 기술개발에 미치는 파급효과가 큰 선도적인 기술을 말한다. 신약개발에서의 원천기술이란 의/약학적으로 새로운 개념을 규명하여(Proof of Concept, PoC), 이를 적용한 새로운 작용기전을 가지는 첨단 신약개발의 핵심으로 특정한 질환의 병리 및 생리를 원인적으로 규명하고, 이를 바탕으로 해당 질환의 새로운 치료통로를 모색하는 기술이다. 신약개발의 원천기술로는 특정한 질병의 발병원인을 분자 수준에서 규명하는 연구, 약물의 작용점인 수용체나 효소와 약물의 상호작용연구, 약물작용기전을 규명하는 연구, 그리고 약물을 사용하는 생체기능 제어연구 등이 해당된다. 신약개발에서 기초탐색(basic search) 단계는 의약학적 개발목표(신약효능)를 설정한 다음에 신물질의 설계 및 합성 혹은 천연물로부터 활성성분의 분리 및 화학적 구조 확인과 그 효능을 검색하는 연구를 반복하여 선도물질을 선정하려는 것이다. 기초탐색 연구는 기초조사, 천연물 추출, 신물질의 화학합성, 약효검색 등의 과정을 거친다. 여기에서 기초조사는 연구과제를 선정하고 결정하기 위해 실시하는 것으로 개발 가능성 여부를 판단하는 데에 도움이 되는 문헌 및 정보, 시장조사와 연구계획서 제출 등도 포함된다.

4.3.2 후보물질 선정 단계

후보물질 선정 단계는 분자설계 및 신물질의 화학합성, 천연물 추출, 약효검색 등의 과정을 가진다. 인공적 합성의 경우에는, 이미 알고 있는 이전의 많은 실패와 성공의 경험을 바탕으로 하든지 혹은 특정한 화학적 구조식을 갖는 물질이 대략 어떤 치료 효과를 가지리라 예상하며 그런 물질을 인공적으로 합성하는 것이다. 이와 같은 신물질 합성의 경우에는 짧은 기간 동안 얼마나 많은 신물질을 창출해낼 수 있는가가 아주 중요하다. 천연물 추출의 경우에는, 만일 어떤 식물에 항암작용이 있다는 여러 경험적인 연구결과가 있다면, 그 식물 안에 그러한 항암작용을 하는 물질을 찾아내 추출해내는 것이다. 약효검색은 화학적 합성이나 천연물 추출을 통해 도출된 수백 개, 수천 혹은 수만 개에 이르는 검체 중에서 유효물질을 도출하기 위하여 간편하고 신속한 검색법이 필요하다. 최근의 생물학, 유전학 및 정보기술의 발달로 신약개발 과정에 혁신이 일어났다. 특히 최단시간 내에 많은 화합물 합성을 위해 최근에는 선진국을 중심으로 분자조합화학(combinatorial chemistry) 기술이 발달되어 수천 내지 수만 개의 화합물을 합성할 수 있게 되었다. 합성된 화합물의 효능을 동시에 검색할 수 있는 고효율검색법(High Throughout Screening, HTS)과 생물학적 칩 등의 기술이 발달하여 신약개발의 중요한 도구로 활용되고 있다. 또한 유전공학적 기술을 이용하여 인류에게 필수적인 단백질의 대량 생산이 가능해지면서 인터페론, 성장호르몬, 인슐린, 조혈인자 에리스로포이에틴(Erythropoietin) 등과 같은 단백질을 다량으로 제조하여 암, 당뇨병 및 기타 난치성 질환의 치료에 실용화되고 있다.

4.4 후보물질 발굴의 원리
Golden Rules of Drug Discovery

신약개발에 있어서 기본원리는 제약회사의 연구개발팀의 미션, 목적 및 전략에 따라 다르며, 약물개발과 신약 후보물질 발굴은 관리되는 방식에 있어서도 차이가 있다. 약물개발(Drug development)은 어느 정도의 확신과 함께 계획되고 제어되는 반면에, 약물발굴

(Drug Discovery)에 있어서는 미리 계획하고 제어하는 것이 오히려 독창적인 과정에서 장애가 될 수 있다. 아래의 [그림 4.3]은 신약 후보물질 발굴과정을 나타낸 플로차트이다.

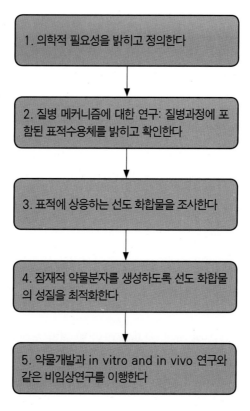

[그림 4.3] 신약 후보물질 발굴과정 플로차트

신약물 발굴에서 원하는 생물학적 활동의 프로파일을 가진 특정 성분의 신물질을 발굴할 때, 그 성분이 인간대상으로 테스트하기에 적절한 안전성을 가졌는지 확인한다. 또 인체에서 나타날 그 약물의 효능을 연구하기 위한 정부 규제기관의 승인을 받기 위해서 과학적인 데이터 산출을 위한 동물연구를 착수할 것인지의 여부를 결정한다. 일반적으로는 신약물 발굴 단계가 완성되고 신약개발 단계가 시작되는 정확한 시점을 정할 수 있다. 그 시점은 원하는 생물학적 프로파일를 가진 약제 탐색에서 어떤 특정 성분에 대한 집중적인 평가를 하기 위한 전임상연구 활동이 전환하는 시기이다. 이 시점에서 많은 부가적 연구가 시작되며, 그 특정 성분을 임상으로 진행할 것인지 아닌지에 대한 결정은 주로 제약업체의 관리간부 미팅에서 정해진다. 심지어 그 화합물을 개발하기로 결정되었다 하더

라도, 특정 화합물에 대한 약물발견 활동이 끝나고 개발 활동이 세워지기까지는 어느 정도의 과도기가 있다. 안전성 및 효능 프로파일은 그 화합물이 과연 인간대상의 연구가 허용될지를 확인하기 위하여 약리학, 약동학, 독성학 연구와 미생물학, 바이러스학 및 다른 여러 생물학에서 더욱 심도 있게 검토된다. 일반적으로 동물에서의 안전성 테스트는 독성학적 평가와 약리학적 연구를 포함하지만, 약물발굴 기간 동안에는 화합물에 대한 독성학적 평가를 거의 하지 않는다. 최근에는 그 화합물이 신약개발에 들어갈지 않을지를 결정하기 이전에 더 빨리 독성학적 테스트를 하려는 경향이 차츰 증가하고 있다. 약물발굴 기간 동안에 입증된 동물모델을 이용하여 특정한 질병에 추론될 수 있는 약리학적 데이터의 분량은 상황에 따라 많이 차이가 날 수 있으며, 또한 연구에 이용 가능한 동물모델의 입증에 따라서 그 분량도 아주 다르다. 특정한 화합물의 생물학적인 프로파일을 조금 더 확실하게 하기 위한 연구는 주로 약물개발의 초기 단계에서 수행되지만, 때로는 개발기간 내내 지속적으로 수행되기도 한다.

Spilker (2008년)는 신약 후보물질 발굴에 있어서 기본원리를 크게 5개의 카테고리로 분리하여 골든 룰을 다음과 같이 제안했다.

- 연구할 질병 및 치료 분야 선택, 사용할 방법 및 전략 선택

- 적절한 연구환경과 연구 자세 창출

- 연구활동 리뷰와 회사 자원 배정

- 기업 내외부의 혁신 독려

- 합성물질을 약물개발로 발전

Spilker가 제안한 이 신약 후보물질 발굴에서의 기본원리를 카테고리별로 간략하게 살펴보자. 첫 번째로 먼저 탐구할 특정한 질병 및 치료 분야를 결정한다. 모든 치료 분야에서 연구와 신물질 발굴활동을 성공적으로 수행할 수 없기 때문에, 몇몇 소수 질병의 치료 분야에 신약물 발굴활동의 포커스를 두어야 한다. 제약회사의 연구입지가 강한 분야에 자금과 노력을 집중시켜서 후보약물의 발굴활동을 개발한다. 탐구할 치료 분야가 일반적 치료 분야(예: 중앙 신경체계, 심장, 위장)인지, 특정 질병인지 혹은 치료 분야 내에서의 표적

(예: 특정 효소를 억제하는 생리학적 혹은 생화학적 메커니즘)인지를 확인한다. 두 번째의 적절한 연구환경과 연구 자세 창출이란 약물발굴에 있어서 보다 긍정적 환경을 조성하는 것이다. 각 연구자마다 이상적인 환경이 약간 다를 수 있지만, 대부분의 사람들이 선호하는 바람직한 작업환경이 있다. 약물발굴 활동에서의 과학적 창조성을 표현할 자유, 관리자의 연구검토에서의 유연성, 업무성취에 대한 인정 등이 긍정적 환경에 속한다. 세 번째의 연구활동 리뷰 및 자원 배정은 전체 의료 분야 혹은 각 치료 분야 내에 연구될 특정한 질병과 사용될 특정한 접근방법에 있어서 수정을 제안할 권한을 가지는 책임자가 누구인지를 결정한다. 여기에서 약물발굴 프로젝트의 관리검토는 연구질문, 연구방향, 노력의 양질, 획득될 결과 등과 같은 사항에 초점을 둔다. 또한 연구결과와 연구방향과 같은 기본질문 외에도 다음 단계는 무엇인가? 혹은 특허상황은 어떤가? 화합물에 과정을 촉진시킬 수 있도록 할 다른 무엇이 있는가? 등과 같은 특정한 질문도 고려해야 한다. 네 번째의 기업 외부 및 내부의 혁신 격려로 선두 화합물의 발굴 내지 초기 개발과정을 촉진하기 위하여 갓 승진되었거나 채용된 책임연구자을 지원하는 일반적 지침규정을 개발한다. 이런 지침은 특허획득에 이용될 기준, 초기 독성학평가, 약리학 스크린 프로파일, 그리고 활성 합성물질을 선택하기위한 미팅을 가지는 시간과 방법 등과 같은 정보를 포함한다. 마지막 다섯 번째로, 합성물질을 약물개발로 발전하는 데는 연구활동의 속도는 너무 급하게 서두르거나, 너무 많은 압박을 주어서 연구자들이 절차를 무시하거나, 후보 합성물의 효능 및 안전성에 관한 보장되지 않은 가정을 행하지 않도록 한다. 또한 특정한 화합물이 개발 단계에 가까워지고, 또 그 프로젝트가 더 진전될 것으로 생각될 때, 그 합성물의 어떤 특성이 백업(backup) 합성물에 가치 있는 특성인가 아닌가를 결정해야 한다. 만약 그 합성물이 발굴 도중 잘 안 된다면, 차세대 약물 혹은 주도 합성물의 대체일 수 있는 백업(back-up) 합성물을 찾도록 한다.

4.5 　후보물질 선정과 약물대사 연구

　　신약개발 과정은 초기 단계인 신약물 탐색 단계(Drug Discovery)에서부터 활성(activity) 뿐만 아니라 속성(property)에 대한 최적화 연구도 동시에 진행함으로써 임상에서의 성공 가능성이 높은 후보물질을 도출하는 것이 중요하다. 약물발굴에서 가장 중요한 화합물이 확인된 후에 그 합성물의 특성을 최적화하기 위한 개발과정에 진입한다. 선도물질(Lead compound) 발굴 이후 후보물질의 임상에서의 성공 가능성은 선도물질의 최적화 과정에 달려 있고, 선도물질의 최적화 단계에서 약물대사 연구는 더욱 큰 의미를 지닌다. 후보물질 선택의 결정 시점에서는 신물질의 활성 및 속성에 대한 최적화 연구로 'drug-like property'를 지닌 후보물질 도출을 위해 노력한다. 후보물질을 선정함에 있어, 어떤 질병을 표적으로 할 것이며 어떤 과학적인 근거에 의한 것인지 하는 점은 매우 중요하다. 약물의 작용기전, 선도물질의 확인, 최적화가 활성물질의 제형과 더불어 결정되어 있어야 하고 용해도, 안정성, 화학적 물리적 속성에 대한 데이터가 필요하다. 개발과정/개발공정은 그 화합물의 약리학적 연구 및 독성학, 발암성, 돌연변이성, 생식발달 등의 효과를 포함한다. 이러한 데이터는 잠재적 신약물로서 그 화합물의 안전성과 효율성을 결정하는 데 중요하다. 이상적인 약물은 특정 목표의 생물학적 경로에 대한 강한 효과를 가지면서 다른 모든 경로에 대해서는 부작용을 줄이기 위해 최소의 효과를 가져야 한다. 그러므로 약리학적 연구의 목표는 그 합성물의 안전성과 효율성에 관한 데이터를 얻는 것이며, 합성물의 최적화를 위해서 수많은 반복은 임상시험의 잠재적 약물후보를 산출에 있어서 필수적이다.

　　약물의 잠재성, 효능 및 안전성은 약물-표적 교호작용(interaction)의 화학적, 구조적 특수성에 달려 있다. 약리학에서는 약력학(pharmacodynamics, PD) 및 약동학(pharmacokinetics, PK)과 독성에 관심을 가진다. 간단하게 말하면, PD는 표적에 대한 약물의 활동을 다루고, 반면에 PK는 약물에 대한 신체의 활동에 관한 것이다. 전임상연구에서의 독성연구 정보는 잠재적 약물의 안전성 측면에서 신뢰를 제공하며 약력학, 약동학, 독성에 대한 데이터는 임상시험에서 대상자의 투약용량을 결정하는 근거가 된다. 시험관에서 아무리 좋은 효과를 나타낸 물질이라도 동물에 투여된 후 충분한 혈중농도를 지속적으로 유지하지 못한다면 신약으로의 가치를 상실하게 된다. 신약개발 초기 단계에서 당면하는 주요 문제는 낮은 흡수율, 낮은 혈중농도, 신속한 대사 및 배설 등과 같이 바람직하지 못한 PK 특성 때문에 많은 연구자들은 신약물질의 PK 특성을 개선하여 선도물질을 최적화하고 후보물질을 도출하기 위해 다양한 노력을 기울인다. 신약개발 초기 단계에서 'go' 혹은 'not go' 결정을 합리적으로 내림으로써 신약을 효율적으로 개발하고 신약개발의 비용을 줄일 수 있다. 임상연구 과정에서의 주요 실패요인은 초기 단계에서부터 흡수-분포-대사-배설 (Absorption-Distribution-Metabolism-Excretion, ADME) 평가 및 연구신약의 특성을 파악하지 못한 것과 관련된다. 약물이 효과를 나타내기 위해서는 그 물질이 표적(target)에 무사히 도달하여 약효를 낼 만큼 충분한 농도가 도달하여야 하는데, 특별한 경우를 제외하고는 약물은 대사되면서 대부분의 활성을 잃는다. 제약기업들은 약리학적 반응을 평가하기 위해서 시험관 방법을 더 많이 사용하고 있지만, 약리학적 개발의 측면에서 약물의 효과를 연구하기 위해서는 실제로 동물의 체내 테스트를 하는 것 이외에 특별한 대안책이 없다. 동물을 사용한 약리학연구와 독성연구는 우수실험실운영기준(Good Laboratory Practice, GLP) 가이드라인하에서 엄격하게 규제된다.

4.6 약력학과 약동학
Pharmacodynamics & Pharmacokinetics

약력학(Pharmacodynamics, PD)은 약물의 용량 및 농도와 약물효과 사이의 관계를 연구, 즉 약물의 용량-반응 효과를 결정하기 위한 연구로서, 용량-반응 곡선(dose-response curve)과 연관하여 치료효과와 이상반응에 주요 관심을 둔다. 예를 들면, 약물이 심장박동과 엔자임 수치, 항체생산, 근육이완 및 수축과 같은 특정한 반응에 대해 효과를 내는 것으로 약물의 용량이나 농도로 치료효과 혹은 이상반응을 설명한다. 일반적으로 용량을 증가시키면 약물효과도 증가한다는 최대효과 모형을 따르지만, 특정한 용량 이상에서는 약물효과가 증가하지 않고 정체하게 된다. 최대효과 모형을 구성하는 주요 파라미터(parameter)로는 다음과 같다.

- 최대 효과의 50%에 달하는 효과를 발생할 때의 약물인 Emax

- 최대 효과의 50%에 달하는 효과인 EC50(중간유효량)

- TD50(중간중독량)

- LD50(중간치사량)

이와 같은 약력학적 파라미터를 이해하고, 용량−반응 관계 및 수용체 이론 등 약물 작용과 관련된 기본적 원리를 학습함으로써 이를 실제 약물작용과 관련하여 해석할 수 있다. 용량과 효과와의 관계(dose−effect relationship)는 대부분 포물선과 유사한 로그 스케일(logarithmic scale)의 S자형 곡선 그래프로 나타내는 용량−반응 곡선(dose−response curve)이다. 일반적으로 80% 이상의 용량은 치료효과가 더 이상 증가하지 않는 반면에 부수적으로 약물의 부작용의 위험이 증가하게 된다(그림 4.4).

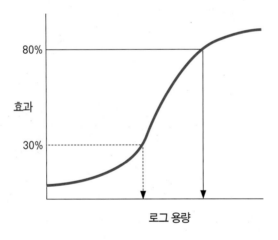

[그림 4.4] 용량에 대한 로그스케일(logarithmic scale)의 용량−효과 곡선

약동학(Pharmacokinetics, PK)에서는 약의 용량과 체내의 약물농도와의 관계를 설명한다. 약물에 대한 인체의 효과(반감기 혹은 분포 용적)를 다루며 생체에 투여한 약물의 체내 움직임과 그 해석방법에 대해 연구하는 약물의 혈중농도 곡선과 연관된다. PK는 약물의 체내동태, 즉 생체에 투여된 약물이 체내에서 어떠한 움직임을 나타낼지 시간 경과에 따라 4단계인 흡수−분포−대사−배설(ADME) 과정을 연구한다. 따라서 약동학적 분석에서는 해

당 약물의 ADME 각각의 과정이 약물의 이동량과 속도를 파악하여 임의의 용량 용법에서 시간에 따른 혈중 약물농도를 기술한다. 모든 약물들이 임상적인 효과를 발생하려면 최소한의 요구조건이 충족되어야 한다. 좋은 약물치료도 충분한 농도의 약물이 체내의 표적기관에 도달하지 못한다면 약물의 효과를 가질 수 없다. 환자의 체내에서 약물이 작용하는 능력에 영향을 미치는 많은 요소들과 시간의 경과에 따른 약력학적인 특성을 이해하는 것은 환자 치료에 매우 중요하다. 약동학에서의 ADME 각각을 간략하게 살펴보기로 한다.

1) 흡수(Absorption)

흡수(absorption)는 약물이 피부, 장, 구강점막에 얼마나 흡수되는가에 대한 것이다. 인체에는 미생물이 침입하기에는 많은 장애물이 있다. 예를 들면, 표피는 각질로 덮여 있고 항미생물질 디펜신(defensin)이 있어서 미생물이 침입하기가 어렵다. 점막은 비교적 투과하기는 쉬우나 이 또한 기관지의 점액섬모, 눈물샘 도관의 라이소자임(lysozyme) 분비, 위산과 십이지장의 염기성 등 다양한 선천적 방어기전이 존재한다. 이러한 체내 방어기전을 통과하여 표적기관에 도달한 약물의 총량인 생체내유용성(Bioavailability)은 약물의 체내 흡수분율로서 약물의 체내발현 정도를 나타낸다. 생체내유용성은 다음과 같이 계산된다.

$$\text{생체내유용성} = \frac{\text{전신순환에 도달한 약물의 양}}{\text{투여한 약물의 양}}$$

생체내유용성에 대한 이 공식은 전신순환에 도달한 모든 약물은 곧바로 약물의 분자 또는 세포 생물학적인 작용부위에 작용할 수 있다는 사실에 근거를 두고 있다. 정맥주사의 경우에 약물은 곧바로 전신순환에 도달하게 되고 투약한 양과 전신순환에 도달한 양은 같으므로 생체내유용성은 1.0이 된다. 이에 비해 약물의 경구투여 시에는 불완전한 흡수와 간에서의 대사 때문에 생체내유용성은 보통 1.0 이하가 된다. 어떤 약물이 비록 시험관 상에서 예외적으로 높은 효능을 보인다고 하더라도, 생체내유용성이 감소할 수 있으므로 시험관에서 효과가 생체 내에의 이 약물의 효과와 같다고 가정할 수는 없다. 약물의 생체내유용성은 약물의 투여방법, 약물의 화학적인 형태, 환자 자신의 소화기관의 효소 및 간에서의 대사와 같은 여러 다양한 요소들에 의하여 결정된다.

2) 분포(Distribution)

분포(distribution)는 약물이 체내에 어떻게 퍼지는가에 대한 것이다. 비록 약물의 흡수가 적당한 혈장농도를 형성하는 데 있어서의 전제조건이기는 하지만, 병태생리학적인 과정에 대하여 기대하는 치료효과를 가지기 위해서는 약물이 표적기관에 충분한 농도로 도달할 수 있어야 한다. 약물은 주로 순환계를 통해 분배되고 또 일부는 림프계가 약물의 분배에 기여한다. 일단 약물이 순환계에 도달하면 뇌와 고환을 제외한 대부분의 표적기관에 도달할 수 있다. 일반적으로 체내 표적기관이 약물을 얼마나 섭취하는지의 실질적 양을 측정하는 것은 어렵다. 약물의 치료농도를 결정하는 데 있어서 약물의 혈장농도를 이용하지만, 약물의 혈장농도가 조직에서의 약물의 농도를 제대로 반영하지 못하는 경우도 있을 수 있다. 그러나 대부분의 경우에 조직에서의 약효는 약물의 혈장농도와 밀접한 상관성을 나타낸다. 각각의 기관과 조직은 다양한 약물을 섭취하는 데 있어서 섭취력이나 각각의 조직으로 공급되는 혈류량에 있어서도 차이가 크다. 약물의 혈장농도는 각 조직에서 약물의 분배를 결정하는 많은 요인들에 의해 결정되고, 또한 각 기관에 있어서 혈류량도 현저한 차이가 난다. 이러한 약동학적인 요소가 혈관 내의 구간에서 약물의 농도를 생성하는 데 필요한 약물의 투여량을 결정하게 된다.

3) 대사(Metabolism)

대사(metabolism)는 인체 내에서 약물이 다른 물질로 바뀌는가, 만일 바뀐다면 어떤 물질로 바뀌는가, 바뀐 물질은 활성이 있는가 혹은 독성이 있는가에 대한 것이다. 신장, 간장, 소화관, 폐장, 그외 다른 많은 인체기관들이 전신적인 약물대사에 관여하고 있다. 특히 간에는 대사에 관여하는 다양한 효소를 대량으로 가지고 있으므로 대부분의 약물대사는 간에서 일어나고, 약물 대사능력은 간세포에 유입되는 약물의 양에 의하여 결정된다.

4) 배설(Excretion)

대부분의 약물과 그 대사물들은 신장이나 담즙을 통하여 체외로 배설된다. 이러한 형태의 배설은 약물과 그 대사물의 친수성에 따라 다르며, 상대적으로 소수의 약물들만이 담즙으로 배설된다. 경구로 투여된 많은 약물들은 일부만이 상부 위장관에서 불완전하게 흡수되고 나머지의 약물들은 대변으로 배설된다. 그 외에 호흡기나 피부를 통해서도 소량의 약물들이 배설될 수도 있다.

환자들이 약물에 작용할 수 있는 능력을 결정하는 요인들과 시간의 경과에 따른 ADME 과정을 이해하는 것은 보다 안전하고 효율적으로 약물치료에 아주 중요하다. 약동학의 임상적 응용성을 주로 각 개인으로 구성된 집단에서 관찰되는 약물의 효과에 근거를 두지만, 개인들 사이에는 차이가 있으며, 그 차이는 약물치료에 영향을 미친다. 그러므로 PK는 약물의 체내동태와 관련된 파라미터 및 기본원리를 이해하고, 약물농도의 개인차이를 유발할 수 있는 여러 요인을 파악하여 이를 약물요법에 활용할 수 있다. 그러나 이러한 약동학의 원리는 약물치료에 대한 합리적인 접근방법을 제공하지만, 개개인이 어떻게 약물에 작용하고 반응하는지를 정확하게 예측하지는 못하므로 약효에 대한 임상적 판단이나 약효의 모니터링을 대신할 수는 없다. 예를 들어 나이, 성별, 체형, 체력, 인종, 질병의 상태에 따라 개인 간에 다양한 약동학적인 변이가 존재하므로 특정한 약물은 치료적 약물을 실시간 모니터링하여 혈장의 약물농도를 알 수 있다. 약물유전체학의 발전으로 미래의 약물치료는 투약할 환자 개인의 특성에 따라 특별하게 제조된 약물을 사용하고, 환자의 유전체조합에 대한 지식으로 다양한 환자마다의 특이한 변수를 감안하여 최대의 약효를 추구하고 취약점을 보상할 수 있는 맞춤형 치료로 발전하고 있다.

4.7 PK-PD 모델링 및 시뮬레이션 활용

신약개발 과정에서 후보물질의 대사적 특성을 초기에 연구하는 것은 신약개발의 비용과 시간을 절약하는 주요한 전략으로, 개발 중인 약물의 성공 여부를 결정하는 데 중요한 역할을 한다. 따라서 그 특성을 빨리 파악할수록 좋다. 신약의 조기 특성 파악과 관련해서 중요한 방법 중의 하나로 인정되고 널리 활용되고 있는 것이 PK-PD 모델링 및 시스템 약리학(system pharmacology)이다. 이러한 방법은 주어진 자료에서 더욱 많은 정보를 추출해내는 정보학(informatics)으로 이해할 수 있으며, 여러 다양한 상황에서 활용될 수 있는 가능성이 무궁무진하기 때문에 신약개발에 있어서 핵심적 기술이다.

전임상 ADME 데이터로부터 임상 파라미터(parameter) 예측을 위한 약동-약력 모델링(PK-PD modeling) 및 시뮬레이션 연구는 신약 후보물질 개발과정에 있어서 전임상연구 및 임상시험의 상호보완적인 관계를 구축하여 신약개발의 효율성을 높일 수 있는 필수적인 분야이다. 신약개발은 막대한 자금과 시간이 소요되며 신약개발의 실패율도 높은 상황에서 개발 중인 신약은 가능한 한 초기에 약물의 특성을 정확히 파악하고 합리적인 'go' 혹은 'not go' 결정을 하여 약물개발의 실패 확률을 줄이고 저비용으로 신약을 개발하려고 한다. 최근에 강조되고 있는 바이오마커(biomarker) 활용이나 탐색적 IND 등의 개념도 이러한 맥락에서 이해될 수 있으며, 시스템 약리학(system pharmacology) PK/PD를 근거로 한 생리학 등과 함께 약동-약력학 모델링 및 시뮬레이션은 점점 핵심적인 기술로 인식되고 있어, 그 사용이 증가하는 추세이다.

모델링 및 시뮬레이션(modeling & simulation)은 신약개발의 여러 단계의 다양한 상황에서 응용될 수 있으며, 이 방법론을 기반으로 약물개발 과정에서 보다 합리적이고 과학적인 의사결정을 할 수 있다. 모델링은 설명변수(independent variable; factor; predictor)와 설명변수에 의해 영향을 받는 종속변수(dependent variable; outcome; response; endpoint)와의 관계를 수식으로 정량적으로 표현한다. 즉, 모델링은 흩어져 있는 데이터들을 모아서 유용한 정보를 도출하는 과정이다. 그러므로 약동-약력학 모델링은 약물투여 후에 관찰되는 데이터로부터 용량-농도-반응 사이의 관계 및 현상들이 일정한 규칙을 따라 발현된다는 가정하에, 이러한 규칙을 기술하는 수학적, 통계학적인 수식을 찾아내는 과정이다. 모델링의 목적은 크게 기술(description)과 예측(prediction)이라 할 수 있다. 불규칙해 보이는 약물의 농도나 효과의 관측값을 모델링을 통해 분석함으로써 그 의미를 이해할 수 있으며, 더 나아가 모델을 이용한 시뮬레이션을 통해 여러 다양한 상황에서의 약동-약력학적 결과를 예측하고 약동-약력학 모델의 의미를 좀 더 명확히 파악할 수 있다.

시뮬레이션 연구는 신약 후보물질의 개발과정에 있어서 전임상연구 및 임상시험의 상호보완적인 관계를 구축하여 신약개발의 효율성을 높일 수 있는 필수적인 분야이다. 동물실험의 전임상 데이터로부터 임상 파라미터를 예측하여 임상시험의 효율성을 높인다. 즉, 기존의 단순한 모델에서 벗어나 생리학적 PK/PD 모델에 의한 시뮬레이션을 통하여 임상시험(특히, 1상시험)에서 파라미터를 산출하고, 필요한 대상자의 수를 최소화한다. 약동/약력학 시뮬레이션은 모델을 이용하여 여러 상황과 조건(용량, 용법 등) 아래에서 약물의 반응과 결과를 미리 예측하는 것으로, 모델에서의 평균적인 반응을 예측하는 결정적 시뮬레이션(deterministic simulation)과 개인 간의 편차도 고려하는 스토케스틱 시뮬레이션

(stochastic simulation)으로 구분된다. 임상시험 시뮬레이션은 임상시험을 컴퓨터상에서 가상적으로 수행하는 것으로 시뮬레이션 통해 최적의 임상시험 디자인을 설계하는 등 다양한 상황에 활용될 수 있다. 약물과 사람에서의 반응을 표현하는 PK-PD 모델을 이용한 단순 시뮬레이션과는 달리 실제 임상시험에서 있을 수 있는 여러 가지 요인과 변수들이 반영되어야 한다. 시뮬레이션의 사용방법 중의 하나는 가교전략(bridging strategy)으로 기존에 잘 알려진 약물의 특성을 최대한 활용하여 효율적인 신약개발을 하거나 약물의 적응증을 확장하는 데 이용할 수 있다. 하지만 시뮬레이션이 과연 현실을 잘 반영하는지 혹은 시뮬레이션 값이 실제로 같은 조건하의 실제 임상시험에서 관측되는 값과 일치하는지의 여부는 해결해야 할 중요한 이슈로 남아 있다. 시뮬레이션이 현실을 잘 반영하기 위해서는 여러 가지 요건이 충족되어야겠지만, 가장 중요한 요소는 시뮬레이션에 사용된 모델 자체의 특성이다. 시뮬레이션 결과를 활용하기 이전에, 모델이 약물의 기전을 잘 반영하고 있으며, 모델이 여러 다양한 데이터로부터 만들어져서 탄탄하며(robust), 타당성을 지니며, 모델을 구성하고 있는 파라미터 추정치들 간의 낮은 상관성 등과 같은 여러 특성을 지니고 있는지에 대한 평가는 선행되어야 한다. 적절한 동물모델에서 잘 검증된 생태인자를 이용하여 초기 임상시험에서 관찰한 약동-약력(PK/PD) 관계는 모델링 및 시뮬레이션을 통해 제3상 임상시험에서 평가할 치료용량 설정에 핵심적인 역할을 하게 된다. 이와 같이 임상에서 활용될 수 있는 생체지표가 대상 환자의 치료효과를 잘 반영해주는 동물모델에서의 반응 정도와 잘 연관되어 있다면, 이러한 예측인자는 전임상과 임상을 연결해주는 가교가 된다.

최근에는 신약개발 초기 단계에서부터 신약개발 검색의 효율성을 높여 막대한 시간과 경비를 줄이기 위한 노력으로 독성 및 효능 평가뿐만 아니라 PK/PD 모델에 의한 약동력학 연구를 병행하여 신약 후보물질 발굴에 고효율신속검색법(high-throughput screening tools)을 도입하고 있다. 또한 모델 기반의 메커니즘이나 PK/PD 모델 기반의 생리학 등 모델링이 강조되고, 모델링 대상도 비임상 동물실험 및 신약 발굴 단계로 확대되고 있다. 또한 시스템 약리학(system pharmacology) 등 약물 자체의 특성과 생물학적 특성의 정보를 종합하여 약물투여 후의 반응을 조기에 예측하려는 분야도 주목을 받고 있다.

참고문헌

1. Alden, C.L. et al. The pathologist and toxicologist in pharmaceutical product discovery. *Toxicol. Pathol*, 1999, 27:104−6.

2. American Chemical Society. The Next Pharmaceutical Century: Ten Decades of Drug Discovery, 2007. Washington D.C. http://pubs.acs.org/journals/pharmcent/Ch10.html.

3. Bukh J, Thimme R, Meunier JC, al. Previously Infected Chimpanzees Are Not Consistently Protected against Reinfection or Persistent Infection after Reexposure to the Identical Hepatitis C Virus Strain. *J Virol*, 2008, 82:8183−8195.

4. Contrera JF, Matthews EJ, Kruhlak NL, Benz RD. Estimating the safe starting dose in phase I clinical trials and no observed effect level based on QSAR modeling of the human maximum recommended daily dose. *Regul Toxicol Pharmacol*, 2004, 40:185−206.

5. Ekins S, Boulanger B, Swaan P. Towards a new age of virtual ADME/TOX and multidimensional drug discovery. *J. Comput. Aid. Mol. Des*, 2002, 16:381−401.

6. EPA. Benchmark Dose Technical Guidance. 2012. https://www.epa.gov/sites/production/files/2015−01/documents/benchmark_dose_guidance.pdf

7. GBI Research. Biomarkers in Drug Discovery−Integration in Early Stage Promotes Use of Companion Diagnostics to Optimize Therapeutic Outcomes. 2012.

8. Gershell LJ, Atkins JH. A brief history of novel drug discovery technologies. *Nature Reviews Drug Discovery*, 2003, 2:321−327.

9. Greaves P, Williams PA, Eve M. First dose of potential new medicines to humans: how animals help. *Nature Reviews Drug Discovery*, 2004, 3:226−36.

10. Hamilton HK, Levis WR, Martiniuk F, Cabrera A, Wolf J. The role of the armadillo and sooty mangabey monkey in human leprosy. *Int J Dermatol*, 2008,

47:545−50.

11. Hgo LT, Okogun JI, Folk WR. 21st Century Natural Product Research and Drug Development and Traditional Medicines. *Nat Prod Rep*, 2013, 30:584−592.

12. Kerns EH, Di L. *Drug−like properties: Concepts, Structure Design and Methods: from ADME to Toxicity Optimization*. Elsevier, 2008.

13. Khanna I. Drug discovery in pharmaceutical industry: productivity challenges and trends. *Drug Discovery Today*, 2012, 17:1088−1102.

14. Knowls J, Gromo J. A guide to Drug Discovery: Target selection in drug discovery. *Nature Reviews Drug Discovery*, 2003, 2:63−69.

15. Kuperwasser C, Dessain S, Bierbaum BE, Garnet D, et al. A mouse model of human breast cancer metastasis to human bone. *Cancer Res*, 2005, 65:6130−8.

16. Le Fanu J. *The Rise and Fall of Modern Medicine*. Carroll & Graf Publishers. 2012.

17. Lowe PJ, Hijazi Y, Luttringer O, Yin H, Sarangapani R, Howard D. On the anticipation of the human dose in first−in−man trials from preclinical and prior clinical information in early drug development. *Xenobiotica*, 2007, 37:1331−54.

18. Marks C. Mouse Models of Human Cancers Consortium (MMHCC) from the NCI. *Dis Model Mech*, 2009, 2: 111.

19. Menne S, Cote PJ. The woodchuck as an animal model for pathogenesis and therapy of chronic hepatitis B virus infection. *World J Gastroenterol*, 2007, 13:104−24.

20. Mestas J, Hughes CC. Of mice and not men: differences between mouse and human immunology. *J Immunol*, 2004, 17:2731−8.

21. Mignani S, Huber S, Tomas H, Rodridges J, Majoral J. Why and how have drug discovery strategies in pharma changed? What are the new mindsets? *Drug Discovery Today*, 2016, 21:239−249.

22. Milton MN, Horvath CJ. The EMEA Guideline on First−in−Human Clinical Trials and Its Impact on Pharmaceutical Development. *Toxicol Pathol*, 2009, 37:363−371.

23. Noonan FP, Dudek J, Merlino G, De Fabo EC. Animal models of melanoma: an HGF/SF transgenic mouse model may facilitate experimental access to UV initiating events. *Pigment Cell Res*, 2003, 16:16−25.

24. Olson, H. et al. Concordance of the toxicity of pharmaceuticals in humans and in animals. *Regul. Toxicol. Pharmacol*, 2000, 32:56−67.

25. Reddy AS, Zhang S. Polyparmacology: drug discovery for the future. *Expert Rev Clinical Pharmacology*, 2014, 6: 41−47.

26. Reigner BG, Blesch KS. Estimating the starting dose for entry into humans: principles and practice. *Eur J Clin Pharmacol*, 2002, 57:835−45.

27. Ruiz−Garcia A. Bermejo M. Moss A. and Casabo VG. Pharmacokinetics in drug discovery. *J. Pharm. Sci*, 2008, 97:654−90.

28. Shah RR. Pharmacogenetic aspects of drug−induced torsade de pointes: potential tool for improving clinical drug development and prescribing. *Drug Saf*, 2004, 27:145−72.

29. Sharma V, McNeill JH. To scale or not to scale: the principles of dose extrapolation. *Br J Pharmacol*, 2009, 157:907−21.

30. Shaw DL. Is Open Science the Future of Drug Development? *Yale J Biol Med*, 2017, 90:147−151.

31. Smith CG, O'Donnell JT. The process of new drug discovery and development. *Informa Healthcare*, 2006.

32. Sneyd JR, Bryson P, Rollinso C. Drug development in the 21st century Trend. *Anaesthesia & Critical Care*, 2001, 12:329−334.

33. Soda M, Takada S, Takeuchi K, Choi YL,et al. A mouse model for EML4−ALK−positive lung cancer. *Proc Natl Acad Sci USA*, 2008, 105:19893−7.

34. Spilker B. Guide to Drug Development. *Wolters Kluwer*. 2008.

35. Suntharalingam G, Perry MR, Ward S, et al. : Cytokine storm in a phase 1 trial of the anti−CD28 monoclonal antibody TGN1412. *NEJM*, 2006, 355:1018−28.

36. Taylor D. *The Pharmaceutical Industry and the Future of Drug Development*. Royal Society of Chemistry. 2016. doi:10.1039/9781782622345−00001

37. Travis KZ, Pate I, Welsh ZK. The role of the benchmark dose in a regulatory context. *Regul Toxicol Pharmacol*, 2005, 43:280−291.

38. Turner JR. *New Drug Development*. Springer, New York, USA. 2010.

39. U.S. FDA. Guidance for Industry and Reviewers. Estimating the Safe Starting Dose in Clinical Trials for Therapeutics in Adult Healthy Volunteers. 2005. https://www.fda.gov/downloads/drugs/guidances/ucm078932.pdf

40. U.S. FDA. Drug Interaction studies−Study Design, Data Analysis, Implications for Dosing, and Labeling Recommendations: Guidance for industry. 2017. https://www.fda.gov/downloads/drugs/guidances/ucm292362.pdf

41. U.S. FDA. Safety testing for drug metabolites: Guidance for industry. 2016. https://www.fda.gov/downloads/Drugs/.../Guidances/ucm079266.pdf

42. Wienkers LC, Heath TG. Predicting in vivo drug interactions from in vitro drug discovery data. *Nature Reviews Drug Discovery*, 2005, 4:825−33.

43. Woodcock J, Woosley R. The FDA critical path initiative and its influence on new drug development. *Annu Rev Med*, 2008, 59:1−12.

44. Zuber R, Anzenbacherova E, Anzenbacher P. Cytochromes P450 and experimental models of drug metabolism. *J Cell Mol*, 2002, 6:189−98.

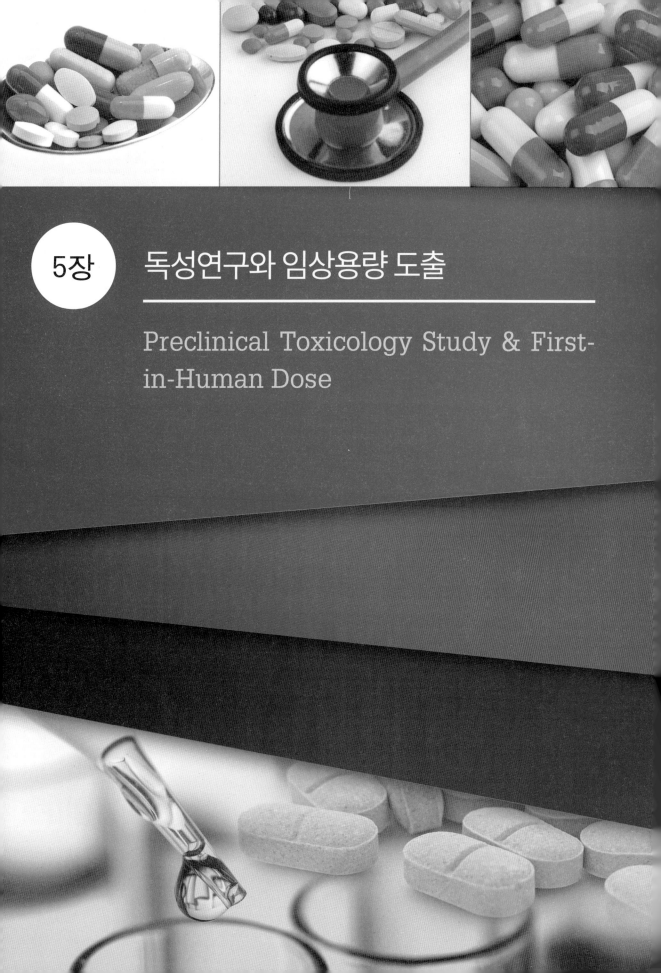

5장 독성연구와 임상용량 도출

Preclinical Toxicology Study & First-in-Human Dose

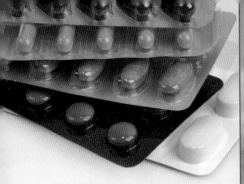
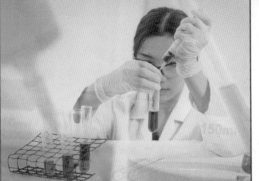
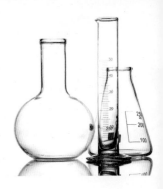

신약개발을 위한 임상시험 계획을 설계하는 데 있어 고려해야 할 가장 중요한 요소는 약물의 안전성과 효율성이다. 동물 독성연구는 신약 후보물질이 과연 사람에게 사용해도 안전한지, 특정한 질병이 어느 정도 치료될 수 있는지 등을 연구하는 전임상(preclinical study) 단계로 활용되는 것이다. 임상용량 도출은 비임상 동물실험 연구자료를 근거로 사람에 투여될 용량을 측정하여 사람에게 처음으로 적용할 초기투여용량(first-in-human dose)을 설정하는 데에 있어서 아주 중요하다. 임상시험 책임연구자는 동물연구에서 얻은 약물용량에 대한 정보를 가지고서 동물용량을 스케일 업(scale-up)하여 인간대상에게 처음 사용될 개시용량을 도출한다. 5장에서는 미국 FDA가 제시한 가이드라인을 중심으로 동물연구에서의 효율적인 용량에 상응하는 인간대상에서의 개시투여용량으로 전환하는 방법을 살펴본다.

5.1 독성연구

신약 후보물질 발굴은 'hit 발견' → 'hit에서 선도물질' → '최적 선도물질' → '후보물질 선정' 등 일련의 순차적인 과정을 거치며, 이 과정을 약물발굴(Drug Discovery)이라 한다. 이 과정 동안에 선정된 후보물질에 대하여 보다 전문적인 연구는 약물개발(Drug Development) 단계로 나누어진다. 일반적으로 후보물질이 선정되는 순간에 약물발굴과 약물개발이 업무적으로 뚜렷하게 분리되는 경우가 많다. 신약은 발굴 초기에 이루어지는 독성평가의 중요성 때문에 독성학은 Discovery toxicology, Investigative toxicology, Exploratory toxicology, Discovery pathology 등의 전문 분야들로 세분할 수 있다. 이들 독성학의 공통적인 목적은 독성 발현의 여부 및 메커니즘, 인체와의 연관성 등을 신약 연구개발 초기에 밝혀내는 것이다. 그러므로 이러한 독성학을 통해 신물질 및 의약품의 전임상 독성평가의 주된 목적은 사람과 연관성이 있는 독성을 규명하는 것과 사람의 독성을 예측할 수 있는 전임상 동물종에서 약물의 독성을 연구하는 것이다.

의약물 독성평가 연구는 물질의 개발 단계에 따라서 규제적 독성연구(Regulatory toxicology)와 탐색적 독성연구(Discovery toxicology) 로 나눌 수 있다. 신약 후보물질 선정 이전에 실시하는 실험들은 탐색적 독성연구라 할 수 있으며, 후보물질이 선정된 후에 그 후보물질에 대한 신약개발 측면에서 수행하는 연구는 규제적 독성연구이다. 규제적 독성시험은 GLP(Good Laboratory Practice) 규정을 따라야 하고, 실험방법이 정형화되어 있으며 독성에 관여하는 용량을 찾아낸다. 반면에, 탐색적 독성연구는 GLP를 반드시 적용할 필요가 없으며 연구 및 접근방법이 유연하며, 선도물질의 선정 이전에 수행하는 연구로 약물발굴 초기에 이루어진다. 이러한 탐색적 독성연구는 그 실험 수행 및 결과 유출속도, 독성연구 대상, 독성시험 수행 플랫폼(in vitro/ in vivo) 등에 있어서 매우 다양하다. In vitro 독성실험은 실험이 수행되는 시기와 목적에 따라 전향적 연구와 후향적 연구로 분류할 수 있다. 전향적 연구법은 단기간에 수행된 in vivo 독성시험에서 놓칠 수 있는 독성을 예측 가능하게 하며, 후향적 연구법은 표적 장기 독성이 in vivo 연구에서 규명된 후에 예비 후보물질들 간에 프로파일을 규명하거나 독성 이슈가 출현하였을 때 관리하는 차원에서 수행되어진다. 이러한 초기의 탐색적 독성연구를 통해 독성 발현 여부, 독성 발현 메커니즘,

약물의 약리작용과의 연관성 등에 관한 정보를 확보하여 선도물질 및 후보물질의 선정과 정의 효율을 가속화시킬 수 있을 뿐 아니라, 보다 안전한 신약물질을 개발할 수 있는 장점이 있다.

5.2 동물 독성실험

신약개발을 위한 후보물질이 도출되었을 때, 그다음 단계는 시험관 내에서 세포와 단백질 DNA 등을 사용하는 기초실험과 동물을 사용하는 전임상 단계의 동물실험을 수행하게 된다. 기초실험에서는 어떤 단백질 혹은 유전자를 목표로 하는 게 좋을지를 밝히는 단계이다. 동물모델은 특정 유전자와 질병의 관계를 연구하고 신약 후보물질이 나왔을 때 해당 물질을 테스트하는 역할을 하게 된다. 신약 후보물질이 과연 사람에게 사용해도 안전한지, 특정한 질병이 어느 정도 치료될 수 있는지를 밝히기 위하여 사람을 대상으로 하는 임상시험을 하기 전의 전임상 단계로 활용되는 것이다. 신약을 개발할 때 아무런 검증도 없는 상태에서 사람에게 투여하면 부작용의 위험으로 사망하게 될지 모르기 때문에 사람의 DNA 구조와 동물의 구조가 매우 유사한 동물에게 먼저 투여를 하게 되는 것이다. 이런 동물실험은 인간을 대상으로 직접 수행하기 어려운 실험을 인간의 질병과 유사한 상태의 질병에 걸린 동물이나 선천적으로 그 질병에 걸리도록 만들어낸 동물을 대상으로 하는 약물개발을 위한 실험으로 신약개발에서 반드시 필요하다. 연구자들은 종양, 자가면역질환, 염증질환 등의 질병에 대한 동물실험을 수행할 때, 실험을 이행하기 이전에 실험동물과 인간의 면역체계에서의 유사성 및 차이를 잘 이해해야 한다.

이와 같은 전임상 동물연구(Preclinical study)는 도출된 신약 후보물질의 유효성과 안전성(독성)을 검증하는 단계로 약물이 체내에 어떻게 흡수되어 분포되고 배설되는가의 ADME를 연구하는 체내동태와 약효/약리연구 과정도 포함한다. 약동학, 약역학 전임상연구 외에도, 잠재적 약물의 독성연구는 최종 타깃 대상인 인간에게 약물을 투여하기 전에 동물실험을 통하여 해당 약물의 효능과 안전성을 평가하는 전임상연구 단계 중 하나로 독성실험 결과를 검토한다. 그러므로 독성연구는 약물의 기능적, 형태적 효과를 보여주는 것으로서 모드(mode), 장소, 액션 정도, 용량 연관성, 성별 차이, 잠복기와 이러한 효과들의 진전 및 가역성(progress & reversibility)을 결정한다. 따라서 독성실험의 결과를 정확하게 파악하고 예측하는 것은 신약개발 과정에서 향후 임상시험의 더 나은 결과를 도출하는 데 도움이 된다. 이때 독성실험은 실험동물을 통해 약물이 갖는 부작용 및 독성을 검색하는 것으로, 주로 건강한 동물로 품종이 확실하고 특정 병원균이 없는 동물을 사용한다. 실험 동물으로는 쥐, 토끼, 기니픽, 돼지, 페렛, 햄스터, 개 등의 설치류나 포유류가 이용되며 이들 실험동물을 통해 다양한 독성실험이 실시된다. 독성실험의 종류는 다양하며 대표적으로 다음과 같은 독성실험이 있다.

- **단회투여 독성실험**

  시험물질을 실험동물에 단 1회 투여(24시간 이내의 분할 투여하는 경우도 포함)하였을 때, 단기간 내에 나타나는 독성을 질적, 양적으로 검사하는 실험이다.

- **반복투여 독성실험**

  시험물질을 실험동물에 반복투여하여 중, 장기간 내에 나타나는 독성을 질적, 양적으로 검사하는 실험이다.

- **생식, 발생 독성실험**

  시험물질이 포유류의 생식과 발생에 미치는 영향을 규명하는 실험을 말하며 수태 능 및 초기배 발생시험, 출생 전후 발생 및 모체기능시험, 배아-태아 발생 시험 등이 있다.

- **유전 독성실험**

  시험물질이 유전자 또는 염색체에 미치는 영향을 검사하는 실험이다.

- **면역 독성실험**

  시험물질이 면역계에 작용하여 나타나는 이상 면역반응을 검사하는 실험으로 항원성 실험과 기타 면역 독성실험으로 구분된다.

- **발암성 실험**

  시험물질을 실험동물에 장기간 투여하여 암의 유발 여부를 질적, 양적으로 검사하는 실험이다.

- **국소 독성실험**

  시험물질이 피부 또는 점막에 국소적으로 나타내는 자극을 검사하는 실험으로 피부자극 실험 및 안점막 자극실험으로 구분된다.

- **흡입 독성실험**

  기체, 휘발성 물질, 증기 및 에어로솔 물질을 함유하고 있는 공기를 실험동물에 흡입투여하여 나타나는 독성을 검사하는 실험이다.

　　정부의 규제관리기관으로부터 신약승인을 얻으려 할 때, 제약업체는 동물실험에서 도출한 약물의 안전성과 효율성에 관한 데이터도 함께 제출해야 한다. 안전성에 관한 데이터는 쥐, 토끼, 개, 혹은 포유류 등의 동물실험에서 얻을 수 있는 반면에, 효율성에 대한 데이터는 연구 중인 질병 및 장애를 가진 동물모델에서 나와야 한다. 만일 신약의 목적이 상처치료를 향상시키기 위한 것이라면, 적절한 동물모델을 찾는 것은 어렵지 않다. 그러나 만일 신약의 목적이 종양, 면역질환, 감염과 같은 질병의 치료라면, 적합한 해당 동물모델을 찾아야 한다. 예를 들면, 쥐는 여러 암이 자연스럽게 발병할지라도, 동일한 종양에 동시에 똑같은 암 단계에 있는 쥐 집단을 얻는다는 것은 현실적으로 쉽지 않다. 많은 연구자들은 특정한 질병에 상응하는 동물모델을 발견하고, 그 적합성 여부와 여러 가지 이슈에 대하여 논의하였다(Milton, 2009). 그중에서 폐암(Soda, 2008), 흑색종 피부암(Nooan, 2003), 유방암(Kuperwasser, 2005), B형간염(Menne, 2007), C형간염(Bukh, 2008), 한센병(Hamilton, 2008) 등의 동물모델이 있다. 동물실험에서는 여러 다른 동물 중에서도 침팬지와 쥐를 많이 사용하는데, 침팬지의 경우 인간과의 유전적 유사성이 99%이며, 쥐는 81% 유사하다(Mestas, 2004). 침팬지의 경우 단백질이 사람과 더 유사하지만, 동물실험에 주로 쥐를 사용하는 이유는 비용이 저렴하고, 사이즈가 작아서 관리가 용이하고, 번식력이 빠르며, 유전자 조작도 상대적으로 쉬워서 실험을 빨리 진행할 수 있기 때문이다.

5.3 임상용량 도출

5.3.1 FDA 가이드라인

임상용량 도출은 비임상 동물실험 연구자료를 근거로 사람에 투여될 용량을 측정하여 사람에게 처음으로 적용할 개시투여용량 설정과 약동학을 예측하는 데에 있어서 아주 중요하다. 임상시험에서 대상자에게 투여할 적절한 초기투여용량(first-in-human dose)은 주로 동물연구에서 도출한다. 초기투여용량은 동물실험에서 나오지 않았다 하더라도 인체에서는 나타날 수 있는 예측 불가능한 면까지 고려하여 투여하는 초기용량의 조절도 중요하다. 초기용량은 주로 약리학적 용량-반응과 약동학 자료 등을 근거로 안전한 용량으로 시작해야 한다. 임상시험 책임연구자는 약물용량에 대한 정보를 가지고서 동물연구에서 도출한 용량을 스케일 업(scale-up)하여 인간대상에게 처음 사용할 용량을 계산한다. 동물연구를 사용한 용량을 인간대상을 위한 용량에 전환하는 방법은 주로 신체 표면적을 근거로 하든지, 약동학 데이터를 근거로 한다(Lowe, 2007; Reigner, 2002; Contrera, 2004; Sharma, 2009). 미국 FDA는 동물연구에서의 효율적인 용량에 상응하는 인간대상에서의 효율적일 용량으로의 전환하는 방법에 관한 가이드라인을 제시했다. 이 가이드라인에 의하면, 용량전환에는 두 가지 접근방식이 있다. 첫 번째 방식은, 독성이 없는 최대용량에 이르는 것으로 일반적으로 질병치료를 위한 소분자 약물에 사용된다. 두 번째 방식은, 효율성에 대한 민감도 테스트에 의해서 결정되는 것으로 최상으로 효율적인 약물용량에 도달하는 것이다.

FDA는 동물실험의 결과를 기초로 사람대상의 임상시험 시작 전에 최대추천초기용량(maximum recomended starting dose, MRSD)을 유도하는 과정과 방법에 대한 가이드라인을 제시하였다. 이 가이드라인은 초기용량에 대한 논의를 위한 일관된 용어를 확립하고, 인간등가용량(human equivalent dose, HED)을 산출하기 위한 공통된 전환계수를 제시하며, 건강한 성인자원자의 최대추천초기용량 선택을 위한 전략을 서술하고 있다. 이 가이드라인에서의 전환절차는 동물에서 연구된 신약이나 혹은 생물학적 치료를 위한 임상연구를 시작할 때 건강한 성인자원자들에서의 최대추천초기용량을 결정하기 위한 것이다. 하지만

이 방법은 내인성 호르몬이나 예방백신에는 적용되지 않는다. 또한 이 가이드라인은 용량 증가절차 혹은 최대허용용량 발견을 설명하는 것이 아니다(용량증가절차 및 최대허용용량 발견을 위한 연구설계 방법은 7장에서 자세히 다룬다).

FDA 가이드라인 (2005)의 핵심은 약물개발 초기 단계에 비임상 독성학 정보를 사용하여 인간대상으로 수행하는 첫 임상시험을 위하여 시작투여량을 계산하는 방법으로 최대추천초기용량(MRSD)의 선택은 다음과 같이 5단계로 나누어 설명하고 있다.

1단계: 동물 독성연구에서 NOAEL(no observed adverse effect level) 결정

2단계: 각 동물종에서의 독성연구에서 NOAEL의 인간등가용량(HED) 계산

3단계: 가장 낮은 HED를 가진 적합한 동물종을 선택

4단계: 최대추천초기용량(MRSD)을 결정하기 위하여 HED를 안전계수 10으로 나눔

5단계: 약리학적 활성용량 수준이 계산된 MRSD보다 작을 경우에는 초기용량을 더 낮추는 것을 고려

아래 [그림 5.1]은 건강한 자원자에게 약물을 투여하여 최대추천초기용량을 결정하는 알고리즘을 나타낸 것이다.

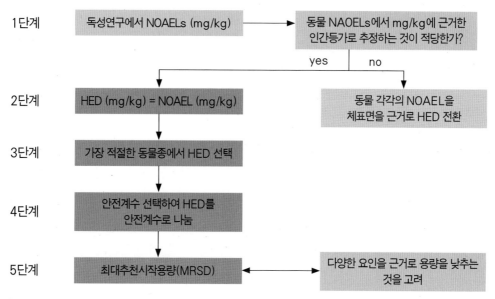

[그림 5.1] 최대추천시작용량(maximum recomended starting dose, MRSD) 도출을 위한 5단계 절차

건강한 자원자에게 약물을 투여함에 있어 최대추천초기용량(MRSD) 도출을 위한 전략은 적절한 동물실험에서의 NOAEL을 표준계수에 따라 HED로 바꾸고, 가장 적절한 동물종의 HED에 안전성 계수를 적용하는 것이다. 이러한 절차는 추천시작용량의 상환값을 나타낸다. 최대추천초기용량(MRSD)를 결정하기 위한 단계에 필요한 요소들 각각을 살펴보기로 한다.

5.3.2 최대무독성용량(No Adverse Effect Dose Level, NOAEL)

최대추천초기용량(MRSD) 결정의 첫 단계는 가능한 동물 데이터를 평가하고 최대무독성용량(NOAEL)을 결정하는 것으로, 일반적으로 인간대상의 시작투여용량을 정하기 위하여 사용되는 방법이다. FDA 가이드라인에 따르면, NOAEL 방법은 시작용량을 선택하는 데 있어서 대조군과 비교하여 생물학적으로 현저한 부작용의 증가를 유발해내지 않는 최고용량으로 결정한다. NOAEL을 결정하는 데 있어서 비임상 독성시험에서 연구해야 할 중요한 세 가지 형태는 다음과 같다.

- 명백한 독성(예: 임상적 증상, 거시적, 육안으로 보이는 상처, 미세한 손상)

- 독성의 대리표지자(예: 혈청간효소치)

- 비정상적인 약동학적 효과

유해효과의 특성이나 그 정도는 치료에 따라 크게 달라지고 여러 경우에 유해효과인지 아닌지를 특징짓는 데에는 전문가들 사이에도 이견이 있을지라도, 용량 세팅을 위한 벤치마커로 NOAEL을 이용하는 것은 허용될 수 있어야 한다. 인간을 대상으로 하는 최초의 시험을 위한 초기 IND 제출 시기에는 일반적으로 in vivo 데이터와 약력학적 상대비교 등의 정보가 부족하다. 전신적 농도나 노출(AUC 혹은 C_{max})의 측정은 인간의 안전한 초기투여용량을 설정하는 데 이용될 수 없으며, 적절히 잘 수행된 독성시험을 근간으로 한 용량-독성과 연관된 혈장에서의 약물의 농도도 NOAEL의 결정에 영향을 미칠 수 있다. 예를 들면, 약물흡수에 있어서 어떠한 독성도 유도해내지 않는 농도에서 포화가 일어나는 경우이다. 이때는 가장 높은 독성이 없는 용량보다는 가장 낮은 포화용량을 HED 계산에 써야 한다.

5.3.3 인간등가용량(Human Equivalent Dose, HED)

1) 체표면에 근거한 전환

동물에게 체계적으로 수행된 치료에 대한 독성 결과점(결과변수)은 용량이 체표면적 (예: mg/kg)에 표준화될 때 동물종 사이에 제대로 척도(scale)된다고 일반적으로 가정한다. 동물용량에서 HED로 전환을 기술하는 체표면적 접근방법에서부터 벗어나는 것은 정당화되어야 한다. 다음의 전환계수와 나눗수가 NOAEL에서 HED로의 종간 전환에 사용되어야 한다.

[표 5.1] 인간 체표면적을 기초로 한 인간등가용량(Human Equivalent Dose, HED) 환산

	mg/kg의 동물용량을 아래의 Km 값을 곱하여 mg/m²의 용량으로 전환	mg/kg의 동물용량을 mg/kg의 HED[%]로 전환	
		동물용량을 아래의 값으로 나눔	동물용량을 아래의 값으로 곱함
성인	37	–	–
아동(20kg)	25	–	–
쥐(Mouse)	3	12.3	0.08
햄스터	5	7.4	0.13
생쥐(Rat)	6	6.2	0.16
족제비(Ferret)	7	5.3	0.19
기니피그(Guinea pig)	8	4.6	0.22
토끼(Rabbit)	12	3.1	0.32
개(Dog)	20	1.8	0.54
영장류(원숭이[#])	12	3.1	0.32
영장류(다모셋)	6	6.2	0.16
영장류(다람쥐원숭이)	7	5.3	0.19
영장류(baboon)	20	1.8	0.54
초소형돼지(Micro-pig)	27	1.4	0.73
미지돼지(Mini-pig)	35	1.1	0.95

[%] 60kg 성인을 가정함; [#] 예를 들면, cynomolgus, rhesus, 그리고 stumptail

2) mg/kg 전환 사용을 위한 기초

mg/m² 접근을 사용하기보다는 mg/kg 기초에서 HED를 추정하기 전에 다음의 상황들이 실재해야 한다.

(1) NOAEL들이 테스트 동물종들에 걸쳐서도 비슷한 mg/kg 용량이 나타난다.

(2) 만일 단 두 가지의 NOAEL이 다른 종의 독성연구에 있다면, 아래의 사항들 중에서도 사실이어야 한다.

- 경구치료이고 용량은 국소독성에 제한된다.

- 사람에게서 나타난 독성은 mg/kg 기초로 한 종들에 많이 상관되는 노출 매개변수에 달려 있다.

- 다른 약리학적, 독성학적 결과점(결과변수) 또한 치료를 위한 mg/kg 동물종들 사이에 매겨진다.

- 혈액 약물레벨(C_{max}와 AUC)과 mg/kg의 용량 사이에 강한 상관관계가 있다.

3) 동물종들 사이에 mg/m² 스케일링 예외

다음과 같은 치료범주에 대해서는 mg/m² 기초로 동물종들 사이의 스케일링이 권장되지 않는다.

- 용량이 인체 일부 독성으로 제한되는(예를 들면, 국소적, 비강내의, 피하의, 근육내 등의) 우회 루트를 통해 투여되는 치료. 이러한 치료는 농도(mg/적용면적) 혹은 적용 부위에 약물량(mg)으로 표준화되어야 한다.

- 인체구획 외에는 부수적인 분배가 거의 없는 해부학적 구획(예를 들면: 척수내의, 안구내의, 흉막내의)으로 투여되는 치료. 이러한 치료는 구획의 부피와 치료 농도에 따라서 동물종들 사이에 표준화되어야 한다.

- Mr > 100,000 돌턴 이상을 혈관 내에 투여된 단백질. 이런 치료는 mg/kg로 표준화되어야 한다.

4) 최적 동물종 선택

HED 값들에서 MRSD를 도출하기 위한 가장 적절한 동물종은 일반적으로 가장 민감한 종, 즉 가장 작은 HED를 가진 동물종이다. 다음의 요인들은 가장 민감한 종이 아닌 다른 동물종을 선택한 결정에 영향을 끼칠 수도 있다.

(1) 동물종 사이에 치료의 흡수, 분배, 대사, 배설(ADME)에서의 차이

(2) 특정한 동물모델을 보여주는 계급 경험(class experience)은 인간 독성을 더 잘 예측한다.

5) 안전계수 적용

적절한 종의 NOAEL에 HED를 결정한 후에 최초임상약물을 투여받는 사람을 보호하기 위하여 안전마진으로 안전계수 10을 적용한다. MRSD는 HED를 안전계수로 나누어서 산출된다. 이 안전계수는 다음을 설명하기 위한 것이다.

(1) 인간 대 동물에서 약리학적 활동에 향상된 민감도에 기인한 불확실성

(2) 동물에서 특정 독성을 탐지하는 데의 어려움

(3) 수용체 밀도 혹은 유연성에서의 차이

(4) 예기치 못한 독성

(5) 치료의 ADME에서 종간 차이

안전계수 증가

치료에서 만일 다음과 같은 상황에 대한 우려가 있다면, 안전계수는 10보다 더 크게 증가하여 적용되어야 한다.

- **가파른 용량 – 반응 곡선**

  최적 종에서 혹은 다수 종에서 유의한 독성에 대한 가파른 용량–반응 곡선은 사람에서 더 큰 리스크를 나타낼 수도 있다.

- **심각한 독성**

  질적 심각한 독성 혹은 기관계 손상은 사람에서 증대된 리스크를 나타낼 수도 있다.

- **모니터링할 수 없는 독성**

  모니터링할 수 없는 독성은 임상병리학 마커로 손쉽게 모니터되지 않는 조직병리학적 변화를 포함할 수도 있다.

- **전조 증상 없는 독성**

  만일 유의한 독성의 시작이 동물에서 전조 증상과 확실하게 상관되지 않는다면, 임상시험에서 언제 독성 용량이 가까워지는지를 알기 어려울 수도 있다.

- **가변적인 생체이용률**

  여러 동물종에서 아주 광범위한 확산 혹은 미약한 생체이용률, 혹은 HED를 유도하기 위하여 사용된 테스트 종에서 미약한 생체이용률은 인간에게서 독성이 과소평가될 가능성이 더 크다는 것을 암시한다.

- **되돌릴 수 없는 독성**

  동물에서 되돌릴 수 없는 독성은 임상시험 대상자에서 영구적 상처의 가능성을 암시한다.

- **설명 불가한 사망**

  다른 매개체에 의한 예측되지 않은 사망은 우려의 정도를 높힌다.

- **효과를 이끌어내는 약물용량 혹은 혈청약물수준에서의 큰 가변성**

  독성효과를 생산하는 약물용량 혹은 노출수준이 동물종에 따라 크게 다르거나 혹은 같은 종의 개별 동물 사이에 크게 다를 때, 사람에게서 독성용량의 예측성은 감소되고 더 큰 안전계수가 필요할 수도 있다.

- **비선형적 약동학**

  혈장 약물수준이 약물용량 관련 방식으로 증가하지 않을 때, 용량과 관련해서 사람에게서 독성용량의 예측성은 감소되고 더 큰 안전계수가 필요할 수도 있다.

- **부적절한 용량-반응 데이터**

  미비한 연구설계 혹은 동일용량 집단 내에서의 동물 사이에 반응의 큰 차이는 용량-반응 곡선을 특징지울 수 없게 한다.

- **신종 치료표적**

  이전에 임상적으로 평가되지 않은 치료표적은 사람들에게 안전한 초기용량을 뒷받침하기에는 비임상적 데이터의 불확실성을 증대할 수도 있다.

- **제한된 유용성을 가진 동물모형**

  치료생물학의 일부 계층은 아주 제한된 종 간의 교차반응성 혹은 현저한 면역원성을 가지거나 혹은 동물과 인간 사이에 보존적인 것임이 알려지지 않은 메커니즘에 의해 작용할지도 모른다. 이러한 경우들에서는 동물연구에서 얻은 안전성 데이터는 범위와 해석 가능성 측면에서 아주 제한적이다.

안전계수 감소

대부분 10보다 작은 안전계수에 대한 후보치료는 위의 경우들과는 달리 잘 특징지어진 계층의 멤버일 것이다. 이 계층 내에서는 치료는 동일한 과정, 스케줄, 기간으로 투여되어야 하고, 유사한 대사 프로파일과 생체이용률을 가져야 하며, 사람을 포함한 테스트된 모든 동물종에서 유사한 독성 프로파일을 가져야 한다. 치료로 인해 생성된 독성이 쉽게 모니터할 수 있고, 되돌릴 수 있고, 예측할 수 있고, 또한 테스트된 동물종에서 일관성 있는 독성을 가지고 보통에서 낮은 정도의 용량–반응 관계를 나타날 때, 더 작은 안전계수가 사용될 수 있다.

6) 약리적 활동용량(PAD) 고려

MRSD 산출 후에 만일 데이터 이용이 가능하다면, MRSD가 약리적 활동용량(pharmacologically active dose, PAD)과 대조될 수 있다. PAD는 관련된 약리학 모형에서 약리학적 활동을 제공하는 인간등가용량이다. 만일 약리학적 활동이 인비보(in vivo) 실험에서 유도되었다면, HED가 NOAEL에서 산출된 것과 동일한 방법으로 PAD가 산출될 수 있다. 만일 PAD가 MRSD보다 상당히 적다면, 실용적인 이유 혹은 과학적인 이유에서 임상초기용량을 줄이는 것이 적절하다.

최대무영향용량
No Observable Effect Level, NOEL

최대무영향용량(no observed effect level, NOEL)은 시험물질에 의해 어떠한 약리작용 및 부정적 영향이 없는 최대약물용량이다. 그러나 이것은 최대무독성용량(NOAEL)과는 큰 차이가 있음에도 자주 혼동되고 있다. NOAEL과 NOEL의 가장 큰 차이는 시험물질에 의한 영향의 유무에 있다. NOEL은 시험물질에 의한 영향이 없는 반면에, NOAEL은 시험물질에 의한 영향이 나타나는 것이지만 그 영향이 경미하며 조금만 더 시험물질을 추가하면 독성현상이 명확하게 나타나는 것을 의미한다. 따라서 NOEL은 시험물질에 의한 영향에 대한 예측이 어렵고 NOAEL에 의한 영향이 있기 때문에 시험물질 추가에 의한 독성 예측이 가능하다. NOAEL은 부작용보다는 효과에 대해 언급하고 있는 NOEL과 경우에 따라서 같은 값으로 나타나지만 다른 의미를 지닌 값이다. 독성실험에서 시험물질에 의한 아무런 영향이 없는 NOEL를 구하는 것은 독성의 예측에 실제로 도움이 되지 않는다. 이런 이유로 미국 FDA는 신약승인신청에서 반드시 NOAEL 자료를 요구한다. 그러나 NOEL 값을 얻고서 NOAEL로 표현하는 실수를 종종 범하여 독성시험 자료가 미국 FDA에 의해 거절당하는 사례도 있다.

효과추정최소용량
Minimal Anticipated Biological Effect Level, MABEL

인간대상에서 적절한 용량에 도달하는 또 다른 방법은 신약의 효과가 있을 것으로 추정되는 최소용량 MABEL(Minimal Anticipated Biological Eeffect Level) 접근방법이 있다 (Milton, 2009). MABEL 방법은 생물학적인 효과가 있을 용량수준을 제공하며, 이때 생물학적인 효과는 약물전달 메커니즘의 포화, 세포 시그널링 경로의 자극, 혹은 특정 세포의 활성화일 수 있다. MABEL 계산은 약역학 및 약동학 데이터로부터 용이한 체내외 정보를 이용하여 도출한다. 실제 질병치료 동안에 환자의 혈액 속에 도달할 필요가 있는 약물 농도는 인간 배양세포 혹은 동물 배양세포를 이용한 연구로 측정될 수 있다. 임상시험에서 약물의 시작용량을 설정할 때, 현실적으로 독성학를 위주로 한 NOAEL 개념에서 결정하려고 하지만, 생물학과 약리학 효과와 영향을 나타내는 용량수준을 제공하는 MABEL도 함께 고려해야 한다. 즉, 시작용량 설정 단계는 안전성을 예상하는 최고허용용량(NOAEL)에서 효과가 있을 것으로 추정되는 최소용량(MABEL)으로 사고의 전환이 필요하다. 아래 표는 약리학 및 독성학의 MABEL 방법을 요약한 것이다.

[표 5.2] MABEL 접근방법

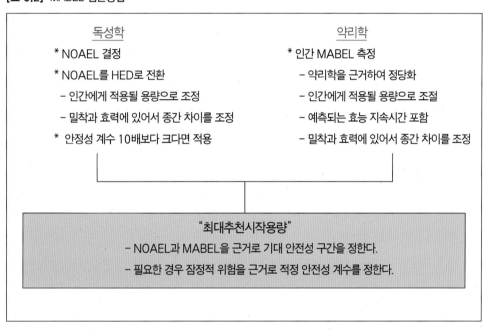

1. Alden, C.L. et al. The pathologist and toxicologist in pharmaceutical product discovery. *Toxicol. Pathol*, 1999, 27:104−6.

2. Bukh J, Thimme R, Meunier JC, al. Previously Infected Chimpanzees Are Not Consistently Protected against Reinfection or Persistent Infection after Reexposure to the Identical Hepatitis C Virus Strain. *J Virol*, 2008, 82:8183−8195.

3. Contrera JF, Matthews EJ, Kruhlak NL, Benz RD. Estimating the safe starting dose in phase I clinical trials and no observed effect level based on QSAR modeling of the human maximum recommended daily dose. *Regul Toxicol Pharmacol*, 2004, 40:185−206.

4. Ekins S, Boulanger B, Swaan P. Towards a new age of virtual ADME/TOX and multidimensional drug discovery. *J. Comput. Aid. Mol. Des*, 2002, 16:381−401.

5. Elebring T, Gill A, Plowright AT. What is the most important approach in current drug discovery: doing the right things or doing things right? *Drug Discovery Today*, 2012, 17:1166−1169.

6. EPA. Benchmark Dose Technical Guidance. 2012. https://www.epa.gov/sites/ production/files/2015−01/documents/benchmark_dose_guidance.pdf

7. GBI Research. Biomarkers in Drug Discovery−Integration in Early Stage Promotes Use of Companion Diagnostics to Optimize Therapeutic Outcomes. 2012.

8. Goodyear MD. Further lessons from the TGN1412 tragedy. *BMJ*, 2006, 333:270−271.

9. Greaves P, Williams PA, Eve M. First dose of potential new medicines to humans: how animals help. *Nature Reviews Drug Discovery*, 2004, 3:226−36.

10. Hamilton HK, Levis WR, Martiniuk F, Cabrera A, Wolf J. The role of the armadillo and sooty mangabey monkey in human leprosy. *Int J Dermatol*, 2008, 47:545−50.

11. Kerns EH, Di L. *Drug−like properties: Concepts, Structure Design and*

Methods: from ADME to Toxicity Optimization. Elsevier, 2008.

12. Knowls J, Gromo J. A guide to drug discovery: Target selection in drug discovery. *Nature Reviews Drug Discovery*, 2003, 2:63-69.

13. Kuperwasser C, Dessain S, Bierbaum BE, Garnet D, et al. A mouse model of human breast cancer metastasis to human bone. *Cancer Res*, 2005, 65:6130-8.

14. Lowe PJ, Hijazi Y, Luttringer O, Yin H, Sarangapani R, Howard D. On the anticipation of the human dose in first-in-man trials from preclinical and prior clinical information in early drug development. *Xenobiotica*, 2007, 37:1331-54.

15. Marks C. Mouse Models of Human Cancers Consortium (MMHCC) from the NCI. *Dis Model Mech*, 2009, 2:111.

16. Menne S, Cote PJ. The woodchuck as an animal model for pathogenesis and therapy of chronic hepatitis B virus infection. *World J Gastroenterol*, 2007, 13:104-24.

17. Mestas J, Hughes CC. Of mice and not men: differences between mouse and human immunology. *J Immunol*, 2004, 17:2731-8.

18. Milton MN, Horvath CJ. The EMEA Guideline on First-in-Human Clinical Trials and Its Impact on Pharmaceutical Development. *Toxicol Pathol*, 2009, 37:363-371.

19. Noonan FP, Dudek J, Merlino G, De Fabo EC. Animal models of melanoma: an HGF/SF transgenic mouse model may facilitate experimental access to UV initiating events. *Pigment Cell Res*, 2003, 16:16-25.

20. Olson, H. et al. Concordance of the toxicity of pharmaceuticals in humans and in animals. *Regul. Toxicol. Pharmacol.* 2000, 32:56-67.

21. Reddy AS, Zhang S. Polyparmacology: drug discovery for the future. *Expert Rev Clinical Pharmacology*, 2014, 6: 41-47.

22. Reigner BG, Blesch KS. Estimating the starting dose for entry into humans: principles and practice. *Eur J Clin Pharmacol*, 2002, 57:835-45.

23. Ruiz-Garcia A. Bermejo M. Moss A. and Casabo VG. Pharmacokinetics in drug discovery. *J. Pharm. Sci*, 2008, 97:654-90.

24. Shah RR. Pharmacogenetic aspects of drug-induced torsade de pointes: potential tool for improving clinical drug development and prescribing. *Drug Saf*, 2004, 27:145-72.

25. Sharma V, McNeill JH. To scale or not to scale: the principles of dose extrapolation. *Br J Pharmacol*, 2009, 157:907-21.

26. Sneyd JR, Soda M, Takada S, Takeuchi K, Choi YL, et al. A mouse model for EML4-ALK-positive lung cancer. *Proc Natl Acad Sci USA*, 2008, 105:19893-7.

27. Spilker B. *Guide to Drug Development*. Wolters Kluwer. 2008.

28. Suntharalingam G, Perry MR, Ward S, et al. Cytokine storm in a phase 1 trial of the anti-CD28 monoclonal antibody TGN1412. *NEJM*, 2006, 355:1018-28.

29. Travis KZ, Pate I, Welsh ZK. 2005. The role of the benchmark dose in a regulatory context. *Regul Toxicol Pharmacol*, 43:280-291.

30. Turner JR. *New Drug Development*. Springer. New York, USA. 2010.

31. U.S. FDA. Guidance for Industry and Reviewers. Estimating the Safe Starting Dose in Clinical Trials for Therapeutics in Adult Healthy Volunteers. 2005. https://www.fda.gov/downloads/drugs/guidances/ucm078932.pdf

32. U.S. FDA. Guidance for industry. Drug Interaction studies-Study Design, Data Analysis, Implications for Dosing, and Labeling Recommendations. 2012.

33. U.S. FDA. Guidance for industry. Safety testing for drug metabolites. 2008.

34. Wienkers LC, Heath TG. Predicting in vivo drug interactions from in vitro drug discovery data. *Nature Reviews Drug Discovery*, 2005, 4:825-33.

35. Woodcock J, Woosley R. The FDA critical path initiative and its influence on new drug development. *Annu Rev Med*, 2008, 59: 1-12.

36. Zuber R, Anzenbacherova E, Anzenbacher P. Cytochromes P450 and experimental models of drug metabolism. *J Cell Mol*, 2002, 6: 189-98.

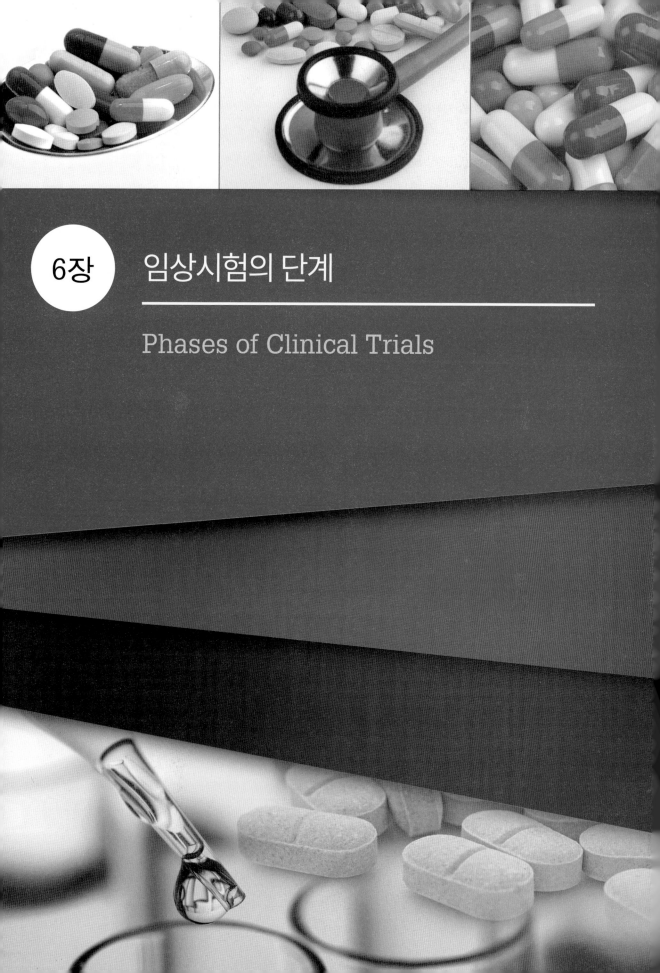

6장

임상시험의 단계

Phases of Clinical Trials

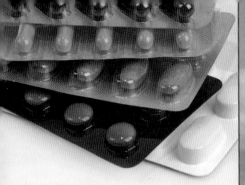
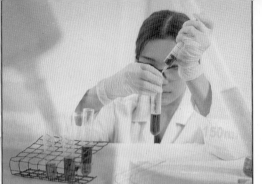
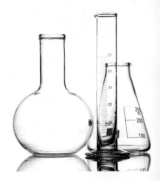

전임상 동물실험의 결과로부터 도출된 첫 인간대상 초기투여용량(First-in-Human)을 산출한 후의 과정으로, 신약의 안전성과 효율성을 사람을 대상으로 테스트하는 임상 단계 (Clinical Trial)를 6장에서 중점적으로 살펴보기로 한다. 또한 신약의 효능과 안전성이 임상시험을 통해 입증되어 FDA의 신약허가를 받는 단계(New Drug Approval Stage)를 간략하게 살펴본다.

6.1 개요

20세기 초반까지 의약품의 수는 제한적이어서 비록 독성을 가졌을지라도 사용할 수밖에 없는 상황이었기 때문에 부작용보다는 약물의 효능이 치료선택의 기준이 되었으며, 그 당시의 신약승인은 상대적으로 용이했다. 그러나 1950년대 유럽에서 일어난 '탈리도마이드(Thalidomide) 기형아 사건'이 발생하면서 신약승인 절차에 대한 정부, 임상의사, 과학자, 그리고 일반 국민들의 생각이 크게 달라지게 되었다. 이 사건 이후 유럽, 미국 등의 선진국은 신약을 승인할 때 약물의 효과뿐만 아니라 부작용에 대해서도 과학적인 점검을 하여 보다 더 철저하게 규제하기 시작하였다. 또한 제약회사들도 신약을 개발하기 위하여 의학 및 약학 외에도 다양한 분야의 의과학자를 참여시키고 각종 과학기술을 활용해서 안전한 약을 만들기 위해 많은 노력을 기울이게 되었다. 제약회사는 여러 단계의 임상시험 결과를 근거로 신약승인을 받기 위해 정부의 규제관리당국(FDA)에 신약의 안전성 및 유효성 심사를 신청할 수 있다. 신약승인서를 제출할 때, 신약개발 제약회사는 신약발굴 및 신약개발 경위에 관한 자료, 약물의 구조결정, 약물의 물리적, 화학적 성질에 관한 자료, 약물용량, 안전성과 독성, 약리작용, 임상시험 결과 등의 자료를 제출하여야 한다.

신약개발 과정은 후보물질을 발굴한 후 동물을 대상으로 약효와 독성을 알아보는 전임상연구(preclinical study)를 거친 다음에, 적정한 약물용량을 확인하기 위하여 처음으로 사람에게 적용하는 제1상 임상시험(Phase I study)과 약물이 미치는 영향과 이에 대한 안전성의 표준을 세우는 제2상 임상시험(Phase II study), 보다 포괄적으로 많은 환자를 대상으로 신약의 효과와 안전성을 최종적으로 확인하는 제3상 임상시험(Phase III study)이 있다. 이런 임상시험의 여러 단계는 일반적으로 순차적으로 이행되지만, 때로는 동시에 수행되기도 한다. 아래의 [그림 6.1]은 식품의약품안전처(MFDS)에서 제시한 신약개발 과정을 도표로 나타낸 것이다.

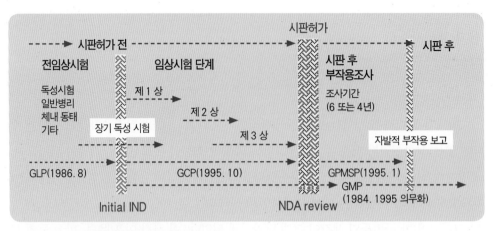

[그림 6.1] 국내 신약개발 과정(식품의약품안전처)

6.2 제1상 임상시험
Phase I Trial

제1상 임상시험은 '투약용량 발견 시험(Dose Finding Study)'이라고도 불리는 단계로서, 동물실험 혹은 시험관 실험을 통하여 발굴된 후보약물을 처음으로 사람을 대상으로 적용하는 단계이다. 제1상 임상시험의 주요 목적은 약물의 내약용량 범위(tolerable dose range)를 정하고 적정 복용량 및 투약주기를 결정하는 것이다. 또한 단회 투여 허용량 연구, 다중투여 허용량 연구, 흡수-분포-대사-분비(ADME) 등과 같은 약동학을 평가하기 위한 연구이기도 하다. 임상약리 연구로 이 단계에서 내약용량 범위가 충분히 확보되지 못한다면, 이후의 제2상 및 제3상 임상시험에서 약효를 테스트할 수 있는 용량은 제한적이 될 수밖에 없다. 그러므로 1상 임상시험에서 임상약리 전문가들은 신약의 내약성, 부작용, 독성, 치료할 신체부위와 기관계의 형태를 결정하고, 효율성을 위한 근거를 추정하는 등 신약에 대한 기초 임상약리학을 연구하여 향후 제2상 임상시험을 위한 최적정보를 얻어야 한다. 제1상 임상시험은 눈가림(blind)을 하지 않으며, 대조군을 두지 않고 적은 표본수(보통 10~20명)로 약물동력학적으로 지향된 최선의 투약용량을 발견하기 위하여 수행된다.

또한 표본수 계산을 별도로 하지 않아도 되는 1상 임상시험은 특정한 가설을 테스트하기 위한 연구라기보다 오히려 탐색적 연구(exploratory study)이기 때문에 데이터 분석은 간단한 기술적 통계방법만으로도 충분하다.

제1상 임상시험의 대상자는 주로 건강한 자원자로 구성되지만, 특정한 질병의 환자로 구성될 수도 있다. 예를 들면, 항암제 개발을 위한 임상시험에서의 1상 연구는 암치료에서 마지막 희망일지도 모르는 말기 단계에 있는 암환자를 상대로 행해지기도 한다. 이러한 경우에서는, 1상 임상시험 단계에서 신규 화학요법 작용제에 대한 평가의 주요 목표는 해당 암환자로부터 신약의 안전성과 효율성 프로파일을 구축하는 것이다. 제1상 연구에서 수집한 다양한 정보는 이후의 연구개발과 약물사용에 이용되며, 또한 부작용 발생 시 혈액내 약물농도와 부작용 증세 간의 상관관계를 결정하는 데 도움된다. 그러므로 1상 임상시험을 디자인하는 데에 있어서 주요 관심 분야는 대상자 선택, 초기용량선택, 용량증가(투여선량증가) 규칙, 환자의 용납불가 독성이 경험되기 직전의 최대약물복용량(Maximum Tolerable Dose, MTD)에 대한 결정이다.

제1상 임상시험에서의 적정투여용량 및 복용량을 발견하는 방법에는 다양한 접근방법이 사용되고 있다. 초회 투여량(first-in-human dose)의 산출은 일반적으로 동물실험을 통해서 얻은 비임상연구 데이터를 활용하게 된다. 안전할 것 같은 저용량으로 투약을 시작하여(초기시작용량, Starting Dose), 소수 환자의 코호트가 약물독성의 예정 단계(용량제한독성: Dose Limiting Toxicity, DLT)에 도달할 때까지 점차적으로 약물용량을 증가하여 투약한다(투여선량증가: Dose Escalation). 제1상 임상시험에서 많이 응용하는 연구설계 및 이행 방법은 7장에서 다시 자세하게 다룬다.

사례 고형종양 환자에서의 p28 임상시험 (Warso, 2013)

Warso (2013)는 고형종양 환자에서의 쿠프리독신 아주린(cupredoxin azurin)의 아미노 산인 p28의 최대약물복용량(MTD), p28의 용량제한독성(DLT), p28의 약동학 및 예비 활성을 조사하기 위하여 1상 임상시험을 수행하였다. 이 임상시험에서는 각 용량 집단에 3명의 대상자 코호트로 구성하였다. 투여선량증가(Dose Escalation)에서는 복용량을 0.83mg/kg, 1.66mg/kg, 2.5mg/kg, 3.33mg/kg or 4.16mg/kg으로 미리 정하고, 부작용이 보이지 않을 때에 다음 단계의 투여량으로 점진적으로 높였다. 이 임상연구 결과로 p28의 정맥투여는 재발 고형종양 진행 환자에게서 140mg/kg까지의 누적용량에 무독성량(No Observed Adverse, NOAEL) 또는 MTD에 이르는 심각한 부작용이 없는 것으로 나타났다.

다발성골수종의 메파란과 보테조미브 병행치료 투여용량 (Lonial, 2010)

Lonial (2010)는 기존의 약제로는 치료효과를 보이지 못하는 다발성골수종(multiple myeloma) 환자를 대상으로 치료효과가 높은 병합약제를 찾는 과정에서 기존의 고용량 메파란(mephalan) 단독약제에 추가로 보테조미브(bortezomib)의 투여용량에서 효능이 있는지, 그리고 언제가 적절한 투여시점인지를 파악하기 위하여 제1상 임상시험을 수행하였다. 전-투여 집단에 19명과 후-투여집단에 20명이 배정하여 고용량 메파란 투여 후 30일 이내에 나타나는 독성반응을 평가하였다.

네라티닙와 템시로리무스 병행치료 투여용량 (Gandhi, 2014)

Gandhi (2014)는 인간상피증식인자(HER) 수용체-2(human epidermal growth factor receptor-2, HER2)의 의존성 및 기타 고형종양 환자에서 네라티닙(Neratinib)과 템시로리무스(Temsirolimus)의 병행치료에 대한 1상 임상시험을 수행하여 제2상 임상시험에서의 권장복용량을 결정하려고 하였다. 2명의 환자로 구성된 2개의 초기 코호트를 (ⅰ) 네라티닙 160mg+템시로리무스 15mg, (ⅱ) 네라티닙 120mg+템시로리무스 25mg에 동시에 등록하였다. 이 임상시험은 60명의 환자에게 수행한 다양한 병행치료 용량 중에서도 네라티닙 200mg+템시로리무스 25mg 병행치료가 2상 임상시험에 허용 가능함을 보여주었다.

6.3 제2상 임상시험
Phase II Trial

제2상 임상시험은 신약의 안전성과 효능을 연구하며, 신약집단에 나타난 약물의 효과와 부작용을 대조집단과 비교, 검토한다. 제2상 임상시험은 단일약물, 약물혼합, 병행치료, 유전자 치료(gene therapy), 수술, 방사선 치료, 의료기기 등 신약개발 분야뿐만 아니라 다양한 치료방법을 발견하는 데에도 수행된다. 또한 예전에 테스트된 약물의 작용이나 수행 가능성을 재평가한다든지, 투약량 범위에 따른 부작용 측면에서 약물의 효능을 테스트한다든지, 혹은 임상적 결과변수에 대한 대리 바이오마커(surrogate biomarker)의 측정을 테스트할 때도 2상 임상시험을 수행하기도 한다. 앞서 1상 임상시험에 등록한 환자들의 특징은 기존 치료에 실패한 말기환자이든지 혹은 건강한 정상인들인 반면에, 2상 임상시험은 비교적 철저한 선정/제외 기준(inclusion/exclusion criteria)에 의해 모집된 질병환자군에서 실시된다. 그러므로 대상자들이 질병의 정도에서 비교적 균일하며 임상시험의 모니터링도 엄격하게 적용된다. 만일 신약과 대조약(혹은 위약)과의 비교연구에서 신약의 예후가 우월하지 않다면, 대상자들이 더 이상 과다독성률을 가진 약물에 노출되지 않도록 임상시험을 조기에 종료하도록 하는 연구를 설계함으로써 임상시험 대상자 보호라는 윤리적인 문제도 고려해야 한다. 또한 상대적으로 적은 표본수의 1상 임상시험과 달리, 더 많은 대상자 수로 설계된 2상 임상시험은 신약의 독성(률)에 관한 정보를 더 많이 수집하여 신약의 안전성을 보다 심도 있게 검토한다. 그러므로 2상 임상시험의 또 다른 연구목적은 향후 3상 임상시험에서 사용할 신약의 용량 및 용법을 결정하는 것이다. 그러므로 무작위-눈가림 연구설계(randomized, blinded design)를 이용하는 2상 임상시험에서는 약물의 안전성에 대한 정보를 더 많이 수집하여, 다음 단계인 제3상 임상시험으로 'go' or 'not go'에 대한 결정을 하게 된다.

제2상 임상시험을 다시 2A 임상시험과 2B 임상시험으로 나눌 수 있다. 2A 임상시험은 신약이 반질병 효과를 가지는지 아닌지를 조사하고 결정하는 것이 연구의 목적이다. 또한 신약이 적용되는 환자를 대상으로 약물의 안전성과 유효성, 그리고 약물동태 등에 대해서 검토한다. 일반적으로 2A임상시험에서는 환자들이 신실험양생법으로 치료받는 단독군 혹은 단일 단계의 임상시험 설계이다. 반면에 2B 임상시험은 2A 임상시험에 이어 신약의 약효가 기존의 약물과 비교할 만한 반질병 활동크기(효과크기, effect size)를 가지는지 아닌지를 결정하기 위한 목적으로 수행된다. 일반적으로 신약의 약효를 보다 명확하게 하기 위하여 대조군과 비교하는 탐색적 검토를 실시한다. 또 용량-반응 시험을 하며 최소유효량 및 최대안전량의 범위를 검토하여 임상치료의 최적약물용량 폭을 결정한다. 아울러 2B 임상시험에서는 제형과 처방에 대한 방법도 결정해야 한다.

사례 알코올의존증 항경련제 가바펜틴 임상시험 (Mason, 2014)

Mason (2014)은 미국 내에서 알코올의존증(Alcohol Dependence)으로 판정받은 18세 이상 남녀 150명을 대상으로 가바펜틴(Gabapentin)의 투여용량에 따라 지속적인 금주와 과음 비율을 비교하고, 음주 관련 불면증, 우울증, 술에 대한 욕구의 변화를 연구하는 2상 임상시험을 수행하였다. 이 연구에서의 임상설계는 FDA에서 승인된 용량을 기초로 하여 가바펜틴의 효능과 안정성이 보다 확실하게 평가되도록 설계하였다. 총 12주간에 걸쳐 이중 눈가림-위약제어-무작위-용량범위(Double-Blind, Placebo-controlled, Randomized, Dose-Ranging) 조건으로 900mg/day, 1800mg/day, 혹은 위약을 대상자들에게 투여하였다. 가바펜틴 투약군(특히, 1800mg 용량)은 금주 및 폭음비율, 폭음횟수와 음주량, 음주욕구, 불면증, 우울증 등 알코올의존증 관련 증상의 치료에 유의한 효과가 나타났다.

사례 포도막 흑색종 안구암 환자의 셀루메티닙 임상시험 (Carvajal, 2014)

Carvajal (2014)은 전이성 포도막 흑색종 희귀안구암(uveal melanoma) 환자의 셀루메티닙(selumetinib)의 약효를 연구하기 위하여 임상시험을 수행하였다. 이 연구는 셀루메티닙(75mg, 1일 2회)과 화학요법(temozolomide, 150mg/m^2 매 28일 주기로 5회 경구투여) 혹은 다카바진(dacarbazine, 1000mg/m^2 정맥주사 매 21일 주기)의 효능을 비교, 평가하기 위하여 120명의 대상자로 구성된 2상 임상시험이다. 질병무진행 생존율(disease free survival), 전체생존율(overall survival), 반응률(response rate), 안전성 및 독성 등을 결과변수로 사용한 이 임상시험은 화학요법과 비교해서 셀루메티닙은 질병무진행 생존율과 반응률에서는 소폭의 개선을 보였으나, 전체생존율에서는 유의한 개선이 관찰되지 않았다.

사례 크론병의 몽게르센 치료효능 임상시험 (Monteleone, 2015)

Monteleone (2015)은 염증성 장질환(Inflammatory Bowel Disease, IBD)인 크론병의 경구용 치료제인 몽게르센(mongersen)의 효능을 평가하기 위하여 크론병 환자를 대상으로 이중 눈가림 무작위 2상 임상시험을 수행했다. 총 166명의 환자들은 몽게르센 10mg, 40mg, 160mg, 그리고 위약 등 4그룹에 무작위로 배정되었다. 이 연구에서는 몽게르센 40mg과 160mg 그룹은 위약집단에 비교해서 치료효과에서 유의한 차이를 보였으나, 몽게르센 10mg은 위약에 비교할 때 유의한 차이가 나타나지 않았다.

사례 파라세타몰 과다복용에서의 아세틸시스테인 임상시험 (Bateman, 2014)

베이트멘 (Batema, 2014)은 급성 파라세타몰(paracetamol) 과다복용 환자에게 아세틸시스테인(acetylcysteine)의 표준치료(20-25시간)와 단시간 치료(12시간)의 부작용을 비교하기 위한 2상 임상시험에서 총 222명의 환자들을 예후요인들에 따라서 무작위 배정하였다. 이 임상시험에서는 12시간의 단시간 아세틸시스테인 치료요법이 구토를 덜 일으켰으며, 아나필락시스(anaphylaxis, 알레르기 쇼크) 반응을 감소시키는 것으로 나타났다.

6.4 제3상 임상시험
Phase III Trial

제3상 임상시험은 의약품의 안전성과 유효성을 확증하기 위한 임상시험으로 신약의 효과 평가에 있어서 확정적 결정 단계이다. 그러므로 3상 임상시험의 주요 목적은 신약의 약효를 결정하고, 부작용의 강도 측면에서 신약과 기존약물, 혹은 위약과 비교한다. 이 단계에서는 시험신약의 유효성 및 안전성을 면밀하고 객관적으로 밝혀 신약에 대한 최종적 평가를 내리게 된다. 제3상 임상시험의 결과에서 신약의 효능이 유의함을 나타내고, 약물부작용이 기준 이하임이 확인될 때, 임상시험 결과는 정부 규제기관에 신약승인을 위한 신청자료로 사용하게 되며, 의약품의 품목허가 사항에 필요한 정보를 완성하게 된다.

제3상 임상시험은 신약개발 외에도 다양한 임상환경에서 치료 유형을 채택하는 연구와 보건정책을 선택하고 결정하기 위해서도 실시된다. 예를 들면, 만성질환에서는 약물, 수술, 방사선 치료, 면역치료, 내분비치료, 그리고 유전자 치료 등을 결합한 혼합, 병행 치료양식을 채택할 때라든지 혹은 질병예방, 정기검진 등의 보건정책을 결정하기 위해서도 3상 임상시험을 수행한다. 또한 용량-반응 관계를 추가적으로 평가한다든지, 보다 폭넓은 환자대상이나 혹은 중증의 질환에 사용할 수 있는지의 여부, 또는 다른 의약품과 병용 가능성 여부에 대한 추가적인 연구에도 3상 임상시험을 실시할 수 있다. 제2상 임상시험의 선정/제외 기준과 비교할 때, 제3상 임상시험 대상자의 선정/제외 기준은 다소 덜 엄격하고, 표본수 계산은 이전의 2상 임상시험에서 도출된 정보를 사용해서 결정된다. 이와 같이 2상 임상시험과 비교하여 상대적으로 많은 표본수가 필요한 3상 임상시험은 다수의 병원 혹은 다기관의 자원을 사용하여 동시에 대상자를 모집하여 수행하는 다기관 임상시험(multicenter trial)이 일반적이다. 이것은 연구기간 내에 치료집단를 비교하고 테스트하기에 충분한 환자 수를 단일기관으로는 모집하지 못하기 때문이다. 하지만 다기관 임상시험이 대상자 모집을 빨리 마칠 수 있는 장점이 있는 반면에, 임상시험 이행계획이나 이행과정, 그리고 운영조직이 다소 복잡하다. 또한 환자들의 특성에 있어서 다기관 이용에 따른 환자들 간의 잠재적 이질성으로 임상시험 설계, 데이터 분석, 그리고 연구결과의 해석에 주의해야 한다. 제2상 및 제3상 임상시험 단계에서 주로 많이 사용되는 연구설계는 8장에서 자세히 살펴보기로 한다.

사례 노인 대상포진 백신 임상실험 (Lal, 2015)

Lal (2015)는 노인들의 대상포진(Herpes Zoster) 백신의 효과를 평가하기 위하여 위약 – 대조–무작위 3상 임상시험을 수행하였다. 총 15,411명의 노인 참가자는 백신 또는 위약 집단으로 무작위로 배정되어 근육 내 투여를 총 2회(2달 간격) 받았다. 평균 3.2년의 추적기간 동안에 백신은 97.2%의 효능을 나타냈으며, 또한 백신집단은 위약집단과 비교할 때 노인들의 대상포진 위험에서 유의한 감소를 보였다.

사례 유아 말라리아 예방 임상시험 (Senn, 2012)

Senn (2012)은 말라리아 원충(Plasmodium falciparum, Pf)이 많은 지역에 사는 아프리카 유아들의 말라리아와 관련된 질병률을 감소시키는 것으로 보여진 간헐적인 예방치료(Intermittent preventive treatment) 방법이 아프리카 지역 외에도 효과가 있는지를 연구하기 위하여 뉴기니아 유아에게 무작위 3상 임상시험을 수행했다. 이 임상시험에는 총 1,121명의 유아들을 3개의 집단으로 무작위 배정하여 말라리아 예방률과 치료부작용들을 비교하였다.

6.5 제4상 임상시험
Phase IV Trial

제4상 임상시험은 신약의 약효가 증명되어 식품의약품안전처(MFDS) 혹은 미국 FDA 로부터 신약승인을 받은 치료약물로 시판된 후에 시작하는 연구이다. '확장 안전성 임상 시험'으로도 불리는 4상 임상시험은 신약효과의 평가에 있어서 마지막 단계로서 주로 신약개발 제약사에 의해서 수행된다. 대규모 크기의 조사 혹은 관측연구인 4상 임상시험은 임상시험이라기보다는 신약의 부작용과 유독성, 부가적인 약물 간의 상호작용, 이상반응 등의 추적관찰을 위하여 추가적 추적을 위한 시판후 조사(post-marketing surveillance)의 성격을 가진다. 일반적으로 신약개발과 신약승인은 임상시험 참가자의 선정/제외 기준을 가지고서 상대적으로 적은 환자 수를 기초로 수행하기 때문에 신약이 해당 질병의 모집단 다수의 인구에게 적용되었을 때, 희귀하고 예측하지 못했거나 심각한 부작용이 발생할 잠재성이 있다. 이 4상 연구는 보다 포괄적인 범위의 환자들에게 처방된 신약의 효과의 객관성을 얻고, 신약 사용경험을 통한 약물 최적용량 등을 과학적으로 입증을 한다.

실제로 시판 후 조사연구의 결과로 시판이 중단되는 사례가 종종 있다. 예를 들면, 글로벌 제약회사 머크는 류마티스와 관절염 치료제 바이옥스(VIOXX)를 신약승인을 받아 시판 개시 6년 후인 2004년에 심각한 부작용으로 시판을 철회했다. 또한 제약회사 바이엘의 콜레스테롤 저하제인 세리바스타틴(Cerivastatin)이 다른 스타틴(statin) 약물보다 높은 주파수에서 발생하는 횡문근 융해증(rhabdomyolysis)에 의한 사망이 보고되어 시장에서 철수되었다. 이 외에도 실리콘 유방 삽입이나 몸무게 감량약물인 러덕틸(Reductil)도 시판 후에 승인이 철회되었던 사례들이다. 대부분의 4상 임상시험에서는 부작용을 경험한 환자 수 외에 얼마나 많은 환자가 해당 약물치료를 받았는지를 결정할 수가 없다. 신약이 부작용의 이유로 시판 중도에 철회되는 것은 신약개발 도중에는 문제가 있는 것으로 생각되지 않는다. 그러나 대규모 시판 후의 안전성 연구에서 나타난 결과는 희귀 부작용, 합병증, 추가 난치병이 그 중재치료 때문인지, 아니면 바닥에 깔려 있는 질병과정에 연관된 다른 요인 혹은 전혀 관계없는 요인 때문인지를 확실하게 구별해낼 수가 없어 도출된 결과를 확증적으로 해석하기가 어렵다. 그래서 "노출된(at risk)" 환자 수가 측정되거나 혹은 시판후 약물사용의 철저한 추적이 없다면, 실제 부작용의 발생률을 계산하기란 쉽지 않다.

폐렴구균 백신의 IV상 임상시험 (Center, 2009)

Center (2009)는 시판 후 관측 데이터베이스로부터 폐렴구균 백신(PCV7) 후의 안전성 연구를 수행하였다. 이 연구에서 부차적 결과변수(secondary outcome)는 과거대조군과 PCV7의 백신접종 중 미리 선정된 진단의 발생이다. 42명의 PCV7백신 투여자와 17명 대조군 환자가 가와사키병으로 병원에 입원했으며 그 발생률의 비교에 있어서 두 집단의 차이는 유의했다. 그러나 데이터 분석에서 잠재적 교란변수(potential confounder)를 조정한 후, 발생률의 차이는 통계적으로 유의하지 않았다. 이 연구는 가와사키병과 PCV7 사이에 어떤 연관이 없음이 나타나 유아의 폐렴구균 백신(PCV7)을 계속적으로 사용해도 된다는 것을 보여주었다.

사례 **폐암 치료제 게피티닙의 IV상 임상시험 (Douillardet, 2014)**

Douillardet (2014)는 표피성장인자수용체(EGFR) 돌연변이 양성 비소세포폐암 IIIA / B / IV 등급을 가진 환자의 표적 항암치료제인 게피티닙(gefitinib)의 안전성과 내약성을 평가하기 위하여 오픈 라벨 4상 임상시험을 수행하였다. 총 107명의 백인 참여 환자들은 게피티닙의 심각한 독성 내지 질병이 진행될 때까지 매일 250mg 복용하였다. 암진행이 있을 경우에는 환자는 의사의 판단에 따라서 후속 항암치료를 제공받았다. 이 임상연구로 게피티닙이 EGFR 변이 양성 비소세포폐암 환자의 표적항암제로서 효능과 내약성이 있음을 확인했다.

사례 **폐렴 치료제 레보플록사신의 4상 임상시험 (Akpunonu, 2004)**

Akpunonu (2004)는 폐렴 치료제인 레보플록사신(Levofloxacin)의 효능 및 안전성을 평가하기 위하여 시판 후 4상 임상연구를 수행하였다. 총 1,730명의 성인환자가 참여한 이 연구에서 환자들은 매일 레보플록사신 500mg을 10~14일간 복용했다. 거의 10년에 걸친 연구기간과 폭넓은 환자에게 사용된 레보플록사신의 내약성과 안전성이 일관되게 유지되는 것으로 나타났다.

아래 [표 6.1]은 신약개발 과정에서의 임상시험의 각 단계와 그 내용을 요약한 것이다 (KFDA).

[표 6.1] 신약개발 과정에서의 임상시험 단계와 내용

단계	단계별 시험 내용	임상의 목적과 비고사항
비임상	• 제제학적 시험: 안전성, 흡수성, 용해도, 제제형태 • 독성시험: 혈중농도와 독성의 관련성 • 약리학적 시험: 주요 약리작용의 프로파일 • 일반 약리 시험: 여러 장기의 기능에 미치는 효과에 대한 프로파일 • 약동학적 시험: 흡수, 분포, 대사, 배설	• 일반적인 가이드라인 외에 향후 진행될 환자에 따라 생식독성, 국소 자극성, 항원성 시험 등 여러 가지 시험이 추가됨 • 비임상의 기본적인 목적은 동물모델 대상으로 한 자료로부터 인간에 적용할 초기투여용량 및 부작용의 스펙트럼, 독성용량 등을 예측하려는 것임
제1상 임상시험	• 신약 후보물질의 체내 동태(PK) • 인체에서의 약리작용 • 부작용 및 안전 용량 범위 확인 • 비교적 건강한 사람 대상(20-80명)	• 약물의 안전성 및 약효 가능성을 검토 하기 위한 단계 • 항암제 등과 같이 cytotoxicity 나타내는 의약품의 경우 건강한 사람이 아닌 환자 를 대상으로 1상 진행하여 최대 투여 가능한 용량과 유효성을 검증하기도 함
제2상 임상시험	• 2A: 약물의 약효 확인, 작용시간, 유효용량 검토 • 2B: 약효 입증, 유효 용량 확인, 용량 반응 양상 검토, 유효성과 안전성의 균형적인 검토 • 통상 100-200여 명의 환자 대상(대상 질환에 따라 차이가 큼)	• 약물의 유효성과 안전성을 증명하기 위해 잘 컨트롤된 프로토콜로 임상 실시 • 2상을 전기, 후기로 나누지 않기로 함
제3상 임상시험	• 충분히 많은 환자를 대상으로 유효성과 안전성 확인 • 장기 투여 시 안전성 검토 • 약물 상호작용 및 특수 환자군 용량 정립 • 수백에서 수천 명의 환자 대상	• 신약의 유효성이 2상에서 어느 정도 확인 된 후 적용 대상 질환에 대한 추가적인 유효성 정보나 확실한 증거 수집을 위해 진행되는 시험 • 대상 환자를 대규모로 확대한 임상으로 컨트롤된 혹은 컨트롤 되지 않는 프로 토콜로 진행 • 시험 종류에 따라 장기간, 다기관 임상 이 진행되며 약물의 특성에 따라 대상 환자 수도 크게 차이남
제4상 임상시험	• 약물의 유해반응(부작용) 빈도에 대한 추가 정보 획득(시판 후 안전성 조사) • 특수 약리작용 검색, 장기간 대규모 추적 연구, 3상 자료보완, 특수환자군에 대한 임상, 새로운 적응증 탐색 등(시판 후 임상연구)	• 시판 후 안전성 조사와 시판 후 임상연구로 나누어짐

서로 다른 단계의 두 임상시험을 하나의 임상시험으로 결합하여 수행하는 것을 병행 임상시험(seamless clinical trial)이라고 하며, 1/2병행 임상시험 혹은 2/3병행 임상시험이 있다. 여기서 "심리스(seamless)"란 1상(혹은 2상) 임상시험에서 나온 자료를 분석한 이후에, 연구 도중에 긴 정지시간을 소비하지 않고서 중간분석 이전과 이후의 자료 모두를 최종분석에 사용된다는 것을 의미한다. 그러므로 최종분석에서는 두 단계의 임상시험에서 얻은 자료를 모두 합쳐서 분석하여 결론을 도출하는 연구설계이다. 예를 들면, 1/2병행 임상시험(seamless I/II design)은 1상과 2상 임상시험을 하나의 연구로 묶어서 수행하는 연구로서 약동학(PK) 및 약력학(PD), 약용량 정보와 안전성 정보를 얻는다. 핵심 아이디어는 1상 임상시험과 2상 임상시험 사이의 중간 빈 시간을 없애고, 1상 임상시험에서 사용된 자료의 전부 혹은 일부를 2상 임상시험에 사용함으로써, 시간과 비용 모두의 측면에서 효율성을 높이고자 하는 연구설계이다. 이 설계는 주로 종양학에서 많이 사용하는 연구설계 방법이다. 또한 2상과 3상을 결합하여 2/3상 병행 임상시험(seamless II/III design) 설계도 할 수 있다. 2상 및 3상 임상시험을 단일 연구로 결합할 때, 고정된 표본수로 각각의 두 단계 사이에서 대상자 수의 비율은 결합된 2/3상의 전체 검증력에 영향을 미치게 된다. 이때 2상 임상시험 기간 동안에 대리결과변수(surrogate outcome)를 이용하여 검증력을 증가시킬 수 있고, 또한 대리결과변수의 신속한 탐지로 인해 이 단계에서 임상시험 결과를 결정하는 소요시간이 단축될 수도 있다. 따라서 이러한 2/3상 병행 연구설계는 전형적인 단일 3상 임상시험의 접근방식을 사용하는 것보다는 3상 임상시험 연구를 더욱 빨리 시작하게 한다. 이러한 1/2상 병행 혹은 2/3상 병행 임상시험 설계는 다음과 같은 장점이 있다.

- 별도의 연구가 별도의 임상 단계로 수행되어야 한다는 것이 아니며, 일부 약물개발에서는 전형적인 임상시험 연구 단계가 적절하거나 필요하지 않을 수도 있다.

- 약물개발 프로그램을 위해 프로토콜을 적용할 환자를 채택하기가 어려운 경우에 병행 연구설계는 유익하다. 제3상 임상시험 단계에서 2상의 대상자를 계속 이용하

는 방법은 결국 임상시험에 필요한 총 대상자 수를 감소시킬 수 있다.

- 유망한 신약을 환자에게 빨리 이용 가능하게 할 수 있으며, 잠정적으로 안전성에 문제가 있을 수 있는 약물은 가능한 한 빨리 연구를 종료하면 위험에 노출될 수 있는 대상자 수는 감소될 것이다. 제2상 임상시험 부분에서 연구결과가 부정적이면, 임상시험은 정지하지만, 긍정적인 결과인 경우에는 환자는 2상에서 3상 임상시험으로 계속함으로서 2/3상 임상시험에 총 대상자의 수를 감소시킬 수 있다.

- 병행설계 방식은 연구자와 연구 참여자에게 비용과 시간 측면에서 매력적일 수 있고, 특히 대상자 등록의 효율성에서도 영향을 미칠 수 있다. 또한 이 설계방식은 작은 연구에서 스타트업 시간과 같이 업무조직에서도 혜택을 준다.

병행연구 설계는 위와 같은 여러 가지 장점이 있음에도 불구하고 연구목적을 보다 주의 깊게 고려한 후에 채택되어야 한다. 제2상 임상시험은 시험신약의 특징과 안전성에 대한 연구이고, 3상 임상시험은 확증적 시험이기 때문에, 그 둘을 합치면 시간과 비용의 절약이라는 장점이 있다. 하지만 안전성에 대한 연구 단계인지, 효율성에 대한 확증적 단계인지 혼동스럽고 임상시험의 목적이 명확해지지 않기 때문에 이 설계를 사용하기 이전에 많이 주의가 필요하다. 1/2상 병행 혹은 2/3상 병행 설계를 채택하기에 앞서 다음과 같은 문제가 반드시 고려되어야 한다.

- 언제 추가 실험군을 철회하고, 그만둘 것인가?

- 언제 초기 바이오마커는 어느 치료가 계속 추진되고, 분석을 위해 어떤 대상자 집단을 선택하는 데 사용될 것인가?

- 예를 들면 2/3상 결합설계에서, 결과에 따라 무작위화를 수정하는 것이 타당한 때는 언제일 것인가?

- 어떤 상황에서 연구의 첫 번째 단계가 두 번째 단계와 결합될 수 있으며, 그것이 언

제 타당한가?

식품의약품안전처(MFDS) 혹은 미국 FDA는 신약의 승인에 앞서서 약물효능을 확인하기 위해서 더 많은 시간과 더 많은 환자를 필요로 하는 임상적 결과변수(clinical outcome)에 대한 연구와 확정을 모색하도록 요구하기도 한다. 또한, 여러 단계의 임상시험을 단일 임상시험으로 결합함에 있어서 환자들 간의 이질성을 줄이고, 데이터의 분석에서 사용될 임상연구 중지규칙(stopping rule)을 미리 정하기 위하여 가능한 한 유사한 임상시험 기관들을 이용하는 것이 바람직하다.

사례 혈액 종양에서의 클로파라빈과 부술판 1/2상 임상시험 (Magenau, 2011)

Magenau (2011)는 혈액종양에서 클로파라빈(clofarabine)과 부술판(busulfan)의 결합치료의 항종양 활동성을 연구하기 위하여 임상시험을 수행하였다. 이 연구는 환자의 20%에서 독성(DLT)이 나타나는 클로파라빈과 부술판의 결합치료의 적정용량을 결정하기 위하여 1/2상 병행 임상시험 설계를 사용하였다. 용량의 함수로서 DLT의 확률에 대한 모델을 가정하고, 환자에게서 DLT가 발생하면 어떤 용량이 MTD가 될 것인지를 순차적으로 결정하여 새로운 환자에게 투여량을 배정했다. 이 연구에서는 클로파라빈 $30mg/m^2$을 투여 받은 첫 번째 환자에게서 DLT(등급 IV의 transaminitis)이 나타나 다음 6명 환자에게 $20mg/m^2$으로 용량을 감소하였다. 클로파라빈 $20mg/m^2$ 투여 6명 중 4명에게서 일시적 등급 III 의 transaminitis가 있어 다음 6명 환자를 $30mg/m^2$ 용량에 등록하였으며, 4명에게서 일시적 III transaminitis가 보였다. 그 나머지 환자들은 $30mg/m^2$과 $40mg/m^2$ 용량의 코호트로 배정하였다. 이 연구에서 총 46명 환자의 데이터는 클로파라빈과 부술판의 결합치료는 항종양 활성을 보였지만 클로파라빈 용량과 transaminitis의 정도 사이의 관계를 나타내지 않았다.

사례 다발성골수증의 다라투무맙 치료 1/2상 임상시험 (Lokhorst, 2015)

Lokhorst (2015)는 다발성골수증의 인간 IgG1κ 단일클론항체인 CD3을 표적으로 하는 치료제 다라투무맙(Daratumumab)의 1/2상 병행 임상시험을 수행했다. 이것은 오픈 라벨, 다기관 임상시험으로 1상에서는 용량증가(dose escalation) 연구와 2상에서는 용량확장

연구이다. 이 임상시험의 전반부 1상에서 모든 환자는 첫 번째 완전용량을 투여받기 이전에, 10mg 이상을 넘지 않는 선에서 완전용량의 10%를 사전투여 받았다. 첫 완전용량 투여 후의 안전성과 약동학의 평가를 위한 3주간의 세척기간이 있다. 두 번째 투약은 8주 동안 매주 6회의 완전주입 투여받았다. 후반인 2상에서는 8mg/kg과 16mg/kg으로 다라투무맙을 다양한 스케줄 A~E에 따라 투여되었다. 스케줄 A, B, C는 8mg/kg으로 매주 1회 8주 동안 투여받고 난 후에 16mg/kg으로 월 2회 16주 동안 주입되었다. 스케줄 D와 E에서, 대상자는 16mg/kg으로 1회 투여 후에 약동학 데이터 수집을 위해 3주간의 세척기간이 있었다. 그런 다음에 매주 1회씩 7주 동안 투여받고 나서 월 2회 14주 동안 투여받았다. 후반부 2상의 환자는 각각의 스케줄들을 마친 후, 질병 진행까지 혹은 독성관리가 어려운 수준이 발생될 때까지 매달 투여받았다.

사례 비소세포 폐암의 엘로티닙과 표적항암제 IMC-A12의 1/2상 병행 임상시험 (Weickhardt, 2012)

Weickhardt (2012)는 비소세포폐암 환자의 엘로티닙(erlotinib)과 표적항암제 IMC-A12(cixutumumab) 결합치료에 있어서 그 안전성과 내약성을 평가하기 위하여 1/2상 임상시험을 수행했다. 이 임상시험은 코호트-1 집단과 코호트-2 집단에게 매일 엘로티닙 150mg 경구투약과 함께 IMC-A12의 6mg/kg과 5mg/kg을 각각 28일 주기로 1, 8, 15, 22일에 투여했다. 내약성에 대한 긍정적인 결과를 기초로 하여 1회의 투약 사이클로 종료하고, IMC-A12을 21일 동안의 투여에서 도출한 약물동태학적 자료를 근거로 코호트-3을 구성했다. 코호트-3은 매일 엘로티닙 150mg 경구투약과 IMC-A12 15mg/kg을 21일 주기로 투여하여 독성 및 타당성을 평가하였다.

사례 소아 혈관종 치료제 프로프라놀롤의 2/3상 병행 임상시험 (Léauté-Labrèze, 2015)

Léauté-Labrèze (2015)는 소아 혈관종(Hemangioma) 치료로 프로프라놀롤(propranolol) 경구 용액의 효능 및 안전성을 평가하기 위하여 다기관 2/3상 임상시험을 수행했다. 총 460명의 소아환자는 위약 혹은 4개의 치료그룹에 무작위 배정되었다. 이 임상시험은 2-단계 적응적 설계(two-stage adaptive design)를 사용했다. 첫 1단계에서는 환자는 1일 2회로 6개월 동안 위약을 받거나 혹은 치료그룹(매일 프로프라놀롤 1mg/kg 혹은 3mg/kg으로 3개월 또는 6개월 투여) 중에 하나에 배정되어 투여받는다. 1단계 끝에서 중간분석을 통해 최적

의 프로프라놀롤 용량이 선택되고, 선택된 최적치료용량이 위약집단과 비교하는 2단계에서 프로프라놀롤의 효능 및 안전성을 평가했다.

사례 **고칼륨혈증 치료제 파티로머의 2/3상 임상시험 (Weir, 2015)**

Weir (2015)는 RAAS(Renin-Angiotensin-Aldosteron-System) 억제제를 복용하는 만성 신장질환 환자에게 치료제 파티로머(patiromer)의 효능과 안전성을 평가하기 위하여 2-단계(two-stage) 임상시험을 수행했다. 이 연구의 1단계는 4주간의 단일집단, 단일눈가림의 치료 초기 단계이며, 2단계는 8주간의 위약 대조, 단일눈가림 철수 단계(withdrawal phase)이다. 첫 1단계에서 환자의 칼륨혈증의 심각도에 따라서 두 개의 파티로머 시작용량 중 하나에 배정된다.

(i) 5.1~5.5mmol/l(미온적 칼륨혈증)은 4.2g의 파티로머 매일 2회 투약

(ii) 5.5~6.5mmol/l(중간/심각 칼륨혈증)은 8.4g의 파티로머 매일 2회 투약

만일 1단계의 베이스라인에서 혈청칼륨이 5.5mmol/l 혹은 그 이상 값을 가진 환자라면, 철수 단계에 적격하다. 또한, 파티로머 및 RAAS 억제제를 받는 동안 1단계 치료 끝에 혈청칼륨이 3.8~5.5mmol/l이라면, 철수 단계에 적격하다. 2단계인 철수 단계에 적격한 환자는 1단계에서 4주에 투여받은 파티로머 용량를 계속 투여집단 내지 위약집단으로 무작위 배정되었다. 총 243명의 대상자가 1단계 연구에 등록되었고, 그중에 107명이 2단계 임상시험에서 무작위 배정되었다. RAAS 억제제를 복용하는 고칼륨혈증 만성신장질환 환자에서 파티로머를 투약한 결과 혈청칼륨의 농도가 낮아지고 고칼륨혈증의 재발이 줄어드는 것으로 나타났다

사례 **인플루엔자 백신 효능의 3B/4상 병행 임상시험 (DiazGranados, 2014)**

DiazGranados (2014)는 고용량, 불활성화 인플루엔자 백신(IIV3-HD)이 표준용량의 백신(IIV3-SD)과 비교해서 인플루엔자 항체반응을 더 향상시키는지를 평가하기 위하여 3B/4상 병행 임상시험을 수행하였다. 이 임상시험은 미국의 126연구센터에서 모집한 총 31,989명의 65세 이상의 노인을 대상으로 연구된 다기관, 이중눈가림, 무작위 활성 대조

임상시험이다. 백신의 효과, 안전성(중대한 이상반응) 및 면역원성의 평가에서 IIV3−HD는 표준 용량의 백신보다 상당히 높은 항체 반응을 유도하고 인플루엔자 질병에 대한 더 높은 보호를 한 것으로 나타났다.

사례 폐동맥 고혈압 치료제 암브리센탄과 타다라필의 3B/4상 병행 임상시험 (Galiè, 2015)

폐동맥 고혈압(Pulmonary Arterial Hypertension) 치료제로 암브리센탄(ambrisentan)과 타다라필(tadalafi)은 각각 승인된 약물이지만, 여러 연구자료에 의하면 이 두 가지를 병행할 경우 치료 상승효과가 있는 것으로 보고되었다. Galiè (2015)은 이 두 약물의 병행요법을 확인하기 위하여 다기관, 이중눈가림, 무작위 3B/4상 병행 임상시험을 수행했다. 이 임상시험에서는 총 610명의 대상자가 암브리센탄＋타다라필 병용요법, 암브리센탄 단독요법, 타다라필 단독요법 그룹에 2:1:1 비율로 무작위 배정되었다. 주요 평가 결과변수를 최초 임상적 실패(사망, PAH 악화로 입원, 질환 진행 또는 불충분한 장기 임상 반응)까지의 시간으로 정하고 생존분석 통계방법을 사용하였다. 병용요법 그룹은 두 단독요법 그룹보다 사망, 입원, 폐동맥 고혈압 악화, 질병 진행, 불만족스러운 장기적인 임상 반응 등의 임상적 치료 실패 발생률이 감소한 것으로 나타났다.

6.7 신약허가신청
New Drug Approval

제3상 임상시험까지 무사히 마치고 신약의 안전성과 효능이 입증되면 신약 후보물질에 대한 각종 자료들을 정리하여 신약허가신청(New Drug Application, NDA)을 식품의약품안전처(MFDS) 혹은 미국 FDA에 제출하게 된다. FDA는 신약 후보물질의 안전성과 유효성을 확인하기 위하여 많은 단계의 예비실험(preclinical studies) 및 관련 임상시험 자료에 대한 심사 단계를 거친다. FDA는 제출된 자료를 검토하고, 필요시 추가자료를 요청하기도 한다. 이 과정에서 각 임상시험 단계마다 실험 수행 시에 엄수해야 할 규정을 준수했는지, 임상시험 데이터의 질적 수준 및 데이터의 일관성을 면밀히 검토하여 신약의 안전성과 유효성이 확실히 검증된 신약에 한해서 신약의 판매를 승인한다. 아래 [그림 6.2]와 [그림 6.3]은 미국 FDA에서의 신약 및 일반의약품 승인절차를 나타낸 것이다.

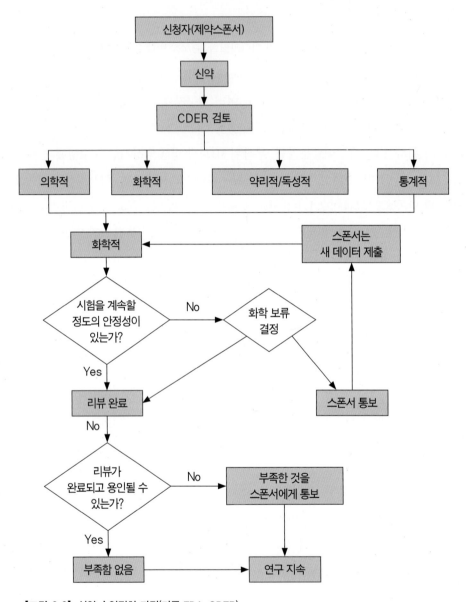

[그림 6.2] 신약 승인절차 과정(미국 FDA, CDER)

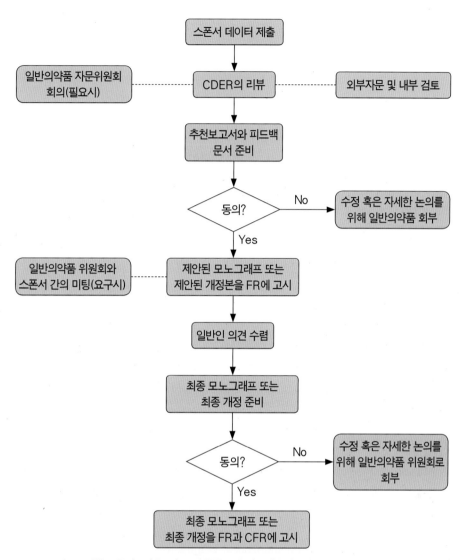

FR = Federal Register; CFR = Code of Federal Regulations

[그림 6.3] 일반의약품 승인절차 과정(미국 FDA CDER)

참고문헌

1. Akpunonu B, Michaelis J, Uy CN, Tennenberg AM, et al. Multicenter, Postmarketing Assessment of Levofloxacin in the Treatment of Adults with Community−Acquired Pneumonia. *Clinical Infectious Diseases*, 2004, 38:5−15.

2. Bateman DN, Dear JW, Thanacoody, HKR, Thomas S, et al. Reduction of adverse effects from intravenous acetylcysteine treatment for paracetamol poisoning: a randomised controlled trial. *Lancet*, 2014, 383:697−704.

3. Bretz F, Schmidli H, Knig F, Racine A, Maurer W. Confirmatory Seamless Phase II/III Clinical Trialswith Hypotheses Selection at Interim: General Concepts. *Biometrical Journal*, 2006, 4: 623−634.

4. Carvajal RD, Sosman JA, Quevedo JF, et al. Effect of Selumetinib vs Chemotherapy on Progression−Free Survival in Uveal Melanoma. *JAMA*, 2014. 311:2397−2405.

5. Center KJ, Hansen JR, Lewis E, Fireman BH, Hilton B. Lack of association of Kawasaki disease after immunization in a cohort of infants followed for multiple autoimmune diagnoses in a large, phase−4 observational database safety study of 7−valent pneumococcal conjugate vaccine: lack of association between Kawasaki disease and seven−valent pneumococcal conjugate vaccine. *Pediatr Infect Dis J*, 2009, 28: 438−40.

6. Chow SC, Liu JP. *Design and Analysis of Clinical Trials: Concepts and Methodologies*. Wiley, 2004.

7. DiazGranados CA, Dunning AJ, Kimmel M, et al. Efficacy of High−Dose versus Standard−Dose Influenza Vaccine in Older Adults. *NEJM*, 2014, 371: 635−645.

8. Douillard JY, Ostoros G, Cobo M, Ciuleanu T, et al. First−line gefitinib in Caucasian EGFR mutation−positive NSCLC patients: a phase−IV, open−label, single−arm study. *British Journal of Cancer*, 2014, 110: 55−62.

9. Friedman LM, Furberg CD, DeMets DL. *Fundamentals of Clinical Trials.* Springer, 2010.

10. Galie N, Barbera JA, Frost AE, et al. Initial Use of Ambrisentan plus Tadalafil in Pulmonary Arterial Hypertension. *NEJM*, 2015, 373: 834−844.

11. Gandhi L, Bahleda R, Tolaney SM, Kwak EL,et al. Phase I Study of Neratinib in Combination With Temsirolimus in Patients With Human Epidermal Growth Factor Receptor 2−Dependent and Other Solid Tumors. *J Clin Oncol*, 2014, 32:68−75.

12. Hung HMJ, Cui L, Wang SJ, Lawrence J. A regulatory view on adaptive/flexible clinical trial design. *Biomet J*, 2006, 48: 565−573.

13. Hung HMJ, Cui L, Wang SJ, Lawrence J. Adaptive statistical analysis following sample size modification based on interim review of effect size. *J. Biopharm. Stat*, 2005, 15:693−706.

14. Janowsky EC, Kupper LL, Hulka BS. Meta−analyses of the relation between silicone breast implants and the risk of connective−tissue diseases. *NEJM*, 2000, 42:781−90.

15. Lal H, Cunningham AL, Godeaux O. Efficacy of an Adjuvanted Herpes Zoster Subunit Vaccine in Older Adults. *NEJM*, 2015, 372: 2087−2096.

16. Leaute−Labreze C, Hoeger P, Mazereeuw−Hautier J, Guibaud L, Baselga E, A Randomized, Controlled Trial of oral Propranolol in Infantile Hemangioma. *NEJM*, 2015, 372: 735−46.

17. Leung DH, Wang Y. Isotonic designs for phase I trials. *Control Clin Trials*, 2001, 22:126−38.

18. Lim HJ, *Designs and Applications of Clinical Trials.* Bullsbook Publisher Inc, Seoul, Korea. 2015.

19. Lokhorst HM, Plesner T, Laubach JP, et al. Targeting CD38 with Daratumumab Monotherapy in Multiple Myeloma. *NEJM*, 2015, 373:1207−1219.

20. Lonial S, Kaufman J, Tighiouart M, et al. A phase I/II trial combining high−dose melphalan and autologous transplant with bortezomib for multiple myeloma: A

dose- and schedule-finding study. *Clin Cancer Res*, 2010, 16:5079-5086.

21. Magenau J, Tobai H, Pawarode A, Braun T, et al. Clofarabine and busulfan conditioning facilitates engraftment and provides significant antitumor activity in nonremission hematologic malignancies. *Blood*, 2011, 118:4258-64.

22. Mason BJ, Quello S, Goodell V, Shadan F, Kyle M, Begovic A. Gabapentin Treatment for Alcohol Dependence: A Randomized Clinical Trial. *JAMA Intern Med*, 2014, 174:70-77.

23. Monteleone G, Neurath MF, Ardizzone S, Sabatino AD, et al. Mongersen, an Oral SMAD7 Antisense Oligonucleotide, and Crohn's Disease. *NEJM*, 2015, 372:1104-1113.

24. Muller HH, Shafer H. Adaptive group sequential designs for clinical trials: Combining the advantages of adaptive and classical group sequential approaches. *Biometrics*, 2001, 57:886 -891.

25. Nicolai JP. EQUAM Declaration on Breast Implants, July 4, 1998. European Committee on Quality Assurance and Medical Devices in Plastic Surgery. *Plast Reconstr Surg*, 1999, 103: 1094.

26. Peace KE, Chen DG. *Clinical trial methodology*. CRC Press, 2011.

27. Piantadosi S. *Clinical trials: a methodological prospective*. Wiley, 2007.

28. Rosenberger WF, Haines LM. Competing designs for phase I clinical trials: a review. *Stat Med*, 2002, 21:2757-70.

29. Senn N, Rarau P, Stanisic DI, Robinson L, et al. Intermittent Preventive Treatment for Malaria in Papua New Guinean Infants Exposed to Plasmodium falciparum and P. vivax: A Randomized Controlled Trial. *PLoS Med*, 2012, 9: e1001195.

30. U.S. FDA. Center for Drug Evaluation and Research. IND review process. CDER Handbook, http://www.fda.gov/cder/handbook/ind.htm

31. U.S. FDA. Center for Drug Evaluation and Research. OTC drug monograph review process, CDER Handbook, 2007. http://www.fda.gov/cder/handbook/otc.htm

32. U.S. FDA. Draft Guidance for the use of Bayesian Statistics in Medical Device Clinical Trials. 2006. www.fda.gov/cdrh/osb/guidance/1601.pdf

33. Warso MA, Richards JM, Mehta D, Christov K, et al. A first−in−class, first−in−human, phase I trial of p28, a non−HDM2−mediated peptide inhibitor of p53 ubiquitination in patients with advanced solid tumours. *Br J Cancer*, 2013, 108:1061−70.

34. Weickhardt A, Doebele R, Oton A, Lettieri J, et al. A phase I/II study of erlotinib in combination with the anti−insulin−like growth factor−1 receptor monoclonal antibody IMC−A12 (cixutumumab) in patients with advanced non−small cell lung cancer. *J Thorac Oncol*, 2012, 7:419−26.

35. Weir MR, Bakris GL, Bushinsky DA, Mayo MR, et al. Patiromer in Patients with Kidney Disease and Hyperkalemia Receiving RAAS Inhibitors. *NEJM*, 2015, 372:211−221.

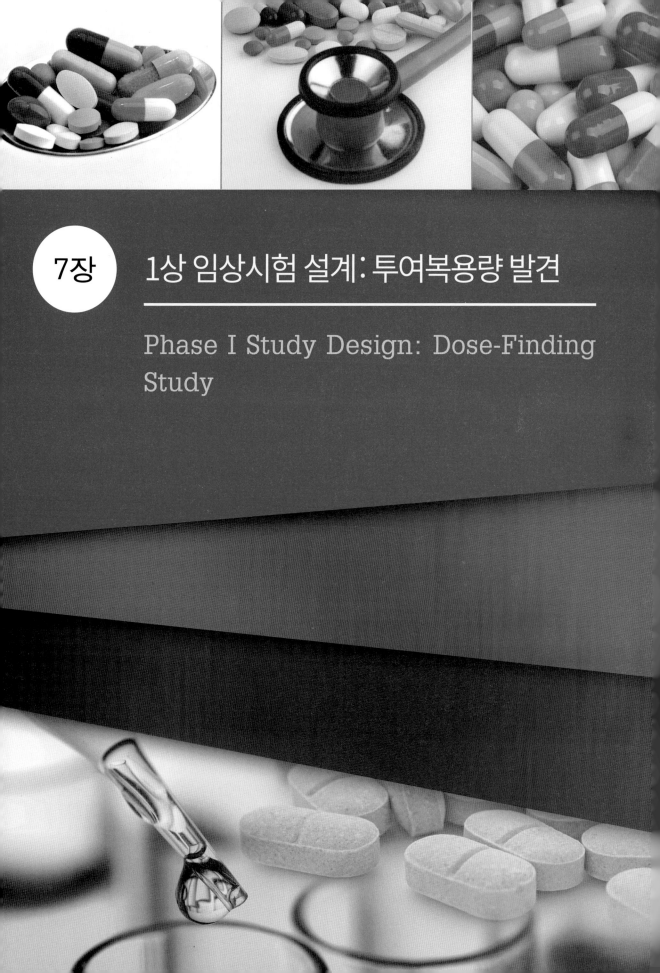

7장

1상 임상시험 설계: 투여복용량 발견

Phase I Study Design: Dose-Finding
Study

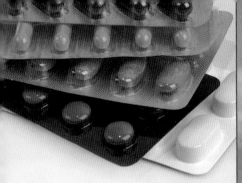
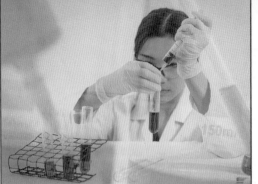
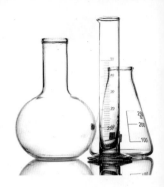

제1상 임상시험은 동물실험을 통하여 개발된 신약물질을 사람에게 실시하는 첫 임상시험 단계로서 약물의 정확성(precision) 및 안전성(safety)을 파악하고, 대상자가 견딜 수 있는 내약 용량범위를 평가하기 위한 연구이다. 그러므로 1상 임상시험의 주요 목적은 해당 질병의 환자에게 허용할 수 있는 최대의 효능을 가진 용량, 즉 최대허용용량(Maximum Tolerated Dose, MTD)을 결정하는 것이다. 만일 1상 임상시험 단계에서의 적정용량 측정이 부정확하다면, 후속의 2상, 3상 임상시험에서 치료효과의 부재로 혹은 신약물질의 높은 독성률로 인해서 신약개발의 실패로 이어지게 되므로 보다 주의 깊은 연구설계가 필요하다. 이 7장에서는 1상 임상시험에 이용되는 다양한 연구설계 방법을 살펴본다.

　　동물실험을 통하여 개발된 신약물질을 사람에게 실시하는 첫 단계인 제1상 임상시험에서는 대상자가 견딜 수 있는 내약 용량범위(tolerable dose range)를 정확하게 평가하기 위한 연구로서, 약물의 효과보다는 오히려 약물의 정확성(precision) 및 안전성(safety)에 초점을 두는 연구라고 하겠다. 그러므로 1상 임상시험의 주요 목적은 해당 질병의 환자에게 허용할 수 있는 최대의 효능을 가진 용량, 즉 최대허용용량(Maximum Tolerated Dose, MTD)을 결정하는 것이다. 여기에서 최대허용용량 MTD는 독성이 나타나지 않는 용량 범위 내에서의 최대복용량을 뜻하거나, 혹은 독성반응이 나타나는 용량 범위 중에서의 최소복용량을 뜻한다. 일반적으로 1상 임상시험에서의 MTD 추정값은 질병의 특성에 따라 채택되는 여러 가지 요소에 의해서 결정된다. 예를 들면 용량레벨의 수, 초회용량 레벨, 각 용량레벨에 배정되는 환자 수, 그리고 용량증가(dose escalation) 방법 등의 요소에 영향을 받는다. 1상 임상시험으로부터 약물의 적정복용량을 발견하는 방법에는 여러 가지가 있다. 보통 초회의 시작투여량(first-in-dose dose) 산출은 비임상 동물실험 데이터를 활용하여 사람에게 안전할 것 같은 저용량으로 투약을 시작하며(초기시작용량: starting dose), 소수 대상자의 코호트가 약물독성의 예정 단계(용량제한독성: dose limiting toxicity, DLT)에 도달할 때까지 점차적으로 용량을 증가(투여선량 증가)하여 투약한다. 약물의 투여선량 증가 도중에 대상자의 일부가 심각한 독성을 경험하여 더 이상 약물용량을 올릴 수 없게 되는 경우에 MTD의 범위가 정해지게 된다.

　　ICH(International Conference for Harmonization) 지침에 의하면 약물의 부작용(Adverse Event, AE)은 의약품의 투여와 관련하여 바람직하지 않은 혹은 의도하지 않은 증상 또는 질병을 말한다. 나아가 심각한 부작용(Serious Adverse Event, SAE)은 의약품이 생명을 위협하거나 사망을 초래할 경우, 24시간 이상의 입원치료가 필요할 경우, 영구적 또는 중대한 장애를 초래할 경우, 대상자의 상태가 위태롭게 되어 다른 적절한 치료가 필요할 경우를 말한다. 그러므로 제1상 임상시험은 안전성이 허용하는 정해진 독성등급 범위 안에서 충분하게 높은 용량까지 약물의 독성을 올바르게 평가하는 것을 목적으로 한다. 이때 MTD 레벨은 일반적으로 목표 독성레벨(target toxicity level, TTL)로 정의되며, 독성등급은 다음과 같이 분류할 수 있다.

Grade 0: 무독성(no toxicity)

Grade 1: 미약한 독성(mild toxicity)

Grade 2: 중간 정도의 독성(moderate toxicity)

Grade 3: 심각한 독성(severe toxicity)

Grade 4: 생명위협(life-threatening toxicity)

Grade 5: 사망(death)

미국 국립암센터(NCI)는 독성등급 Grade 3 혹은 그 이상을 DLT으로 규정하고 있다. 용량에 따른 독성반응률은 질병의 종류, 질병의 진행정도, 기존 치료약물의 치료성공률, 현재 개발신약에 기대되는 성공률 등에 따라 정한다. 제1상 임상시험의 표준 설계로 꼽히는 '3+3' 설계에서는 목표한 DLT 비율을 33%로 사용하고 있다. 임상연구에 따라 20%(Dongen, 1998), 30%(Eckhardt, 2000) 혹은 50%(Gelmon, 2000)까지 사용하는 사례도 있지만, 일반적으로 25~33%를 사용하고 있다(Storer, 1989; Storer, 2001).

약물의 적정용량 발견을 위한 이상적인 연구설계는 몇 개의 용량레벨 각각에 대상자들을 무작위로 배정하여, 각 용량레벨에 적절한 대상자 수로 신약물을 투여하고, 적절한 용량-반응 모델을 fit하여, 비편향된 참 용량-반응률을 측정하는 것이다. 그러나 이런 이상적인 연구설계는 인간대상의 임상시험에서 저용량에서의 연구결과를 검토하기 이전에는 대상자를 고용량에 무작위로 배정하는 것은 윤리적으로 용인될 수 없기 때문에 현실적으로 수행하기가 불가능하다. 만일 1상 임상시험 단계에서의 적정용량 측정이 부정확하다면, 후속의 2상과 3상 임상시험에서 치료효과의 부재로 혹은 높은 독성률로 인해서 신약개발의 실패로 이어지게 되므로 1상 임상시험에서는 보다 주의 깊은 연구설계가 필요하다.

제1상 임상시험에서의 연구설계는 미리 정해진 룰에 근거를 두느냐 혹은 용량-반응 관계가 추정되는 모형에 근거를 두느냐에 따라 크게 두 종류로 나눌 수 있다. Rule-based design vs Model-based design. 룰 근거 설계로는 표준방법(Standard Method, SM), 가속

적정계획(Accelerated Titration Design, ATD) 등이 있으며, 모형 근거 설계로는 연속재평가방법(Continual Reassessment Method, CRM), TITE−CRM, EWOC(Escalation with Overdose Control) 등이 있다. 다음 섹션에서는 1상 임상시험에서 많이 사용되는 다양한 설계와 그 이행방법을 살펴보기로 한다.

7.2 표준 '업−앤−다운' 방법
Standard 'Up-and-Down' Method

7.2.1 단순 '업-앤-다운' 설계(simple 'Up-and-Down' Design)

제1상 임상시험에서 가장 보편적으로 사용되는 설계 방법은 딕슨과 무드가 제시한 '업−앤−다운'(up−and−down) 방법이다(Dixon & Mood, 1948). 이 '업−앤−다운' 설계는 1상 임상시험의 목적인 최대허용용량(MTD)을 결정하는 표준방법으로, 대상자 1명씩의 독성반응에 따라 임상시험이 진행된다. 이 설계에서는 용량의 증가 혹은 감소의 두 가지 경우만을 허용하므로 설계가 아주 단순하며, 임상시험이 시작되기 이전에 미리 1상 임상시험에 참여할 총 대상자 수가 정해지고 임상시험 수행 준비를 끝낼 수 있다. 그러나 구체적인 중지규칙(stopping rule)이 없어서 계속적으로 용량증가를 하거나 혹은 용량감소로 임상시험이 진행될 수 있어서 목표독성률에 해당하는 MTD를 정확하게 발견하지 못할 수도 있다. 또한 일부 대상자는 치료효과가 없는 아주 낮은 용량레벨에 배정되는 문제점을 지니고 있다. 아래의 [그림 7.1]은 단순 '업−앤−다운' 설계를 나타낸 플로차트이다.

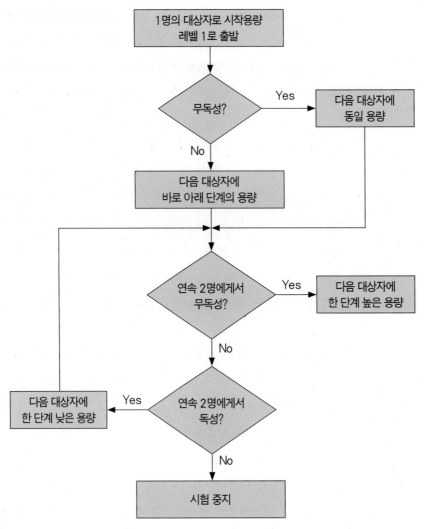

[그림 7.1] 단순 '업-앤-다운' 설계(simple 'Up-and-Down' Design) 플로차트

딕슨과 무드(Dixon and Mood, 1948)의 업-앤-다운 설계 방법이 소개된 이후에 연구대상의 질병에 따라서 각 용량레벨에 대상자 수를 2명, 3명, 또는 6명 등으로 조금씩 변형하여 배정하는 설계가 소개되었다. 웨더힐(Wetherill, 1963)은 집단 업-앤-다운(group up-and-down) 방법으로 '3+3' 설계를 제시했다. 이러한 업-앤-다운 표준설계는 용량-독성 반응 곡선에 대한 사전정보 없이도 할 수 있는 단순한 설계로서 바로 직전에 배정된 대상자 집단에서 나온 독성반응 결과에 따라서 용량을 증가하거나 혹은 감소한다. 그러나 임상시험 종료에 영향을 주는 것은 마지막 대상자 그룹의 반응에 달려 있으므로 다양한 대

상자들이 임상시험에 참여하는 순서에 따라 MTD가 잘못 추정되는 경우가 있을 수 있다. 또한 미리 정해진 복용량 레벨 내에서만 MTD가 결정된다. 다음 섹션에서는 '업-앤-다운' 설계의 다양한 응용방법을 살펴보기로 한다.

7.2.2 '3+3' 업-앤-다운 설계('3+3' Up-and-Down Design)

딕슨과 무드의 '단순 업-앤-다운(simple up-and-down)' 방법에서 발전한 '집단 업-앤-다운(group up-and-down)' 방법으로 '3+3' 설계가 있다(Wetherill, 1963). '3+3' 설계의 플로차트(그림 7.2)와 알고리즘은 다음과 같다.

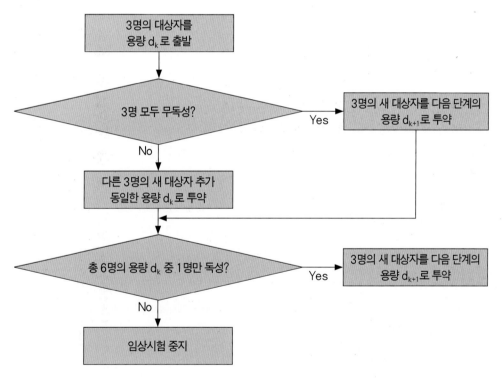

[그림 7.2] '3+3' 업-앤-다운('3+3' Up-and-Down) 설계 플로차트

알고리즘: 먼저 k = 1로 시작한다.

(A) 투여용량 d_k인 단계에서 3명의 대상자의 독성 여부를 평가한다.

    (A1) 만일 3명 중에서 누구도 용량제한독성을 가지지 않는다면, 투여용량을 d_{k+1}로 높이고 (A)로 되돌아간다.

    (A2) 만일 3명 중에서 1명이 용량제한독성을 가진다면, (B)로 간다.

    (A3) 만일 3명 중에서 2명이 용량제한독성을 가진다면, (C)로 간다.

(B) 투여용량 d_k에서 다시 3명의 대상자를 추가해서 독성 여부를 평가한다.

    (B1) 만일 6명 중에서 1명이 용량제한독성을 가진다면, 투여용량을 d_{k+1}로 높이고 (A)로 간다.

    (B2) 만일 6명 중에서 최소 2명이 용량제한독성을 가진다면, (C)로 간다.

(C) 용량증가를 멈춘다.

'3+3' 설계의 보다 깊은 이해를 위하여 가상의 시나리오로 설명해 보기로 한다. 임상시험 진행 중에서 용량레벨 1, 2, 3단계 각각에서 3명씩 해당 용량을 투약했을 때 독성을 경험한 환자가 없었다고 가정하자. 아래 표와 같이, 용량레벨 4단계에서 3명의 새 대상자 코호트에게 용량 40mg을 투약했을 때, 그중 1명의 대상자에게서 DLT 독성이 발현되었다고 가정하기로 한다. 이러한 시나리오에서, 5단계는 다시 3명의 추가 대상자에게 4단계와 동일한 용량 40mg을 투약하게 된다. 이때의 용량 40mg을 투약한 대상자는 4단계와 5단계로부터 총 6명으로 구성된다. 이들 6명으로부터 DLT 독성이 발현한 대상자의 비율은 1/6, 2/6, 혹은 ≥3/6가 되며, 이 비율에 따라 아래의 케이스와 같이 결정할 수 있다.

[표 7.1] 가상 임상시험 시나리오

단계	용량(mg)	치료 수령할 환자 수	DLT를 경험한 환자 수
1	10	3	0/3
2	20	3	0/3
3	30	3	0/3
4	40	3	1/3
5	40	3	(*) 1/6, 2/6, ≥3/6

- 케이스 1: (*)=1/6이라면, 3명의 새로운 환자 코호트에게 6단계의 용량 50mg을 투약한 후에 어떻게 되는지를 상황을 본다.
- 케이스 2: (*)=2/6이라면, 임상시험을 중단하고, 최적용량은 40mg으로 결정한다.
- 케이스 3: (*)≥3/6이라면, 6단계에서의 용량 30mg을 3명의 새로운 대상자에게 투약한 후에 어떻게 되는지 상황을 본다.

이 '3+3' 설계 방법은 임상 분야와 상황에 따라서 2+4 설계, 3+3+3 설계, Best of Five 설계, Rolling-6 설계 등으로 변경이 가능하다. 이 '3+3' 설계에서 처음 투약한 3명의 대상자를 2명으로 변경시키고, 또한 추가 3명을 4명으로 변경시키면 표준 '2+4' 설계가 된다. 이와 같은 방법으로 '3+2' 설계 또는 '2+3' 설계로의 변경이 가능하다.

7.2.3 '2+4' 업-앤-다운 설계('2+4' Up-and-Down Design)

'2+4' 설계 방법은 '3+3' 설계를 변경한 것으로서, 처음 투약한 3명의 대상자를 2명으로 변경시키고, 또한 추가대상자 수를 3명에서 4명으로 변경한 설계이다. 이 '2+4' 설계에서는 만일 2명 대상자 코호트 중에서 1명의 DLT가 발현된 경우에는 동일용량으로 4명의 대상자를 더 추가하며, 임상시험 종료 결정은 '3+3' 설계에서와 같다. 아래의 [그림 7.3]은 '2+4' 업-앤-다운 설계를 나타낸 플로차트이다.

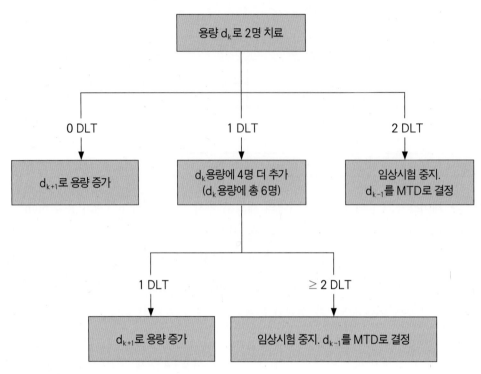

[그림 7.3] '2+4' 업-앤-다운 설계 플로차트

7.2.4 '3+3+3' 업-앤-다운 설계('3+3+3' Up-and-Down Design)

'3+3+3' 업-앤-다운 설계는 임상시험 종료에 있어서 '3+3' 업-앤-다운 설계보다는 다소 신중을 기하는 방법이다. 이 설계는 3명씩의 두 코호트를 합한 6명 중에서, 만일 2명이 DLT일 경우에, 동일용량에 또다시 3명의 대상자를 더 추가하여 DLT를 관찰하는 것이다. 이때 동일용량이 투약된 총 9명 중에서, 3명 혹은 그 이상의 DLT가 관찰된다면, 임상시험은 종료된다. 아래의 [그림 7.4]는 '3+3+3' 업-앤-다운 설계를 나타낸 플로차트이다.

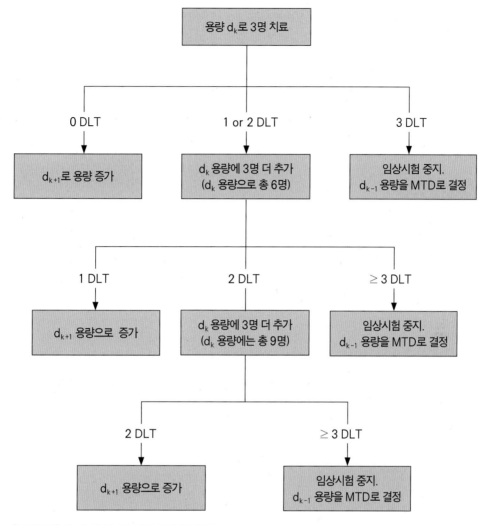

[그림 7.4] '3+3+3' 업-앤-다운 설계 플로차트

7.2.5 'Best-of-Five'(or '3+1+1') 설계

　'Best-of-Five' 설계는 각 용량레벨에 5명까지의 대상자를 할당할 수 있는 방법으로 '3+1+1' 설계라고도 불린다. 이 설계 방법은 첫 용량레벨에서의 3명의 대상자 중에서 1명 또는 2명의 대상자가 DLT인 경우에, 동일한 용량레벨에 1명의 대상자를 추가로 배정한다. 이들 총 4명의 대상자 중에서 2명의 대상자가 DLT인 경우에, 또다시 1명의 대상자

를 추가로 더 배정하여 총 5명의 대상자로 구성된다(Storer, 2001). 처음 3명 대상자 중에서 누구도 DLT가 아닌 경우, 혹은 총 4명의 대상자 중에서 1명이 DLT인 경우에 용량을 증가하게 된다. 또는 총 5명의 대상자 중에서 2명이 DLT인 경우에는 용량을 증가하지만, 반면에 3명 이상이 DLT인 경우에는 임상시험을 종료한다.

이러한 '3+1+1' 설계는 표준 '3+3' 설계보다는 용량 증가속도가 과감하게 빠른 급진적인 설계 방법으로 목표한 MTD를 초기에 도달할 수 있다. 이 설계는 DLT 비율이 30%~40%일 때 적절한 방법이다. 'Best-of-Five' 설계의 알고리즘과 플로차트(그림 7.5)는 다음과 같다.

알고리즘: K=1에서 시작하여, d_k 용량에서 3명의 대상자를 평가.

(Ⅰ) 어떤 환자에서도 DLT가 나타나지 않는 경우, 투여량을 d_{k+1}로 증가.

(Ⅱ) 모든 환자가 DLT이 있는 경우, 임상시험 중지.

(Ⅲ) (Ⅰ)이나 혹은 (Ⅱ)가 아닐 경우에는 대상자 1명이 d_k 용량에 추가로 배정되어 이때 d_k 용량에서의 대상자 수는 총 4명이 됨.

   (A) 만일 4명 중에서 1명만이 DLT가 있는 경우, 투여량을 d_{k+1}로 증가.

   (B) 만일 4명 중에서 3명이 DLT가 있는 경우, 임상시험 중지.

   (C) (A)나 혹은 (B)가 아닐 경우에 대상자 1명이 d_k 용량에 추가로 더 배정되며, 이때 d_k 용량에서의 대상자 수는 총 5명이 됨.

     (i) 만일 5명에서 2명이 DLT가 있는 경우, 투여량을 d_{k+1}로 증가

     (ii) (i)이 아니면, 임상시험 중지. 'MTD는 d_{k-1}이 된다.

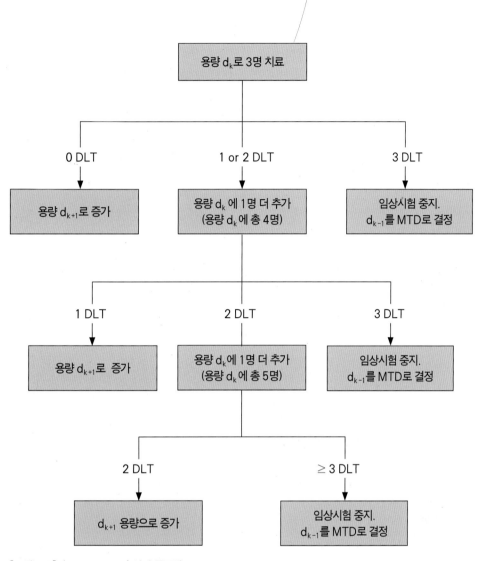

[그림 7.5] 'Best-of-Five' 설계 플로차트

사례 **산통마취제 부피바카인의 용량 발견 (Stocks, 2001)**

스톡스(Stocks, 2001)는 산통마취로 펜타닐(fentanyl)과 함께 사용할 부피바카인 (bupivacaine)의 최소용량을 측정하기 위하여 업-앤-다운 설계를 이용한 이중눈가림 무작위 임상시험을 수행하였다. 이 임상시험은 두 단계로 설계되었다. 첫 번째 단계에서, 대상자는 30명씩으로 구성된 4집단 중의 한 집단에 무작위로 배정되었다. 각 대상자는 (부피바카인 단독) 혹은 (부피바카인＋펜타닐 25mg) 집단에 무작위 배정된다. 연구의 두 번째

단계에서, 부피바카인과 펜타닐 5mg 혹은 펜타닐 15mg에 무작위 배정하였다. 각 그룹에서의 첫 대상자는 시작 복용량으로 임의로 선택된 부피바카인 2.25mg으로 투여되었다. 그 후, 대상자 임산부가 받을 부피바카인의 투여량은 해당 집단 내에서의 이전 임산부의 진통반응에 의해서 결정하였다. 테스트 증감 용량을 부피바카인 0.25mg으로 설정하여, 업-앤-다운 순차적 배정에 따라 부피바카인 투여량이 높아지거나 낮아지는 방식으로 임상시험이 진행되었다. 이 1상 임상시험에서는 부피바카인 최소량의 마취용량으로 1.99mg이 결정되었다.

사례 **비소세포폐암의 엘로티닙과 표적항암제 병행치료의 1/2상 임상시험 (Weickhardt, 2012)**

웨이크하트(Weickhardt, 2012)는 비소세포폐암 환자의 엘로티닙(erlotinib)과 표적항암제 IMC-A12(cixutumumab) 병행치료에 있어서 그 안전성과 내약성을 평가하기 위하여 1/2상 임상시험을 수행했다. 이 임상시험은 코호트-1 집단과 코호트-2 집단에게 매일 엘로티닙 150mg 경구투약과 함께 IMC-A12 6mg/kg과 5mg/kg을 각각 28일 주기로 1일, 8일, 15일, 22일에 투여했다. 내약성에 대한 긍정적인 결과를 기초로 하여 1회의 투약 사이클로 종료하고, IMC-A12를 21일 동안의 투여에서 도출한 약물동태학적 자료를 근거로 코호트-3을 구성했다. 코호트-3은 매일 엘로티닙 150mg 경구투약과 IMC-A12 15mg/kg을 21일 주기로 투여했다. 이 코호트-3에서는 '3+3' 업-앤-다운 표준설계를 사용하여 독성 및 타당성을 평가하였다.

사례 **네라티닙(Neratinib)과 템시로리무스(Temsirolimus)의 용량 발견 (Gandhi, 2014)**

간디(Gandhi, 2014)는 인간상피증식인자 수용체-2(human epidermal growth factor receptor-2, HER2)의 의존성 및 기타 고형종양 환자에게서의 네라티닙(Neratinib)과 템시로리무스(Temsirolimus)의 병행치료에 대한 1상 임상시험을 수행하였다. 이 연구의 주요 목적은 병행치료의 독성을 측정하여 차후의 2상 임상시험에서의 복용량을 권장하는 것이다. 이 임상시험의 대상자는 양방향 4×4 투약 계획에서 지정된 섭생에 따라 치료되었다. 두 명으로 구성된 대상자 코호트의 투여량은 비모수적 업-앤-다운(nonparametric up-and-down) 설계에 따라 결정되었다. 대상자는 네라티닙의 매일 경구투여 외에도 템시로리무스의 주 1회 정맥투여를 28일 주기로 치료했다. 2명의 대상자로 구성된 2개의 초기 코호트는 (1) 네라티닙 160mg+템시로리무스 15mg, (2) 네라티닙 120mg+템시로리무스 25mg

에 동시에 등록되었다. 네라티닙의 임상적 활성과 이전의 네라티닙 2상 임상연구 그리고 이전의 템시로리무스의 임상적 활성용량을 기초로 이러한 시작투여량 레벨이 선택되었다. 후속 코호트 투여량 레벨은 바로 앞 코호트에서 관찰된 DLTS의 수, 누적독성률, 직전의 코호트에서의 네라티닙과 템시로리무스의 투여량, 그리고 임상적 평가에 기초하였다. 60명의 대상자는 네라티닙와 템시로리무스의 총 16개의 가능 종류의 병행치료 용량 중에서 12종류에 투약받았다(표 7.2). 이 임상시험에서는 네라티닙 200 mg + 템시로리무스 25 mg 의 병행치료가 결정되고, 제2상 임상시험에서 허용 가능함을 보여주었다.

[표 7.2] 용량 에스컬레이션 코호트와 DLT의 연구설계(네라티닙과 템시로리무스 병행치료)

	240mg				
	200mg				
네라티닙	160mg				
	120mg				
		15mg	25mg	50mg	75mg

템시로리무스

주: 각 코호트에는 2명의 대상자가 평가됨.

7.2.6 표준설계의 장단점

'3 + 3' 업-앤-다운 설계를 비롯한 여러 종류의 업-앤-다운 설계는 미리 정해진 룰에 따라 용량을 증가하거나 감소하므로 연구 설계나 수행 혹은 추론에 있어서 매우 단순하며, 낮은 용량에서 시작하여 DLT를 탐색하기 때문에 윤리적 요구에 잘 부합된다. 또한 표준설계는 이해하기가 쉽고, 특별한 컴퓨터 프로그램이 필요하지 않으므로 사용하는 데에 부담감이 적다는 장점이 있다. 한편, 단순하여 이행하기 쉬운 반면에, 여러 가지 단점이 있다(Goodman, 1995; O'Quigley, 1990; Simon, 1997; Ahn, 1998; Storer, 1989 & 2001). 표준설계의 대표적인 단점은 투여용량 레벨이 미리 정해져야 한다는 것이다. 또한 목표용량에 비해 시작용량이 너무 낮은 용량에서 출발하게 된다면 용량증가가 불필요하게 느리게 되어 비효과적인 약물용량 레벨에서 과도한 대상자 수를 치료하게 한다. 또한 특정한 MTD

와 연관된 DLT 비율이 여러 용량레벨들의 DLT 비율에 어느 정도는 의존해 있지만, 약물 용량의 증가 혹은 감소가 예측할 수 없는 방향으로 움직일 수 있다는 불확실성 때문에 1상 임상시험에서 도달하고자 하는 독성반응 목표율(예를 들면 25% 혹은 30%)에 접근하지 않을 가능성도 있다. 또한 표준설계는 대상자 코호트의 DLT 결과를 모두 관측한 후에야만이 다음 대상자에 대한 투약 여부와 투약배정이 이루어지므로 그 기간 동안에 확보된 대상자 는 임상시험에 참여하지 못할 수도 있다. 또한 MTD에 대한 정의가 애매모호하여 독성 데 이터를 적절하게 유용할 수 없고, 모든 대상자 전체의 독성 데이터가 MTD 결정에 이용되 지 못하는 단점이 있다. 표준설계 방법의 이러한 단점을 보완하기 위하여 보다 다양한 1 상 임상시험 연구설계가 제시되었다.

7.3 2-단계 '업-앤-다운' 설계
Two-Stage 'Up-and-Down' Design

여러 표준설계에서는 대상자의 DLT 결과를 관측한 후에 비로소 용량이 증가 내지 감 소가 결정된다. 이 때문에 임상시험 대상자의 포함 조건을 만족하는 환자가 확보되어 있 어도 진행 중인 코호트가 끝나지 않아서 모집된 환자를 놓칠 수 있고, 또한 이로 인해 임 상시험의 기간이 길어진다는 단점이 있다. 이런 단점의 보완책으로 업-앤-다운 방법의 설계이지만 투약용량을 동일하게 증가시키지 않고, 단계별로 증가된 다른 용량을 적용하 는 방법인 2-단계 업-앤-다운(Two-Stage Up-and-Down) 설계가 제안되었다(Storer, 1989). 스토러(Storer)는 단일 단계 설계를 다음과 같이 4종류로 나누었다.

설계 A: (표준설계)
코호트는 3명의 대상자로 구성되어 치료
   (a) 만일 3명 중 모두에게 독성반응이 나타나지 않을 경우, 다음 코호트는 한 단계 높은 복용레벨 투여
   (b) 그렇치 않다면, 추가로 코호트 3명이 동일 복용량 투여. 만일 총 6명 중

오직 1명만 독성반응이 나타나면, 다음 코호트 3명은 한 단계 높은 복용레벨로 투여

(c) 그렇치 않다면, 임상시험 중단

설계 B:

코호트는 1명의 대상자로 구성되어 치료

(a) 만일 대상자에게 독성반응이 나타난다면, 다음 대상자는 한 단계 낮은 복용레벨 투여

(b) 그렇치 않다면, 한 단계 높은 복용레벨 투여

설계 C:

독성이 나타날 때마다 한 단계 낮은 복용레벨을 투여하는 반면에, 두 번 연속으로 독성이 나타나지 않을 때에는 한 단계 높은 복용레벨 투여하는 것을 제외하고는 B와 비슷

설계 D:

코호트는 3명의 대상자로 구성되어 치료

(a) 만일 3명 중에서 모두에게 독성반응이 나타나지 않을 경우, 다음 코호트는 한 단계 높은 복용레벨 투여

(b) 만일 1명 이상의 독성반응이 나타나면, 다음 코호트 3명은 한 단계 낮은 복용레벨로 투여

(c) 만일 오직 1명만 독성반응이 나타나면, 다음 코호트 3명은 동일한 복용레벨로 투여

Storer는 2-단계 방법으로 BC설계와 BD설계를 제안했으며, 여기에서 첫 단계인 B설계는 단순 업-앤-다운 방법이다. BD설계 방법은 낮은 용량에 많은 대상자가 배정되는 것을 줄이기 위해서 1명의 대상자 반응에 따라서 업-앤-다운 방법으로 용량을 증가시키다가, 독성반응이 나타나면 3명을 배정하여 표준설계를 적용한다. 즉, 두 번째 단계에서 3명 모두에게 독성반응이 나타나지 않을 경우에는 다음 3명의 코호트는 한 단계 높은 복용레벨을 투여한다. 2명 이상에서 독성반응이 나타나면 한 단계 낮은 복용레벨을 투

여받는다. 나머지의 경우, 즉 3명 중에서 1명의 독성반응이 나타난 경우에는 추가로 코호트 3명이 동일 복용량을 받게 된다. 이들 총 6명 중에서 1명이 독성반응을 나타내면, 그 다음 코호트는 한 단계 높은 복용레벨을 투여받는다. 총 6명 중에서 3명 이상에서 독성반응이 나타나면, 다음 코호트는 한 단계 낮은 복용레벨로 투여받는다. 총 6명 중에서 2명이 독성반응을 나타내면, 다음 코호트는 동일 복용량을 투여받는다. 반면에 BC설계는 단순 업-앤-다운과 비슷하지만, 2명의 연속적인 무독성반응을 확인한 후에 용량을 증가시킨다는 점에서 다르다. 아래의 [그림 7.6]과 [그림 7.7]은 스토러의 2-단계 설계 방법(BC설계 & BD설계)을 나타낸 플로차트이다.

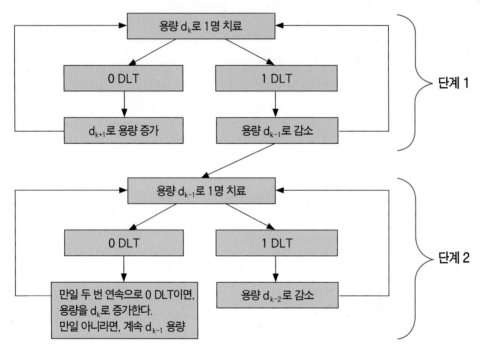

주: 미리 선정된 대상자 수(k)로 업-앤-다운 방법을 수행한다. MTD는 (k+1)번째 대상자에게 배정되는 용량이다.

[그림 7.6] Storer의 2-단계 BC설계 플로차트

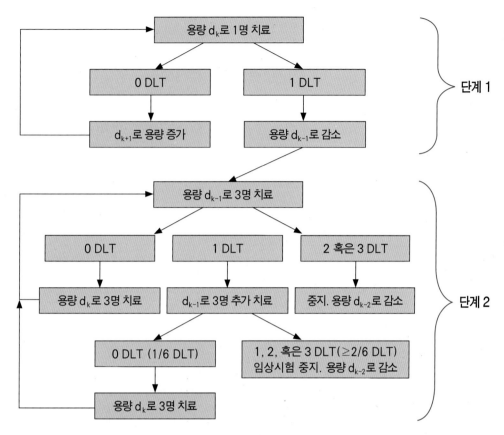

주: 미리 선정된 대상자 수(k)로 업-앤-다운 방법을 수행한다. MTD는 (k+1)번째 대상자에게 배정되는 용량이다.

[그림 7.7] Storer의 2-단계 BD설계 플로차트

사례 **종양 치료제 펜클로메딘의 1상 임상시험 (Berlin, 1998)**

Berlin (1998)는 악성종양 치료제로 펜클로메딘(Penclomedine)의 약동학 1상 임상시험을 수행하였다. 이 임상시험에서 5일간 매일 1시간에 걸쳐 정맥 내 IV를 매 28일마다 반복 주입하는 경우, MTD와 약동학을 결정하기 위하여 2-단계 설계를 이용하였다. 시작용량은 50 mg/m² 투여하고, 그 후속 투여량은 다음과 같은 수정 파보나치 수열로 용량을 증가시켰다. 이 연구의 첫 단계는 각 레벨에서 1명씩의 환자를 등록하고, 두 번째 단계에서는 3명의 코호트 환자로 표준설계에 따라 진행하였다. 이 임상시험에서의 MTD는 381mg/m²로 측정되었다.

고형악성종양의 펜클로메딘(Penclomedine) 1상 임상시험 (Liu, 2002)

Liu (2002)은 고형악성종양의 펜클로메딘의 독성 프로파일을 연구하기 위하여 1상 임상시험을 수행하였다. 이 임상시험에서 첫 1명의 대상자는 200mg/m²/day 경구투여하고, 그 후속은 다음과 같은 용량으로 레벨 1 = 400mg/m², 레벨 2 = 600mg/m², 레벨 3 = 800 mg/m², 레벨 4 = 1067mg/m²을 사용한다. 3명의 코호트 환자로 표준설계에 따라 DLT를 경험한 환자의 수를 기초하여, 추가 환자를 동일용량 내지 이전 레벨용량에 투여하였다.

[표 7.3] 펜클로메딘의 1상 임상시험에서의 용량증가

코호트	대상자 수	용량레벨(mg/m²)	3등급 독성 대상자 수	DLT 경험한 대상자 수
0	1	200	0	0
1	4	400	0	0
2	3	600	0	0
3	6	800	0	0
4	6	1067	2	2

이 연구결과로 800mg의 펜클로메딘이 MTD로 정해져 제2상 임상시험에서의 적정용량으로 권고되었다.

7.4 Rolling-6 설계

스콜닉(Skolnik, 2008)이 제시한 롤링-6(Rolling-6) 설계에는 현시점까지 할당된 대상자의 DLT 결과를 모두 관측되지 않았어도 임상시험 대상자가 확보되는 순간에 대상자를 배정하는 설계이다. 롤링-6 설계에서도 정해진 용량 리스트가 필요하며, MTD 용량이라고 선언하고 공지하는 기준에 있어서는 표준 '3+3' 설계 방법과 동일하다. 표준 '3+3' 설계는 3명의 대상자 코호트의 DLT 결과를 모두 관측한 후에 다음 새 대상자 코호트의 용량배정이 결정되어 그 기간 동안에 확보된 대상자는 임상시험에 참여하지 못할 수 있다.

그러나 Rolling-6 설계에서는 6명 환자가 모두 채워진 경우를 제외하고는 계속 환자배정을 진행할 수가 있어 임상시험의 환자를 모집하는 데 장점이 있고 또한 임상시험 시간을 단축할 수 있다. 이 설계는 현재 용량레벨에 3명의 환자가 배정되고 누구도 DLT가 아닌 경우에, 새로 투입되는 4번째 환자를 증가된 용량에 할당한다. 현재 용량레벨에서 만약 1명이 DLT이거나 혹은 3명 환자 중 한 명이라도 DLT이면, 새로운 환자는 현재의 용량레벨에 할당한다. 그러나 만약 2명 또는 그 이상에서 DLT이면, 현재 용량보다 한 단계 감소된 용량에 투입하게 된다. Rolling-6 설계는 특정한 질병에 대해서 성인환자를 대상으로 적정용량이 이미 밝혀진 경우에 소아환자를 대상으로 적용할 적정용량의 발견을 위한 1상 연구에서 자주 쓰이는 설계이다. 즉, 성인환자에게서 습득된 정보, 특히 안전성에 대한 정보가 충분히 확보된 상태에서 소아환자의 임상시험을 진행할 때, Rolling-6 설계를 이용하여 임상시험 기간을 단축한다(Lee et al, 2005).

사례 소아 뇌종양의 MK-0752 임상시험 (Hoffman, 2015)

Hoffman (2015)은 난치성 악성뇌종양 소아환자의 치료로 투여될 MK-0752의 MTD, DLT, PK/PD를 연구하기 위하여 1상 임상시험을 수행했다. 각각의 치료 코스는 28일이다. 시작투여량은 $1,000mg/m^2$으로 정하고 매주 1회 투여하며, Rolling-6 설계에 따라 용량을 증가했다. 후속의 다른 용량레벨로는 $1400mg/m^2$, $1800mg/m^2$이며, 각 용량레벨에는 적어도 3명의 환자 코호트를 치료했다. MK-0752는 중추신경계(central nervous system) 악성종양을 가진 소아환자에게서 $1000mg/m^2$과 $1400mg/m^2$에서 내구성 및 표적 억제가 나타났다.

사례 재발세포종의 5-FU의 임상시험 (Wright, 2015)

Wright (2015)는 아동과 청소년의 재발세포종 환자 치료를 위한 5-플루오로우라실(Fluorouracil, FU)의 안전성 및 PK와 권장용량을 평가하기 위하여 1상 임상시험을 수행했다. MTD를 결정하기 위하여 처음에는 Rolling-6 설계에 따라 환자들이 등록되고, 후속 용량증가는 '3+3' 표준설계를 근거로 임상시험을 수행했다. 5-FU 시작용량은 $500mg/m^2$을 하루 1번 투여하고 다음의 높은 용량레벨은 $650mg/m^2$이고, 낮은 단계는 $400mg/m^2$이다. 5-FU 용량증가는 최대 3명까지의 대상자 코호트로 구성하며, 사이클은 42일로 정하고, 이 6주간의 치료가 DLT의 평가기간으로 구성되었다. 아래 [표 7.4]는 이 임상시험에서 사용한 용량레벨과 각 레벨에서의 환자 수이다.

[표 7.4] 5-FU 임상시험에서의 용량레벨과 각 레벨에서의 환자 수

코호트	용량레벨 (mg/m²)	평가 가능한 등록 대상자 수	DLT 평가 가능한 대상자 수	DLT 경험한 대상자 수
0	500	6	1	1
1	650	4	2	2
2	500	2	2	3
3	400	5	0	0
4	500	6	0	0

사례 중추신경계 종양의 PTC299의 1상 임상시험 (Packer, 2015)

Packer (2015)는 재발성 중추신경계 종양 소아환자에서 PTC299의 DLT를 측정하고 약동학 프로파일을 위하여 1상 임상시험을 수행했다. 이 임상시험에서 환자는 처방에 따라 PTC299를 매일 2~3회 경구투여하였다. 4가지의 치료요법은 용량 1.2mg/kg의 매일2회로 시작하여 2mg/kg의 매일 3회의 용량증가에 Rolling-6 설계를 사용하여 평가되었다. 아래 [표 7.5]는 PTC299 임상시험에서의 용량레벨과 각 레벨에서의 환자 수이다.

[표 7.5] PTC299 임상시험에서의 용량레벨과 환자 수

레벨	용량	환자 수
1	1.2mg/kg, 매일 2회	6
2	1.2mg/kg, 매일 3회	7
3	1.5mg/kg, 매일 3회	8
4	2.0mg/kg, 매일 3회	7

급성골수성 백혈병 암환자에서 RO6839921연구 (ClinicalTrials.gov # NCT02098967)

이 연구는 급성골수성 백혈병을 포함한 질병의 진전 암환자에 대한 MDM2 길항제(antagonist)인 RO6839921의 안전성과 약동성을 평가하려는 다기관 오픈1상 임상시험이다. 이 임상시험은 2집단(A, B)으로 구성되고, 각 집단을 조사하기 이전의 코호트 0 대상자들은 정맥주사로 RO6839921을 28일 주기 중에서 1−5일을 용량증가 없이 투여받는다. 이 코호트 0에서 얻은 중간 PK 및 안전선 데이터가 초기용량 증가 전에 평가된다. 집단 A에서 RO6839921은 진전된 고형악성종양 환자에게 주어진다. 집단 B에서 RO6839921은 재발 혹은 불응성 급성골수성 백혈병(AML) 환자에게 주어진다. 이 집단은 독립적으로 용량증가를 한다. 고형악성종양 환자(집단 A)들의 코호트는 1명씩이며 N−CRM(new Continual Reassessment Method) 방법으로 용량증가하고, 급성골수성 백혈병 환자(집단 B)들의 코호트는 rolling−6 방법으로 용량증가를 한다. 약물치료는 질병의 진행 내지 수용할 수 없는 독성, 혹은 연구를 중단할 때까지 계속된다.

7.5 편향동전설계
Biased Coin Design, BCD

유연한 업−앤−다운 설계 중에서 대표적인 연구설계는 편향동전설계(Biased Coin Design)이다(Stylianou, 2002). 이 임상설계는 한 번에 한 명의 대상자만 등록한다. 만일 현재의 대상자가 특정한 투여량에 DLT를 경험한다면, 그다음 대상자를 한 단계 낮은 투여용량에 배정한다. 만일 현재의 대상자가 특정한 투여용량에 DLT를 경험하지 않는다면, 다음 대상자를 동일한 투여용량에 배정하든지 혹은 한 단계 높은 투여용량에 배정한다. 이 경우에 동일한 투여용량에 혹은 한 단계 높은 투여용량에 배정할 것인가에 대한 결정은 편향동전 던지기로 정하게 되는데, 동전 앞면(head)에는 확률 p로, 동전 뒷면(tail)에는 확률 (1−p)로 한다. 아래 [그림 7.8]은 편향동전설계를 나타낸 플로차트이다.

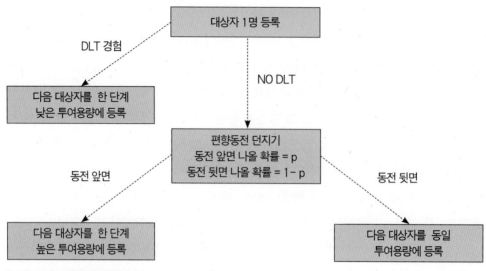

[그림 7.8] 편향동전설계(Biased Coin Design) 플로차트

제왕절개 카베토신 유효량 임상시험 (Nguyen-Lu, 2015)

Nguyen-Lu (2015)는 제왕절개분만에 따르는 적절한 자궁강도(uterine tone)와 출산 후 출혈방지를 위해 카베토신(carbetocin)의 유효량의 90%(Effective Dose 90)를 측정하기 위하여 1상 임상시험을 수행하였다. 이 연구에서 첫 번째 대상자는 카베토신 20mg을 투여받고 이 대상자의 반응에 따라 후속환자의 용량을 10, 20, 40, 60, 80, 100, 120, 그리고 최고 140mg까지 편향동전설계 방법으로 증가 혹은 감소를 결정했다. 이 임상시험의 결과로 100mg을 적정용량으로 결정하고 차후 2상 임상시험에 사용하도록 권고하였다.

리도카인의 최소용량 임상시험 (González, 2013)

González (2013)은 2회 주사로 초음파 유도 axillary block에 대한 환자의 90%에서 에피네프린(epinephrine) 5mg/mL와 리도카인(lidocaine) 1.5%의 최소용량을 결정하려는 1상 임상시험을 수행하였다. 이 연구에서 용량 할당은 편향동전설계를 이용하여 각 환자에게 투여되는 국소마취제의 용량은 바로 직전 환자의 반응에 따라 업-앤-다운하는 순차적 방법을 사용하여 수행하였다. 만일 환자가 실패할 경우에, 그다음 환자는 이전 용량에서 1.0mL를 증가시켰다. 만일 환자가 성공할 경우에, 다음 환자는 확률 11%로 이전 용량에서 1.0mL을 더 증가시키든지 혹은 확률 89%로 동일용량을 투여했다. 이 임상시험은 근육피하 신경주사로는 5.5mL, 그리고 혈관주사로는 23.5mL가 각각 적정용량으로 측정되었다.

사례 레미펜타닐의 EC95의 결정 임상시험 (Choi, 2015)

Choi (2015)는 접형골을 통한 뇌하수체절제수술(transsphenoidal hypophysectomy) 환자의 기침 완화를 위한 레미펜타닐(Remifentanil)의 EC95를 결정하는 1상 임상시험을 수행했다. 이 연구에서 용량 할당은 편향동전설계를 이용하였다. 레미펜타닐의 초기 선정된 세륨(Ce)은 마취 동안에 기침을 예방하는 가장 낮은 농도인 1.0ng/mL을 첫 번째 환자에게 투여했다. 각 후속환자는 그 이전 환자의 반응에 따라 편향동전 업-앤-다운 설계에 따라 농도 변화를 0.4ng/mL의 증가 또는 감소로 결정된다. 실패한다면 다음 환자는 사전에 결정된 농도로 강화한다. 성공한다면 다음 환자에 대한 농도는 1/19의 확률로 한 단계 낮은 농도를 투여하거나 혹은 18/19의 확률로 동일한 농도로 무작위로 하였다. 이 임상시험에서는 레미펜타닐 2.51ng/mL이 적정용량으로 측정되었다.

7.6 가속적정설계
Accelerated Titration Design, ATD

일반적으로 제1상 임상시험의 대부분은 시작용량이 매우 낮은 용량이기 때문에 일부 환자는 치료효과가 없는 저용량에 할당되는 문제점이 지적되어, 1상 임상시험의 초기에 빠른 용량증가를 할 수 있는 설계가 필요하였다(Mick & Ratain, 1993). 가속적정설계(Accelerated Titration Design, ATD)는 낮은 용량레벨에 대상자를 많이 배정되는 표준방법의 문제점을 해결하고, 임상시험 기간이 길다는 단점을 개선시키면서 임상시험의 초기에 빠른 용량증가를 가능하게 하는 설계로 제시되었다(Simon, 1997). ATD 설계는 낮은 용량에서는 1명씩 시험을 하는 초기 가속 단계(accelerated stage)와 3명의 코호트로 구성되어 임상시험을 실시하는 표준코호트 증가 단계(standard cohort escalation stage), 즉 초기의 가속 단계가 끝나면, 후속으로 표준 '3+3' 설계를 사용하여 연구를 계속한다. 따라서 이 설계는 대상자 각각은 적어도 3 사이클(cycle; course)의 치료를 받도록 하고, 임상시험의 초기 낮은 용량 레벨에 단지 1명의 대상자를 배정하여 용량증가의 시간을 단축시키고, 또한 배정된 대상자에게서 DLT가 나타나지 않는 경우에는 그 대상자의 용량레벨을 증가시킴으로써(대상자 내의 용량증가) 할당되는 총 대상자의 수를 줄인다. ATD 설계에서 용량배정은 미리 선정된 규칙에 따르기 때문에 룰 기반 설계로 분류되지만, 표준 '3+3' 설계 방법이나 '3+3' 설계의 변형으로 나온 특징과 모형 기반 설계를 결합한 진화된 설계라고 볼 수 있다.

Simon (1997)은 Grade 2 독성을 중급독성으로 정하고, Grade 3 & 4를 DLT로 정하여 다음과 같은 3가지 형태의 ATD 설계를 제안했다.

1) ATD1

ATD1은 가속 단계 동안 1명의 환자 코호트들이 낮은 용량레벨에서부터 시작하여 각 단계로 용량을 증가시킨다. 만일 환자가 치료 첫 사이클에 첫 DLT가 나타나거나 혹은 두 번째 중급독성(Grade 2)이 나타나면 용량증가는 중지되고, 표준 '3+3' 설계로 전환한다. 대상자의 최악의 독성이 Grade 0-1이면, 그 환자의 용량은 증가된다. 대상자의 최악의 독성이 Grade 3 혹은 그 이상이면, 대상자의 용량은 이전 단계의 용량으로 감소된다. 그 외에는 동일 용량레벨에 머문다. ATD1에서의 용량증가는 단계별로 40%씩 용량을 증가시킨다.

2) ATD2

ATD2는 연구 초기의 가속 단계 동안 1명의 환자 코호트들이 낮은 용량레벨에서부터 시작하여 각 단계로 용량을 증가시킨다는 점에서 ATD1과 같다. 하지만 용량증가 스텝이 두 배씩 증가, 즉 실제 용량의 2배에 상응한다. 가속 단계는 ATD1에서와 같이 대상자의 사이클 중에 첫 DLT가 나타나거나, 혹은 두 번째 중급독성(Grade 2)이 나타나면, 용량증가는 중지되고 현재의 용량레벨으로 표준 '3+3' 설계로 전환한다. 대상자의 최악의 독성이 Grade 0-1이면, 그 환자의 용량은 100% 증가한다.

3) ATD3

ATD3은 가속 단계 동안에 단 1명의 환자를 이용하고, 2배씩 용량이 증가한다는 점에서 ATD2와 같다. ATD2와의 차이점은 오직 가속 단계 끝을 트리거링(triggering)하는 데이용된 기준에서 차이가 있다. ATD1과 ATD2에서는 대상자의 첫 사이클(first course) 중에 첫 DLT가 나타나거나, 혹은 두 번째 중급독성(Grade 2)이 나타나면, 용량증가는 중지되고 동시에 가속 단계는 끝난다. 반면, ATD3에서의 트리거는 아무 사이클에서 첫 DLT가 나타나든지, 혹은 아무 사이클에서 두 개의 중급독성이 나타날 경우 가속 단계는 끝난다. 그러므로 ATD3은 ATD2보다 훨씬 더 일찍 가속 단계가 종료될 수 있다.

ATD 설계는 대상자가 연구 중에 있고 현재의 과정에서 독성의 증거가 없는 대상자에게 차후 과정에서의 용량증가를 허용한다. 여기에서 사용되는 규칙은 다음과 같다.

만일 특정한 과정 중에, 대상자에게 중급 미만의 독성이 관찰된다면, 그 환자가 연구에 남아 있는 한 다음 과정을 위한 용량이 증가된다. 만일 대상자에게 중급독성이 관찰된다면, 그 대상자가 연구에 남아 있는 한 다음 과정에도 용량은 동일하다. 만일 DLT가 일어난다면, 일반적으로 대상자는 연구에서 떠난다. 만일 연구에 남게 된다면, 용량은 감소된다. ATD1에서는 대상자 내의 용량변경에 단일 용량스텝이 사용된다. ATD2와 ATD3에서는 가속 단계 동안에 환자 내의 용량변경에 2배 용량스텝이 사용되고, 가속 단계 후의 표준 '3 + 3'에서는 단일 용량증가 스텝이 사용된다. 이러한 ATD 설계는 동일한 대상자에게 더 효율적인 것으로 추정되는 용량을 가지고 치료할 기회를 주기 때문에 환자 내의 용량증가를 허용한다는 점이 아주 매력적이다. 하지만 표본수를 미리 정할 수 없고, 연구의 중지규칙에 만족될 때까지 임상시험을 계속해야 한다는 단점이 있다. 용량증가는 컴퓨터 시뮬레이션으로 평가되므로 이행하기가 단순하지 않다는 단점도 있다. 또한 동일 환자가 여러 용량레벨로 투약되고, 처음 용량레벨과 나중의 용량레벨의 결과에 복합적으로 작용하기 때문에 연구결과를 해석하고 설명하는 데 어려움이 있다.

사례 **다발성 골수종의 로미뎁신, 볼테조미브 및 덱사메타손의 병행치료 (Harrison, 2011)**

Harrison (2011)은 재발성 또는 불응성 다발성 골수종 환자에 로미뎁신, 볼테조미브 및 덱사메타손(romidepsin, bortezomib, dexamethasone) 병행치료의 최대허용용량(MTD)을 결정하고, 내구성 반응률을 연구하기 위하여 임상시험을 수행했다. 이 임상시험은 ADT 설계를 이용하였다. 이 임상실험에서 로미뎁신의 용량증가는 2단계를 가진다. 모든 환자는 처음에 볼테조미브(1일, 4일, 8일, 11일에 1.3mg/m²), 덱사메타손(1일, 2일, 4일, 5일, 8일, 9일, 11일, 12일에 20mg), 로미뎁신(1일 , 8일, 15일에 8~14mg/m²)으로 치료받는다(표 7.6). 초기 가속 단계는 1명의 환자로 구성된 코호트별로 로미뎁신 8mg/m²에서 시작한다. 아래의 [그림 7.9]와 [그림 7.10]은 ATD 설계를 나타낸 플로차트이다(Harrison, 2011).

[표 7.6] 용량증가 스케줄 (용량레벨 4가 가장 높은 레벨)

레벨	용량		
	Bortezomib(mg/m²)	Dexamethasone(mg)	Romidepsin(mg/m²)
1	1.3	20	8
2	1.3	20	10
3	1.3	20	12
4	1.3	20	14

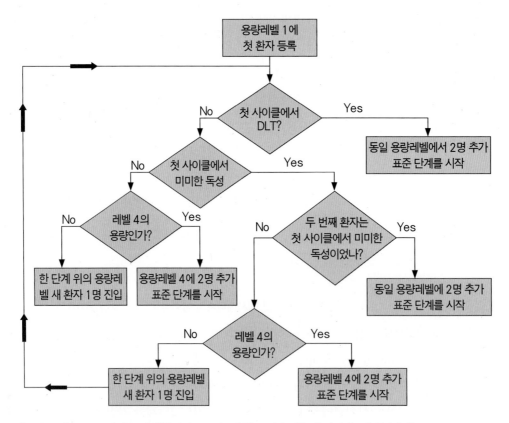

[그림 7.9] ATF 초기 가속 단계(첫 사이클 동안 경험한 독성만 적용, 용량레벨 4가 최대레벨)

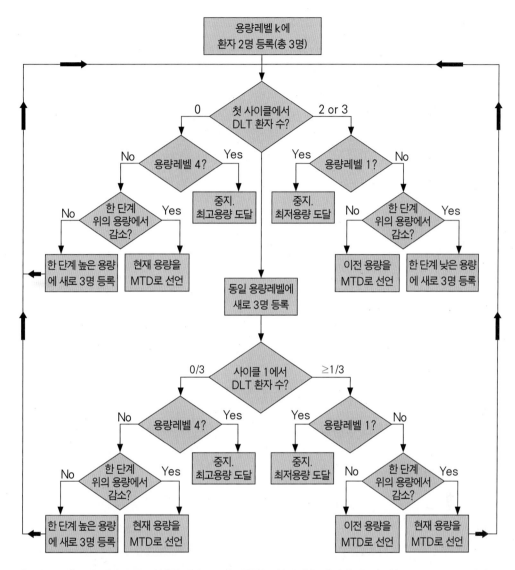

[그림 7.10] ATD 후속 표준 단계(첫 사이클 동안 경험한 독성만 적용, 용량레벨 4가 가속 phase cycle 1에서 들어간 최후 환자의 용량레벨)

사례 고형종양 환자에서의 p28 임상시험 (Warso, 2013)

Warso (2013)는 고형종양 환자에서의 쿠프리독신 아줄린(cupredoxin azurin)의 아미노 산인 p28의 MTD와 p28의 용량 제한독성(DLT), 그리고 p28의 약동학 및 예비활성을 조 사하기 위하여 1상 임상시험을 수행하였다. 이 임상시험은 오픈레벨 '3+3' 용량 증가설계를 이용하였으며 각 용량의 대상자 수는 아래 그림과 같다. 각 용량에서 대상자들은 15~30분에 걸쳐 p28을 매주 3회씩 4주 동안 투여받은 후에, 2주간의 휴식 기간을 가진다. 각 용량에 3명의 대상자 코호트가 구성되어, 점진적으로 더 높은 복용량(i.e., 0.83mg/kg, 1.66mg/kg, 2.5mg/kg, 3.33mg/kg or 4.16mg/kg)으로 투여된다(그림 7.11). 이 임상연구 결과로 p28의 정맥투여는 재발 고형종양 진전 환자에게서 48주 동안 140mg/kg까지의 누적용량에 NOAEL 또는 MTD에 이르는 심각한 부작용이 없는 것으로 나타났다.

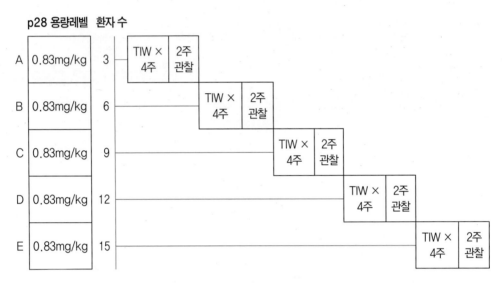

[그림 7.11] 고형종양 환자에 대한 p28의 1상 임상시험 (n=15)

사례 **고형종양환자 치료 ATI–1123의 1상 임상시험 (Mahalingam, 2014)**

Mahalingam (2014)는 고형종양환자를 대상으로 리포조말 도세탁셀 제형 ATI–1123의 내약성과 약동학에 대한 1상 임상시험을 수행하였다. 이 임상연구에서는 MTD를 결정하기 위하여 가속적정설계(ATD)로 시작한 후에, 3+3 피보나치수열 설계로 전환하는 방법을 사용하였다. 이 1상 임상시험은 전임상 동물시험 결과를 토대로 시작용량 $15mg/m^2$으로 정했다. 낮은 용량으로 치료될 환자의 수를 최소화하기 위하여 연구 초기에는 ATD 설계에 따라 단일 환자 코호트로 100%씩 용량을 증가하며 진행했다. 환자가 2등급 이상의 DLT를 나타내면 3+3 표준설계로 전환했다. 이 단계에서는 3명의 코호트가 각 용량 레벨에서 치료되고 수정 피보나치로 용량을 증가시켰다.

7.7 용량–독성 함수
Dose – Toxicity Function

제1상 임상연구에서 적정투여용량 발견을 위한 연구설계는 일반적으로 투여용량이 증가할수록 약물효과뿐만 아니라 독성도 함께 증가한다는 모노톤 용량–유독성 상관관계(monotone dose–toxicity relationship)와 모노톤 용량–반응 상관관계(monotone dose–response relationship)를 가정하고 있다. 신약의 용량에 따른 독성반응률을 나타내는 용량–독성 곡선(dose–toxicity curve)에 대한 모형으로 용량–독성 함수 $\Psi(x, .)$를 가정하고 시작하는 설계가 있다(그림 7.12).

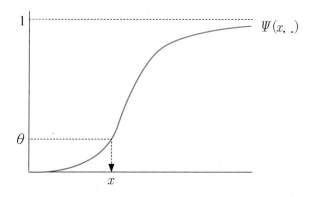

[그림 7.12] 용량 – 독성 함수 $\Psi(x, .)$

이때 용량–독성 함수 $\Psi(x, .)$는 확률로서 연속함수이며, 모노톤(monotone), 비감소 함수로서 다음의 속성을 가진다.

$\Psi(\mathrm{MTD}) = \mathrm{Prob}(\mathrm{DLT}$ 발생 $|$ 투약용량$= x) = \theta$

$0 < \Psi(\mathrm{MTD}) \leq 1$

$\theta = $ 신약을 수용 이전에 환자모집단 중에서 허용독성을 받아들일 비율

적정투여용량을 발견하기 위하여 제1상 임상연구에서 사용되고 있는 용량–독성 함

수 $\Psi(x, .)$로는 (ⅰ) logistic 함수, (ⅱ) hyperbolic tangent 함수, (ⅲ) power 함수가 많이 응용되고 있다. 이러한 용량-유독성 함수 $\Psi(x, .)$을 아래에서와 같이 간단한 대수적 재배열로 정리하면 약물의 최대허용량 $\mathrm{MTD}_\theta = \Psi^{-1}(\theta)$ 값을 쉽게 구할 수 있다.

(ⅰ) 로지스틱 함수: $\Psi(x; a) = \dfrac{1}{1 + e^{-(\lambda + ax)}} = \dfrac{e^{(\lambda + ax)}}{1 + e^{(\lambda + ax)}}$

(ⅱ) hyperbolic tangent 함수: $\tanh x = \dfrac{e^x - e^{-x}}{e^x + e^{-x}}$

(ⅲ) 파워 함수: $\Psi(x; a) = x^a$

예를 들면, 독성의 확률이 투약용량의 함수라 가정한다면, 그리고 그 함수가 로지스틱 함수라 가정한다면, 용량-독성 함수 $f(d; \lambda, \mu)$는 다음과 같다.

$$f(d; \lambda, \mu) = \frac{1}{1 + e^{-\lambda(d-\mu)}} = \theta$$

간단한 대수적 계산을 하면, 상응하는 특정 투약용량 d_0는

$$d_0 = f^{-1}(\theta; \lambda, \mu) = \mu - \frac{1}{\lambda} \operatorname{lh}\left(\frac{1-\theta}{\theta}\right)$$

그러므로 이 로지스틱 함수의 용량-독성의 가정하에서, 만일 연구자가 20%의 약물 부작용을 산출할 목표 용량이 얼마인지를 확인하려 해보자. 이때 MTD $\theta = 0.2$이며, 투약용량 결과로부터 목표 용량은 파라미터 λ와 μ에 따라 다음과 같이 계산된다.

$$d_0 = f^{-1}(0.2; \lambda, \mu) = \mu - \frac{1}{\lambda} \operatorname{lh}\left(\frac{1-0.2}{0.2}\right)$$

7.8 연속재평가방법
Continual Reassessment Method, CRM

O'Quigley (1990)는 1상 임상시험의 설계 방법으로 베이지안 모형(Bayesian Model)을 기초로 한 연속재평가방법(Continual Reassessment Method, CRM)을 제안했다. 연속재평가방법 CRM의 기본 아이디어는 데이터를 적절한 작동모형(working model)으로서의 용량-반응(독성) 관계 곡선에 피팅(fitting)하며, 개별 대상자에 가장 잘 어울릴 것 같은 최대허용용량인 목표독성레벨에 배정하는 모형중심의 베이지안 방법을 적용시킨 임상시험 설계이다. 이러한 CRM 방법은 대상자 한 명씩 시험하는 방법으로 임상시험을 시작하기 전에 가정된 사전(prior) 용량-독성 곡선과 타깃 독성률(보통 15%~25%)을 가지고 시작한다. 한 사람씩 대상자의 정보가 더해갈 때마다, 현재 가지고 있는 용량-독성 곡선에 대한 정보를 수정하여 특정 파라미터의 사후분포(posterior distribution)를 구한다. 그다음 대상자에게는 모형중심의 베이지안 방법을 적용시켜서 투여할 용량의 증가 혹은 감소는 이 사후분포에 따라 결정하게 된다. 그러므로 CRM 설계에서는 특정 파라미터에 대한 사전정보(prior information)가 필요하다. 첫 번째 대상자를 사전정보에 의해 '최선'의 용량을 투여함으로써 연구를 시작한 후에 대상자의 데이터를 반복 피팅하여 매번 업데이트된 '최선'의 용량이 정해진다. 각 단계에서 그다음 대상자는 최대허용용량(MTD)에 가장 가까운 것으로 측정된 용량을 투약하고, 미리 정해진 대상자 수로 임상시험을 실시한 후 조건에 가장 적합한 용량레벨을 MTD로 정한다. CRM의 장점은 MTD에서의 목표 독성확률을 임상시험 이전에 정할 수 있다. 또한 대상자 수를 미리 정하기 때문에 연구기간을 추측할 수 있으며, 대상자가 확보되는 대로 진행할 수도 있어서 표준 '3+3' 설계보다는 빠르게 진행된다. 일반적으로 제1상 임상시험 종료 시에 최대허용용량은 목표 DLT에 도달하게 된다(O'Quigley, 1990 & 1991).

CRM 설계를 이용하기 위해서는 먼저 다음의 두 가지 원칙을 받아들여야 한다.

첫째, DLT는 이항적 결과(yes/no)를 가진다는 것이다. 독성은 연속적 값으로 기록되면 다루기가 무척 어렵기 때문에 독성의 유무(yes/no) 결과로 나타내야 한다.

둘째, 독성위험은 용량의 증가함수, 즉 용량이 증가할수록 독성위험도 커진다는 것이다. 먼저 용량-독성반응 곡선에 대한 모형을 가정하는데, 이때 용량-독성반응 곡선이란 신약물의 용량에 따른 독성반응률를 나타내는 곡선으로 일반적으로 S자 형태의 함수로 표현된다.

특정한 용량범위에서 j번째 용량레벨 x_j가 선택되었다고 가정하고, x_j에서 독성반응의 확률을 p_j라고 하자. O'Quigley (1990)는 작동모형(working model)으로 hyperbolic tangent 함수를 소개했다.

$$p_j = Pr\left(Y=1 \mid x\right) = \left[\frac{\tanh(x)+1}{2}\right]^{-\alpha}$$

또한 Goodman (1995)은 CRM 모형으로 파라미터(α) 로지스틱 모델을 검토하였다.

$$p_j = Pr(Y=1 \mid x) = \frac{e^{(3+\alpha x)}}{1+e^{(3+\alpha x)}}$$

Goodman의 방법에 의하면, 먼저 제1상 임상시험에서 사용될 일련의 용량레벨을 정해야 한다. 파라미터 α 의 초기분포에서 평균을 1, 변량을 1로 하는 지수분포로 정한다. 단일 파라미터 로지스틱 모형에서, $\alpha = 1$로 하고, p_j를 연구자의 최초 기댓값으로 두어 x값이 계산된다. 이 로지스틱 모델에서 모수 α 는 용량-독성반응 곡선의 기울기를 나타내며, 작은 α 값은 용량 x에 따른 독성반응의 완만한 증가를 뜻하고, 큰 α 값은 용량에 따른 독성반응의 급격한 증가를 의미한다.

용량-독성 관계 모수모형을 fit하여 업데이트함으로써 정확한 MTD를 측정하는 CRM은 임상시험의 효율성을 개선하며 융통성이 있다는 장점이 있다. 그러나 CRM은 대상자 한 명씩 실시하므로 시간이 오래 걸리고, 다음 대상자의 용량 선택 시 두 단계 이상의 급격한 용량레벨의 상승이 가능하므로 대상자가 과도한 용량에 치료될 위험이 있다. 특히, 첫 환자의 용량은 불확실한 선험적(prior) 용량-독성 곡선에 의해 적절하다고 추정한 것이기 때문에, 결과가 의문스러울 수 있으며 위험할 수도 있다. 또한 베이지안 방법을 이용하기 때문에 통계모형에 대한 전문적 지식이 필요하고, 매 대상자의 결과에 따라 다음 대상자에게 투여할 용량을 결정해야 하는 계산상의 복잡성으로 이행하기가 용이하지 않다. 이에 CRM 방법을 개선하여 과격한 증가나 감소를 피하고, 현재의 용량레벨에서 오직 한 용량레벨씩 증가하거나 감소하는 것에 국한시키는 방법이 제시되었다. 대상자 수를 미리 정하지 않는 방법에서 대상자 투입을 멈추고 MTD를 결정하는 시점에 대해 여러 가지가 제안되었으며, 가장 단순한 방법으로는 동일 용량레벨에 6명 대상자가 배당되었을 때 멈추는 것이다(Korn, 1994). 또한 MTD로 추정된 용량레벨에서의 DLT 확률의 정확성(precision)을 원하는 레벨에 도달된 시점에서, 또는 용량레벨이 더 이상 변하지 않을 때 멈추는 접근방법도 제시되었다(Piantadosi, 1998).

사례 | 비소세포암 치료의 방사선 용량 임상시험 (Onimaru, 2015)

Onimaru (2015)는 비소세포 폐암환자 치료의 방사선 MTD와 권장용량 결정을 위한 1상 임상시험을 수행했다. 이 임상시험에서는 대상자에게 할당될 용량레벨을 결정하고 MTD를 측정하기 위하여 CRM 방법을 이용한다. 용량−반응 곡선 및 MTD의 사전 분포는 2등급 방사선 폐렴(radiation pneumonitis, RP)의 예상빈도에 기초하여 산출하였다. 이 연구에서 MTD와 권장용량을 결정하기 위한 계획된 결정규칙은 다음과 같다.

MTD는 2등급 방사선 폐렴의 사후분포 예상은 약 25%인 용량레벨이다. 예측된 MTD 레벨에 대한 95% 신뢰구간(CI)의 상한 및 하한값은 인접한 용량레벨을 포함해서는 안 된다. 권장용량은 MTD와 동일한 것으로 정의하였다.

사례 | 백혈병 환자에서 클로파라빈과 시클로포스파미드 임상시험 (Faderl, 2014)

Faderl (2014)는 재발/불응성 급성림프 백혈병 환자의 클로파라빈(clofarabine)과 시클로포스파미드(cyclophosphamide)의 DLT와 MTD를 결정하기 위하여 1상 임상시험을 수행했다. 이 임상시험은 4가지 용량레벨의 MTD를 평가하기 위하여 CRM 방법을 이용하였다. 각 코호트는 2명의 대상자로 구성한다. 만일 독성확률이 30%를 초과한다면 환자들이 현재의 용량레벨에서 계속하지 않거나 혹은 다음 높은 용량레벨에 허용되지 않을 것이라는 OC(Operating characteristics)를 정했다. 현재 용량레벨에서 DLT의 확률이 0.30보다 더 크다는 것이 95% 이상의 확률이 있다면 환자등록은 중지하고, 그 아래 용량레벨을 MTD로 정한다.

사례 **고형종양 환자의 정맥 아비스큐민(rViscumin) 임상시험 (Schoffski, 2004)**

Schoffski (2004)는 고형종양 환자의 정맥 아비스큐민(aviscumine, rViscumin)의 안전성, DLT 및 MTD, 약동학을 연구하고 후속 임상시험에서의 권장용량을 정립하기 위하여 1상 임상시험을 수행했다. 이 임상시험은 각 용량레벨에 필요한 환자 수를 결정하기 위하여 CRM 방법을 사용하였다. 이 연구에서 CRM 방법을 사용한 주목적은 시험에서 낮은, 비독성 용량레벨에서의 환자 수 배정을 감소하려고 한다. 프로토콜은 중간 용량레벨들을 평가하도록 허용했으며, 사용될 총 용량레벨 수는 미리 고정되지 않았다. 초기 프로토콜에서는 아비스큐민을 투여당 10, 20, 40, 100, 200, 400, 800, 1,600ng/kg으로 하는 것으로 예상했다. 이후에 1,600ng/kg 투여용량까지 허용되는 것으로 밝혀져 더 높은 투여용량레벨이 허용하는 프로토콜로 수정되었다. 이 연구에서 MTD는 첫 번째 치료 사이클 동안에 특정 용량레벨에서 환자의 최대 20%가 DLT를 경험하는 최고용량으로 정의하였다.

사례 **내전근관 리도카인 1.0%의 ED95 연구 (ClinicalTrials.gov # NCT02033356)**

이 연구는 내전근관 블록(ACB)을 둘 때 이 내전근관을 채우는 리도카인(lidocaine) 1.0%의 최소용량(ED95)을 측정하기 위하여 건강한 자원자를 대상으로 1상 임상시험을 수행하였다. 이 임상시험은 2명으로 구성된 코호트에 5, 10, 15, 20, 25, 30ml 각각의 리도카인 1.0%에 CRM 설계를 사용하였다.

사례 **고형종양 환자의 PKI-587 연구 (ClinicalTrials.gov # NCT00940498)**

이 임상시험은 두 부분으로 구성되었으며, 연구의 목적은 PKI-587로 알려진 PF-05212384 화합물의 MTD를 발견하려는 것이다. CRM 설계를 한 임상시험의 첫 부분은 어떤 종류든 고형종양을 가진 환자를 대상으로 하고, 두 번째 부분에서 수행한 코호트는 유방암, 난소암, 자궁내막암, 대장암, 신장암, 뇌종양의 일종인 아교모세포종 환자를 대상으로 MTD에서 환자 20명으로 안전성, 내약성 및 예비 효능을 평가하는 것이다. 두 번째 부분에서 종양 종류에 상관없이 환자 5-15명으로 구성되었다.

CRM은 시작용량 레벨을 모수적 prior 분포에 의존하며, 대상자 한 명씩 실시하므로 임상시험 소요기간이 오래 걸릴 수 있다. 또한 낮은 용량보다 높은 용량에 대상자 수가 배정될 수 있어 대상자의 안전성 문제가 제기될 뿐만 아니라, 다음 대상자의 용량 선택 시에 용량레벨의 급상승이 가능하여 대상자가 갑자기 높은 용량레벨에 배정되어 심각한 위험에 처해질 수 있다. 그리고 매번 다음 대상자에게 투여할 용량을 결정할 때 계산의 복잡성 등의 여러 단점들이 있다. 특히 만일 용량-독성반응 곡선에 대한 모형이 잘못 가정된 경우에, 고용량 레벨에 대상자가 할당되기 쉽기 때문에 이러한 단점을 보완하고자 수정된 CRM(modified CRM, mCRM) 설계가 제안되었다(Faries, 1994; Goodman, 1995; O'Quigley, 1996; Ahn, 1998).

본래의 CRM 설계에서 특히 안전성 문제를 개선하기 위해 제안된 mCRM 설계는 첫 대상자 그룹에 가장 낮은 용량을 투여하고 용량 상승 시에 한 단계씩만 올라가게 하는 보수적인 방법을 사용함으로써 급작스러운 용량상승에 따른 위험을 줄이고, 하나의 코호트에 다수의 대상자를 배치함으로써 임상시험 시간을 줄이려고 노력했다. mCRM은 O'Quigley이 제한한 원래의 CRM 설계와는 다음과 같은 차이가 있다.

- mCRM은 수학적 모델만으로 용량증가를 결정하지 않고, 용량증가가 연구설계에 의해 제한된다는 것이다.

- O'Quigley는 한 명의 대상자로 코호트를 구성하지만 mCRM은 일반적으로 2~3명으로 코호트를 구성된다.

- prior 용량-독성반응 곡선에 따라 MTD에 가장 가까운 용량으로 시작하는 원래의 CRM과 달리 대부분의 mCRM은 시작용량을 가장 낮은 용량레벨에서 출발한다.

다음은 mCRM 설계를 사용할 때 고려해야 사항이다(Faries, 1994; Goodman, 1995; Moller, 1995).

(i) 표준 '3＋3'(혹은 '2＋2') 설계와 같이 용량증가와 용량레벨을 선정한다.

(ii) 고려하고 있는 용량 중에서 항상 가장 낮은 용량으로 시작한다.

(iii) 각 코호트에 2~3명의 대상자를 등록한다.

(iv) DLT 부재 시에 표준 용량증가 설계로 진행한다.

(v) 비록 용량감소가 크더라도 그 어떤 용량증가도 한 단계(레벨) 이상을 증가하지 않는다.

나아가 Piantadosi (1998)은 다음과 같은 mCRM의 실용적인 이행방법을 제시하고 있다.

(i) 독성에 관한 임상 전 정보를 연구한다.

(ii) 낮은(10%) 독성과 높은(90%) 독성이 일어날 것으로 추측되는 용량레벨을 정하고 용량−독성에 관한 임상적 직감을 양적화한다.

(iii) 용량−독성 곡선이 (ii)의 포인트들을 넘어간다는 가정에서 용량−독성 곡선을 측정한다.

(iv) 원하는 독성레벨에 맞는 목표용량을 발견하기 위하여 용량−독성 곡선을 이용한다.

(v) 목표용량에 3명 혹은 그 이상의 대상자를 치료한다.

(vi) 치료받은 대상자의 독성결과를 기초로 용량−독성 곡선을 재측정한다.

(vii) (ii)에서의 높은 독성에 관련된 용량측정을 수정한다.

(viii) 목표용량이 10%보다 적게 변하든지 혹은 중지규칙에 도달할 때까지 위의 (iii)~(iv) 과정을 반복한다.

(ix) 목표용량을 후속 임상시험에 사용한다.

[사례] 청소년 중추신경계 종양의 세디라닙치료 임상시험 (Kieran, 2015)

　　Kieran (2015)은 청소년 중추신경계 종양 항암제 세디라닙(cediranib)의 독성 프로파일, DLT, MTD, PK/PD를 연구하기 위하여 1상 임상시험을 수행하였다. 이 임상시험에서 25%의 표적 DLT 확률로 MTD를 측정하기 위하여 수정된 mCRM 방법을 사용하였다. MTD 용량으로 치료된 12명 환자 중에서 6명을 12세 이하의 환자로 하는 코호트 확장을 계획했다. 환자의 독성평가는 처음에 첫 4주 동안에 결정하였으나, 지연된 독성에 대한 우려 때문에 DLT 관찰 기간이 첫 6주로 연장되었다.

[사례] 악성신경교종 환자의 테모졸로마이드와 이니파립 임상시험 (Blakeley, 2015)

　　Blakeley (2015)는 새로 진단된 악성신경교종 환자에서 테모졸로마이드(temozolomide)의 매월 투여 혹은 연속적인 투여와 함께 이니파립(iniparib)의 MTD를 연구하기 위하여 1상 임상시험을 수행했다. 이 임상시험에서 MTD를 측정하기 위하여 미리 지정된 로지스틱 용량−독성 상관성과 미리 정의된 DLT 확률을 이용한 수정된 CRM 방법을 사용하였다. 각 용량레벨은 5명의 환자 코호트로 치료되었으며 3/5의 환자가 관찰 윈도 기간을 완성했을 때, 용량증가를 위한 독성평가를 실시한다. 용량의 최대 증가는 바로 직전 용량레벨의 50%로 제한한다. mCRM을 기초로 하여 두 권장용량이 서로의 10% 이내에 있게 될 때, MTD를 결정하는 것으로 설계했다.

[사례] 고형종양과 림프종 환자의 DS− 3078a 용량 연구 (ClinicalTrials.gov # NCT01588678)

　　고형종양이나 내화 림프종 환자에게 단일 에이전트로서 DS−3078a의 안전성과 내구성을 평가하고, 2상 임상시험에 사용될 MTD를 결정하기 위한 임상시험이다. 이 연구에서는 베이지안 로지스틱 회귀모델을 사용하여 mCRM에 의해 MTD를 결정하는 것으로 설계하였다. mCRM을 시작하기 전에 , 초기 투여량 상승은 1인 환자가 이전 투여량에서 최대 100%까지의 용량증가로 순차적 용량레벨에 등록되는 가속적정을 따른다(Part 1). Part 1에서 MTD와 2상 임상시험의 잠정적 권장용량이 설정되면, Part 2에서 DS− 3078a의 안전성과 내약성을 평가하고, RP2D를 확인하며, 종양샘플에서의 약동학적 반응을 결정하고, DS−3078a의 예비 효능을 평가하는 용량확장을 시작하는 것으로 설계하였다.

7.10 TITE-CRM
time-to-event CRM

TITE-CRM(time-to-event CRM) 설계는 mCRM 설계의 연장으로 센서링(중도절단, censoring)을 가지는 생존분석 데이터와 같이 대상자에게 발생하는 DLT를 관측된 기간의 데이터도 평가에 감안시킨 연속재평가 설계이다. 즉, 아직 DLT가 관측되지 않은 대상자의 경우에는 임상시험에서 미리 정해진 관측기간까지 도달하지 않은 부분을 적용한 mCRM 방법이다. TITE-CRM의 가장 단순한 형태에서는 독성이 있는 대상자에게는 온전한 가중치를 주고, 독성이 없는 대상자에게는 관찰된 시간에 따른 비율로 가중치를 준다. 그 가중치는 업데이트된 MTD 값을 결정하는 posterior 평균을 계산하는 데 적용된다. 이 설계는 대상자 각각이 임상시험 대상의 자격이 되는 순간부터 임상연구에 투입될 수 있어서, 임상시험 연구 전체기간에 걸쳐 대상자의 정보를 효율적으로 사용하므로 연구시간을 단축할 수 있다. 그러나 실질적 가중치가 독성을 가진 대상자들에게는 독성이 나타난 시간에 달려 있기 때문에 각 대상자에게 적절한 가중치을 선택하는 것은 결코 쉬운 일이 아니다. 예를 들면, 추적시간이 짧은 대상자는 독성이 추적기간 시작에 일어난다기보다는 추적시간 끝에 일어날 것으로 기대되기 때문에 적은 가중치를 받아야 한다. 그러나 투여용량이 클수록 독성도 빨리 나타난다는 가정하에서, 평균 독성시간은 용량에 따라 차이가 난다고 가정하는 것이 합리적이기 때문에 적절한 가중치는 투여용량의 함수이다.

이 TITE-CRM는 제1상 임상시험 설계로 임파종을 포함한 진행성 악성종양 환자가 기존 치료에 반응이 없거나 효과적인 치료가 없는 경우에 SAM486A라는 새로운 억제제로 치료하는 연구에 도입하였다(Siu, 2002). 이러한 mCRM 설계로 실시된 백혈병 환자 대상의 제 1상 임상시험 연구가 최근에 증가하는 추세에 있다(O'Donnell, 2002; Song, 2003; Lonial, 2010). 하지만 아직도 많은 임상연구자들은 베이지안 방법이 익숙하지 않고,1상 임상시험을 설계하는 데에 TITE-CRM 방법이 다른 표준설계보다 안전하지 않을 것을 두려워 한다. 또한 이 새로운 접근방법의 타당성을 임상시험 관리감독위원회에게 확신시켜야 하는 부담 때문에 잘 사용하지 않으려고 하는 경향이 있다. 임상연구자는 베이지안 방법에 순응할 수 있다는 것을 실제로 증명하고, 그 TITE-CRM 방법이 초과 위험에 대상자를 배정하지 않음을 구체적으로 설명하고 납득시킬 수 있을 때만이 임상시험 관리감독위원회는 베이지안설계 방법을 허용할 것이다.

[사례] **연부조직육종에서의 독소루비신 및 표적항암제 식스튜뮤맙의 임상시험 (Chugh, 2015)**

　　Chugh (2015)는 연부조직육종(soft tissue sarcoma)에서의 독소루비신(Doxorubicin)과 IGF-1R 표적 단일클론항체인 식스튜뮤맙(cixutumumab)의 내성과 안전성을 결정하기 위해 1상 임상시험을 실시했다. 이 1상 임상시험은 DLT의 확률을 측정하고 DLT가 20%보다 낮은 확률의 용량에 환자를 할당하기 위하여 TITE-CRM 모델을 사용하였다. 용량-독성 함수를 측정하기 위한 표본수는 30명이었으며, 투여용량과 독성 사이의 상관관계는 단일 파라미터 로지스틱 모델로 요약되었다. 현재 데이터에 기초로 주어진 용량에서 독성을 경험할 확률을 나타내는 독성의 사후분포는 각 용량레벨에 대한 95% 신뢰간격으로 계산되었다. 목표율 20%에 가장 가깝지만 20%를 넘지 않는 용량을 MTD로 추정하였다.

[사례] **혈액종양에서의 클로파라빈과 부술판 병행치료 임상시험 (Magenau, 2011)**

　　Magenau (2011)는 혈액종양에서 클로파라빈(Clofarabine)과 부술판(busulfan)의 병행치료의 항종양 활동성을 연구하기 위하여 1/2상 임상시험을 수행하였다. 이 1/2상 임상시험은 환자의 20%에서 독성(DLT)이 나타나는 클로파라빈과 부술판의 병행치료의 적정용량을 결정하기 위하여 TITE-CRM 설계 방법을 사용하였다. TITE-CRM은 용량의 함수로서 DLT의 확률에 대한 모델을 가정하고, 환자에게서 DLT가 발생하면 어떤 용량이 MTD가 될 것인지를 순차적으로 결정하여 새로운 환자에게 그 투여량을 배정했다. $30mg/m^2$을 투여받은 첫 번째 환자에게서 DLT(등급 IV의 transaminitis)이 나타나 클로파라빈은 다음 6명 환자에게 $20mg/m^2$으로 용량을 감소하였다. 클로파라빈 $20mg/m^2$ 투여 6명 중 4명에게서 일시적 등급 III의 transaminitis가 있었다. 다시 다음 6명 환자를 $30mg/m^2$ 용량에 등록하였으며, 4명에게서 일시적 III transaminitis가 보였다. 모든 등급 III과 IV 환자는 2주 내에 등급 I 이하로 해결되었다. 따라서 일시적 등급 III의 transaminitis는 2주 내에 등급 I 이하로 된다면 나머지 연구기간 동안에 DLT에서 제외시켰다. 나머지 환자들은 $30mg/m^2$과 $40mg/m^2$ 용량의 코호트로 배정하였다. 이 연구에서 총 46명 환자의 데이터는 클로파라빈과 부술판의 병행치료는 항종양 활성을 보였지만 클로파라빈 용량과 transaminitis의 정도 사이의 상관관계는 찾을 수 없었다.

사례 전이 뇌종양의 bortezomib와 방사선 치료의 임상시험 (Lao, 2013)

Lao (2013)는 이전에 치료를 받지 않은 뇌 전이 환자에서 보르테조밉(bortezomib) 및 전체 뇌 방사선 치료를 동시 접근방식의 내성과 안전성을 결정하기 위해 1상 임상시험을 실시했다. 이 연구는 1일, 4일, 8일, 11일에 전체 뇌 방사선 치료에 주어질 때, 보르테조밉(bortezomib) $0.9mg/m^2$, $1.1mg/m^2$, $1.3mg/m^2$, $1.5mg/m^2$, $1.7mg/m^2$의 안전성을 평가하였다. 치료 시작부터 종료 후 1개월까지의 3등급 이상의 비혈액학적 독성 혹은 4등급 이상의 혈액학적 독성을 DLT로 정의하고, 용량증가를 결정하는 데 TITE-CRM 설계 방법을 사용하였다. 다른 모든 CRM 및 TITE-CRM 연구와 같이, 이 임상시험에서도 첫 환자 등록 이전에 각 투여용량에서 DLT의 예상 확률이 의학통계학자와 임상연구원에 의해 단일 파라미터 로지스틱 용량-독성 함수의 prior 추정치에서 유도된다. 각각의 환자가 시험을 완료할 때, 용량-독성 함수가 재측정되고, 재측정된 용량-독성 함수가 다음 환자의 투여용량에서 DLT 추정확률을 계산하는 데 사용된다.

새로 등록된 환자 각각은 목표율인 0.20에 가장 가깝지만 0.20를 넘지 않는 보르테조밉 용량을 할당하였다.

7.11 EWOC 방법
escalation with overdose control

EWOC 설계는 허용불가 고용량에 대상자를 치료할 가능성을 최소화하려는 윤리적 제약을 임상설계에 직접적으로 통합하는 투여용량 발견을 위한 1상 임상시험 설계 방법이다. EWOC 설계 방법은 대상자가 투여용량이 과용되는 확률을 제어하면서 용량의 일관된 시퀀스를 생성하는 베이지안식으로 용량을 찾는 설계이다. EWOC 방법은 기본적으로 CRM과 같지만, CRM의 단점인 환자를 너무 급하게 높은 독성용량에 노출시킨다는 것을 방지하기 위하여 특정한 용량으로 코호트의 치료가 끝난 후, 다음 단계의 용량을 정할 때 원래의 CRM에서의 목표독성의 확률 외에도 과도용량투여의 확률을 이용한다. 이런 방식은 MTD 이상의 투여용량에 노출될 대상자 예상 비율을 지정된 값과 동일하게 하려는 것이다. 이 지정된 확률값은 주로 임상의사에 의해 선정되며, 과잉 투약에 대한 임상의사들의 우려 수준을 반영한다. EWOC 설계는 대상자가 저용량 투여됨으로써 평균 투여용량을 최소화하고, 과용량으로 투여될 대상자들의 지정된 확률을 유지하면서 가능한 한 빨리 MTD에 도달한다는 것을 의미한다(Zacks, 1998). 아래 [그림 7.13]은 CRM & EWOC을 이용한 1상 임상시험의 플로차트를 나타낸 것이다.

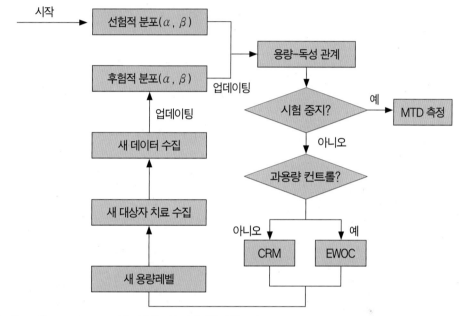

[그림 7.13] CRM & EWOC를 이용한 1상 임상시험의 플로차트

EWOC 설계는 임상시험이 진행됨에 따라, EWOC에 의해 정해진 용량 시퀀스는 MTD로 접근하게 되고, 즉 권유된 용량 시퀀스는 확률적으로 MTD에 수렴함으로써 결국에 모든 환자가 특정 시간 이후에는 MTD에 가까운 용량으로 치료될 것이다. EWOC 방법은 CRM의 모든 장점을 포함하며 과용량 확률을 컨트롤하여 MTD 정확도와 임상시험 효율성을 더욱 개선하지만, 고강도 컴퓨터 계산이 필요하기 때문에 사용하기가 쉽지 않다 (Babb, 1998; Babb & Rogatko, 2001; Rogatko, 2005; Tighouart, 2010).

전이성 유방암 환자의 부파리십과 트라스투주맙 병행치료 임상시험 (Saura, 2014)

Saura (2014)는 트라스투주맙(Trastuzumab) 기반의 치료에서 암진행이 있는 HER2 양성 전이성 유방암 환자의 과잉 PI3K 억제제인 부파리십(Buparlisib)의 임상적 활성을 결정하기 위하여 임상시험을 수행했다. 이 임상시험은 EWOC 접근방법으로 베이지안 로지스틱 회귀모델의 결과를 근거로 시작용량은 50mg/day가 선택되었다. 이때 50mg/day는 부파리십과 트라스투주맙이 단일약물로 결합될 때의 잠재적 높은 독성을 고려하여 DLT의 prior 분포로부터 유도된 가장 높은 시작용량 값이었다. 부파리십 용량증가도 EWOC 접근방법으로 베이지안 로지스틱 회귀모델에 따라 행해졌다. 각 용량 코호트는 새로 등록된 환자들로서 용량 결정을 위해서는 3~6명에 대한 평가가 있어야 한다. MTD는 첫 번째 치료 사이클 동안에 치료된 환자의 33% 이상에서 허용할 수 없는 DLT를 발생하지 않는 가장 높은 용량으로 정의하였다. 이 임상시험은 부파리십 100mg/day과 트라스투주맙 2mg/kg/week의 병용치료가 내약성이 좋은 것으로 나타났다.

다발성골수종 환자의 메파란과 보테조미브 치료 임상시험 (Lonial, 2010)

Lonial 연구(2010)는 기존 약제로는 치료효과가 없는 다발성골수종(multiple myeloma) 환자를 위해서 치료효과가 높은 병합약제를 찾는 과정에서 기존의 고용량 메파란(mephalan) 단독약제에 추가로 보테조미브(bortezomib)의 투여용량에서 효능이 있는지와 투여시점을 파악하고자 제1상 임상시험을 실시했다. 보테조미브 투여시점에 대해서는 메파란 투여 전과 후의 두 군에 환자를 랜덤 할당하며, 투여용량에 대해서는 과도용량 투여를 억제하는 EWOC 용량증가 방법으로 제1상 임상시험을 전과 후의 각 군에서 독립되게 실시한다(표 7.7). 전투여군에 19명과 후투여군에 20명이 할당되었다. DLT는 고용량 메파란 투여 후 30일 이내에 나타나는 단계 4의 점막염(mucositis), 또는 치료와 관련된 사망(treatment-related mortality, TRM)으로 정하고, 이러한 독성반응은 고용량 메파란 투여 후 100일에 평가하였다.

[표 7.7] 메파란과 보테조미브 치료 임상시험의 투여용량과 환자 등록

		컨트롤	-4일	-3일	-2일		-1일	0일
무작위	메파란(집단전체 100mg/m²)			×	×			
	보테조미브(1.0, 1.3, 혹은 1.6mg/m²)		A#					
	보테조미브(1.0, 1.3, 혹은 1.6mg/m²)						B*	
	자가 골수(bone marrow aspirte)		×					×
	줄기세포 주입(stem cell infusion)							×

A# = 첫 번째 메파란 용량 24시간 이전에 A 코호트에게 투여될 보테조미브 용량

B* = 두 번째 메파란 용량 주입 24시간 이전에 B 코호트에게 투여될 보테조미브 용량

사례 갑상선암의 볼테조밉과 선나티닙 치료 임상시험 (Harvey, 2013)

Harvey et al (2013)의 연구는 질병이 진전된 갑상선 악성종양 환자에게 항암치료로 매주마다 볼테조밉(bortezomib)과 매일 선나티닙(sunitinib)을 4주 동안 투여하고 2주간의 휴식기를 가지는 임상시험을 수행하였다. 최초용량은 선나티닙 25mg과 볼테조밉 1mg/m²으로 EWOC 용량증가 방법을 응용하였으며, 총 7 용량레벨을 평가하였다. 우선적으로 볼테조밉 고정용량으로 선나티닙 목표용량 50mg으로 증가되고 그러고 난 후에 볼테조밉을 증가시켰다. 총 30명 환자의 평가에서(표 7.8), 선나티닙 50mg과 볼테조밉 1.3mg/m²에서 DLT의 4등급인 혈소판감소증(thrombocytopenia)과 호중구감소증(neutropenia)이 나타났다. 선나티닙 37.5mg와 볼테조밉 1.9mg/m²에서 내약성과 약물활성이 나타났기 때문에 이 용량을 후속 2상 임상시험의 권장용량으로 추천했다.

[표 7.8] 볼테조밉과 선나티닙 치료 임상시험의 투여용량과 환자 등록

용량레벨	Sunitinib(mg)	bortezomib(mg/m²)	동의 환자 수/ 평가 가능 수
1	25	1	4/2
2	37.5	1	5/2
3	50	1	13/12
4	50	1.3	8/7
5	37.5	1.3	3/3
6	37.5	1.6	1/1
7	37.5	1.9	3/3

투여용량 증가
Dose Escalation

피보나치 연속수(Fibonacci sequence: 1, 2, 3, 5, 8, …)를 응용해서 투약용량을 증가하는 이 설계는 스나이더맨(Schneiderman, 1967)이 최초로 제안하였다. 만일 초회 시작 투약용량을 D라고 한다면, 용량 증가를 1D → 2D → 3D → 5D → 8D → … 방식으로 높이는 방법이다. 이 피보나치 연속수열에 따른 용량증가는 그 증가 폭이 너무 가파르기 때문에 보다 완만한 용량증가의 수정 피보나치(modified Fibonacci sequence) 방법이 소개되었다. 수정 피보나치의 용량 간격은 다음과 같다.

$$D_2 = 2D_1$$
$$D_3 = 1.67D_2$$
$$D_4 = 1.5D_3$$
$$D_5 = 1.4D_4$$
$$D_6 = 1.39D_5$$
$$D_k = 1.33d_{k-1}, \ k \geq 7$$

즉, 초회 시작 투약용량 후의 두 번째 용량은 바로 직전의 투여용량의 100% 증가하고, 세 번째는 두 번째 용량의 67%, 네 번째 용량은 세 번째 용량의 50%, 다섯 번째 용량은 네 번째 용량의 40%, 여섯 번째 용량은 다섯 번째 용량의 39% 등으로 서서히 증가하는 것이다(표 7.9). 예를 들면, 실제 첫 용량 D_1이 100mg이라면,

$$D_2 = 2 \times 100 = 200\text{mg}$$
$$D_3 = 1.67 \times 200 = 333.3\text{mg}$$
$$D_4 = 1.5 \times 333.3 = 500\text{mg}$$
$$D_5 = 1.4 \times 500 = 700\text{mg}$$
$$D_6 = 1.39 \times 700 = 933.3\text{mg}$$
$$D_7 = 1.33 \times 933.3 = 1244.4\text{mg}$$

[표 7.9] 피보나치 용량 및 수정된 파보나치 용량의 단계별 값

단계	피보나치 용량	수정 피보나치 용량	증가율(%)
1	시작용량(D)	시작용량(D)	시작용량(D_1)
2	2D	2D	$D_2 = 2D_1$(100%)
3	3D	3.3D	$D_3 = 1.67D_2$(67%)
4	5D	5D	$D_4 = 1.5D_3$(50%)
5	8D	7D	$D_5 = 1.4D_4$(40%)
6	13D	9D	$D_6 = 1.39D_5$(39%)
7	21D	12D	$D_7 = 1.33 D_6$(33%)
8	34D	16D	$D_8 = 1.33 D_7$(33%)

사례 **고형종양의 SAM486A 폴리아민 억제제 (Eskens, 2000)**

Eskens (2000)는 고형종양 치료에서 폴리아민 억제제 SAM486A의 MTD를 결정하는 1상 임상시험에서 약물 용량증가로 파보나치 연속수를 이용하였다. 연구된 용량증가 레벨은 1.25, 2.5, 5, 8, 16, 32, 48, 70, 110, 170, 270, 325mg/m^2/week이다. 이 연구결과를 근거로 매주 투여용량 270mg/m^2/week이 제2상 임상시험에서의 적정용량으로 권고되었다.

사례 **고형악성종양의 SAM486A 폴리아민 억제제 임상시험 (Siu, 2002)**

Siu (2002)는 고형악성종양의 폴리아민 억제제(Polyamine Biosynthesis Inhibitor)인 SAM486A의 MTD를 결정하기 위하여 파보나치 연속수를 이용하여 용량증가를 하였다. 총 23명의 환자의 용량증가는 [표 7.10]과 같다. 이 1상 임상시험은 최소 용량레벨(3.6mg)에서 피보나치 수열로 용량을 증가하였으나 7번째 용량레벨(51.2mg)까지 한 명의 환자도 독성반응이 없었으므로 임상시험 진행 중 규정을 변경하여 8번째, 9번째 용량레벨은 총 투여용량의 100%로 증가하였다. 이러한 결과를 근거로 102.4mg/m^2/day이 MTD로 결정되었다.

[표 7.10] 폴리아민 억제제 임상시험에서의 용량증가와 대상자 수

용량(mg/m²/day)	용량증가율(%)	새 대상자 수	DLT 경험한 대상자 수
3.6		3	0/3
7.2	100	1	0/1
14.4	100	1	0/1
21.6	50	1	0/1
28.8	33	1	0/1
38.4	33	1	0/1
51.2	33	1	0/1
102.4	100	8	0/8
202.8	100	3	2/3
150	−26	3	2/3

사례 전이성 위암 결합치료 FOLFOX4와 소라페닙의 1상 임상시험 (Chi, 2015)

Chi (2015)는 절제 불가능한 국소진행성 또는 전이성 위암 환자의 1차 치료로 대장암 항암제 FOLFOX4와 소라페닙(sorafenib)의 MTD와 DLT를 결정하기 위해서 1상 임상시험을 수행했다. 이 임상시험에서는 최소 3명의 코호트가 수정 피보나치로 용량증가시켰으며, 다음과 같은 3개의 용량을 연구했다.

용량레벨 1 = 소라페닙 400mg/d + FOLFOX4 경구투여

용량레벨 2 = 소라페닙 800mg/d + FOLFOX4 경구투여

용량레벨 3 = 소라페닙 1200mg/d + FOLFOX4 경구투여

이 임상시험에서는 FOLFOX4와 함께 소라페닙 200mg 하루 두 번 투약의 안전성과 효율성이 증명되어 차후의 2상 임상시험에서의 적정용량으로 권고되었다.

머리와 목의 상피세포암 엘로티닙의 1상 임상시험 (Gilbert, 2012)

Gilbert (2012)는 머리와 목의 말기 상피세포암에 대한 엘로티닙(Erlotinib) 항암 화학방사선 결합치료의 MTD를 결정하기 위해서 1상 임상시험을 수행했다. 이 임상시험에서는 매일 6mg 및 방사선 치료와 함께 엘로티닙(Erlotinib)의 용량을 수정 피보나치로 방법을 적용하여 각 레벨에서 3명의 코호트를 치료하였다. [표 7.11]은 용량증가 스케줄이다. 이 임상시험의 결과로 시스플라틴(cisplatin)과 방사선 치료와 더불어 매일 엘로티닙 150mg이 임상적 효과가 있는 것으로 나타나 제2상 임상시험에서의 적정용량으로 권고되었다.

[표 7.11] 엘로티닙의 1상 임상시험에서의 용량증가

용량 레벨	엘로티닙	용량 방사선 치료	시스플라틴
레벨 1	50mg	70Gy, 2Gy(per fraction)	$6mg/m^2/d$
레벨 2	100mg	70Gy, 2Gy(per fraction)	$6mg/m^2/d$
레벨 3	150mg	70Gy, 2Gy(per fraction)	$6mg/m^2/d$

7.13 적절한 1상 임상시험 설계의 선택

적절한 용량레벨의 선택 및 1상 임상시험에서 MTD 추정값은 일반적으로 질병의 특성에 따라 고려되는 여러 가지 요소에 달려 있다. 이것은 특히 용량레벨의 수, 시작 용량레벨, 각 용량레벨에 배정되는 대상자의 수, 용량증가 방법에 의해 결정되며, 후속 2상 및 3상 임상시험을 위해 충분한 사려가 필요하다. 현실적으로 매우 느린 대상자 확보는 임상시험 연구중단이라는 극단적인 결과를 초래하게 되는 경우를 1상 임상연구에서도 자주 볼 수 있다. 이러한 상황에서는 표준 '3+3' 설계보다도 용량증가 속도가 빠를 수 있는 표준 'Best of Five' 설계나 최근에 제시된 Rolling-6 설계 방법이 더욱 적절하다. Rolling-6 설계는 한 용량레벨에 6명 대상자가 모두 채워진 경우를 제외하고는 계속 대상자를 배정할 수가 있어서 대상자가 임상시험 참여를 위한 대기시간이 없다. 그러므로 대상자 소실

을 방지할 수 있고, 임상시험의 기간이 단축될 수 있는 설계이다. 하지만 'A + B' 코호트 형식의 설계는 더 효율적인 설계로 쉽게 확장되지 못하는 단점이 있다. 최근의 CRM, mCRM, TITE-CRM, EWOC 방법 등은 이론적으로 잘 소개되었으며 효율적인 설계로 쉽게 확장할 수는 있지만, 이해하기가 쉽지 않고, 높은 통계학적 모델링 지식이 필요하며 계산적으로 복잡하여 실제 현실적으로는 1상 임상시험 설계로 사용하는 데에는 여전히 제한적이다. 적절한 1상 임상시험의 설계를 선택하기 위해서는 사전에 해당 임상시험의 연구목적, 수행 가능성 및 용이성, 그리고 잠재적 연구설계의 장단점 등을 충분히 고려한 후에 결정하여야 한다. 임상시험 2상과 3상에서 주로 사용되는 설계 방법은 8장에서 자세하게 다룬다. [표 7.12]는 1상 임상시험에 주로 이용되는 연구설계와 그 장단점을 요약한 것이다.

[표 7.12] 제1상 임상시험에 주로 이용되는 연구설계와 장단점

연구설계	장점	단점
표준 3+3 설계	Robust; 단순; 연구수행 용이; 통계적 투입이 불필요. 약물에 대한 신체의 효과 데이터 제공 가능(예: 성별, 나이, 흡연).	MTD 평가절하 가능; MTD가 특정한 DLT 확률을 가진 용량이 아니고, 20~30% DLT 범위 내에 있음; DLT를 20% 이하 혹은 30% 이상의 목표확률을 가진 MTD 측정불가; 대상자 전체의 모든 독성 데이터가 MTD 결정에 이용되지 않고 현재의 용량레벨에서 나온 정보만 이용; 많은 대상자를 저용량에 치료될 가능성; 완만한 용량 증가.
가속적정설계 (Accelerated Titration Design, ATD)	고정된 상승용량을 가지고 네 가지 디자인을 할 수 있다. 디자인 A: 3+3 설계이지만 40%의 용량 증가. 디자인 B: 가속 단계에서 환자 1명 코호트. 1-코스 DLT 또는 두 번째 1-코스 중간독성이 발생할 때 코호트를 확장하고 디자인 A로 전환. 디자인 C: 환자 1명 코호트로 2배 용량 상승 단계(80% 용량증가). 코호트를 확장하고 디자인 B처럼 동일한 trigger로 디자인 A로 전환. 디자인 D: 디자인 C이지만 DLT나 두 번째 중간독성이면 디자인 A로 전환.	하나의 디자인으로 가속 및 상승 단계; 허용되는 경우에 대상자 개인 내의 투여량 상승은 지연 또는 누적 독성을 눈가릴 수 있음.

[표 7.12] 제1상 임상시험에 주로 이용되는 연구설계와 장단점 (계속)

연구설계	장점	단점
연속재평가방법 (continual reassessment method, CRM)	신속한 용량증가; 환자 전체의 모든 독성 데이터가 MTD 결정에 이용; 동물연구에서 수집한 사전정보를 쉽게 통합가능; 용량-독성 관계 모수모형 fit; 적응적 최적설계; 정확한 MTD 측정; 임상시험 효율성 개선; 여러 TTL로 융통성 있는 MTD 허용; MTD 용량 부근에 보다 많은 대상자를 치료; 보다 적은 대상자가 독성용량에 치료.	추정 모형이 잘못된 경우 대상자는 과도 독성용량으로 치료될 위험 많음; 통계모형 지식 필요; 만약 모수모형이 신뢰할 수 없다면 결과는 의문스러움. MTD 발견이 실패할 수 있음.
수정 연속재평가방법 (Modified CRM)	3+3 디자인 처럼 보수적 시작용량; 복용량 상승은 각 환자당 단일 용량 레벨로 상승; DLT 후의 다음 환자에게는 투여량 상승 않음; 한 명 이상의 코호트 가능; 고정된 표본수보다는 중지 규칙을 정함.	CRM에 비해 안전성이 개선.
TITE CRM	부분적이라도 모든 치료된 환자의 데이터는 용량-독성 곡선 및 후속 선량 계산에 통합; DLT를 경험한 환자는 완전 가중치를 가짐; 독성 비경험 환자는 연구 관찰 시간에 비례해서 가중.	환자 모두의 추적을 완료되기 전에 환자의 독성 정보가 추천용량 결정에 기여함.
EWOC(escalation with overdose control)	CRM의 모든 장점을 포함; 과용량 확률을 컨트롤; MTD 정확도와 임상시험 효율성을 더욱 개선.	용량-독성 곡선의 계속된 리모델링은 추가 통계 지원을 필요; 고강도 계산.

참고 문헌

1. Ahn C. An evaluation of phase I cancer clinical trial designs. *Stat Med*, 1998, 17:1537−1549.

2. Azriel D, Mandel M, Rinott Y. The treatment versus experimentation dilemma in dose finding studies. *J Stat Plan Inference*. 2011, 141:2759−68.

3. Babb J, Rogatko A, Zacks S. Cancer Phase I clinical trials: Efficient dose escalation with overdose control. *Stat Med*, 1998, 17:1103−1120.

4. Babb JS, Rogatko A. Patient specific dosing in a cancer phase I clinical trial. *Stat Med*, 2001, 20:2079−90.

5. Barrett JS, Jayaraman B, Patel D, Skolnik JM. A SAS−based solution to evaluate study design efficiency of phase I pediatric oncology trials via discrete event simulation. *Computer Methods and Programs in Biomedicine*, 2008, 90:240−250.

6. Baur JA et al. Resveratrol improves health and survival of mice on high calorie intake. *Nature*, 2006, 444:337−342.

7. Bekele BN, Ji Y, Shen Y, et al. Monitoring late−onset toxicities in phase I trials using predicted risks. *Biostatistics*, 2008, 9:442−57.

8. Berlin J, Stewart JA, Storer B, Tutsch KD, et al. Phase I clinical and pharmacokinetic trial of penclomedine using a novel, two−stage trial design for patients with advanced malignancy. *J Clin Oncol*, 1998, 16:1142−9.

9. Berry SM, Carlin BP, Lee JJ, Muller P. *Bayesian Adaptive Methods for Clinical Trials*. Chapman and Hall/CRC, 2011.

10. Blakeley JO, Grossman SA, Mikkelsen T, Rosenfeld MR, et al. Phase I study of iniparib concurrent with monthly or continuous temozolomide dosing schedules in patients with newly diagnosed malignant gliomas. *J Neurooncol*, 2015, 125:123−31.

11. Braun TM, Jia N. A generalized continual reassessment method for two−agent Phase I trials. *Stat Biopharm Res*, 2013, 5:105−15.

12. Braun TM, Wang S. A hierarchical Bayesian design for phase I trials of novel combinations of cancer therapeutic agents. *Biometrics*, 2010, 66:805−12.

13. Braun TM, Yuan Z, Thall PF. Determining a maximum−tolerated schedule of a cytotoxic agent. *Biometrics*, 2005, 61:335−43.

14. Braun TM. Generalizing the TITE−CRM to adapt for early− and late−onset toxicities. *Stat Med*, 2006, 25:2071−83.

15. Braun TM. The bivariate continual reassessment method. Extending the CRM to phase I trials of two competing outcomes. *Control Clin Trials*, 2002, 23:240−56.

16. Braun TM. The current design of oncology phase I clinical trials: progressing from algorithms to statistical models. *Statistics in Oncology Clinical Trials*, 2014, 3:2.

17. Chen Z, Zhao Y, Cui Y, et al. Kowalski. Methodology and application of adaptive and sequential approaches in contemporary clinical trials. *J Probab Stat*, 2012, 2012:1−20.

18. Cheung YK, Chappell R. Sequential designs for phase I clinical trials with late−onset toxicities. *Biometrics*, 2000, 56:1177−82.

19. Cheung YK. *Dose Finding by the Continual Reassessment Method*. New York: Chapman. & Hall/CRC Press, 2011.

20. Chevret S. *Statistical Methods for Dose−Finding Experiments*. Wiley, 2006.

21. Chi Y, Yang J, Yang S, Sun Y, Jia B, Shi Y. Phase I dose−finding study of sorafenib with FOLFOX4 as first−line treatment in patients with unresectable locally advanced or metastatic gastric cancer. *Chin J Cancer Res*, 2015, 27:239−46.

22. Choi SH, Min KT, Lee JR, Choi KW, et al. Determination of EC_{95} of Remifentanil for Smooth Emergence From Propofol Anesthesia in Patients Undergoing Transsphenoidal Surgery. *Journal of Neurosurgical Anesthesiology*, 2015, 27:160−166.

23. Chu PL, Lin Y, Shih WJ. Unifying CRM and EWOC designs for phase I cancer clinical trials. *J Stat Plan Inference*, 2009, 139:1146−63.

24. Chugh R, Griffith KA, Davis EJ, Thomas DG, et al. Doxorubicin plus the IGF−

1R antibody cixutumumab in soft tissue sarcoma: a phase I study using the TITE-CRM model. *Ann Oncol*, 2015, 26: 1459-64.

25. ClinicalTrials.gov # NCT00840190. A Study of Selective Cyclin Dependent Kinase Inhibitor P1446A-05 In Subjects With Advanced Refractory Malignancies.

26. ClinicalTrials.gov # NCT00940498. Study of PF-05212384 Administered Intravenously To Subjects With Solid Tumors.

27. ClinicalTrials.gov # NCT01498783. Phase I Study of 5-Fluorouracil in Children and Young Adults With Recurrent Ependymoma.

28. ClinicalTrials.gov # NCT01588678. A Open-Label, Multiple Ascending Dose Study of DS-3078a, an Oral TORC1/2 Kinase Inhibitor, in Subjects with Advanced Solid Tumors or Lymphomas.

29. ClinicalTrials.gov # NCT02033356. ED95 of Lidocaine 1.0% for Filling the Adductor Canal.

30. ClinicalTrials.gov # NCT02098967. A Study of the Safety and Pharmacokinetics of RO6839921, An MDM2 Antagonist, in Patients With Advanced Cancers, Including Acute Myeloid Leukemia.

31. Collins JM, Zaharko DS, Dedrick RL, Chabner BA. Cancer Treat Rep. Potential roles for preclinical pharmacology in phase I clinical trials. *Cancer Treat Rep*, 1986, 70:73-80.

32. Contrera JF, Matthews EJ, Kruhlak NL, Benz RD. Estimating the safe starting dose in phase I clinical trials and no observed effect level based on QSAR modeling of the human maximum recommended daily dose. *Regul Toxicol Pharmacol*, 2004, 40:185-206.

33. de Lima M, Giralt S, Thall PF, et al. Maintenance therapy with low-dose azacitidine after allogeneic hematopoietic stem cell transplantation for recurrent acute myelogenous leukemia or myelodysplastic syndrome: a dose and schedule finding study. *Cancer*, 2010, 116:5420-31.

34. Dixon WJ, Mood AM. A method for obtaining and analyzing sensitivity data.

J Am Stat Assoc, 1948, 43:109−26.

35. Durham SD, Flournoy N. Up−and−down designs. I. Stationary treatment distributions. IMS Lecture Notes Monogr Ser. 1995, 25:139−57.

36. Eckhardt SG, Sharyn D. Baker, Carolyn D. Britten, Manuel Hidalgo, L Siu, et al. Phase I and Pharmacokinetic Study of Irofulven, a Novel Mushroom− Derived Cytotoxin, Administered for Five Consecutive Days Every Four Weeks in Patients With Advanced Solid Malignancies. *J Clin Oncol*, 2000, 18:4086−97.

37. Eisenhauer EA, PJ O'Dwyer, M Christian, JS Humphrey. Phase I Clinical Trial Design in Cancer Drug Development. *J Clin Oncol*, 2000, 18:684−92.

38. EPA. Benchmark Dose Technical Guidance. 2012. https://www.epa.gov/sites/ production/files/2015−01/documents /benchmark_dose_guidance.pdf

39. Eskens FA, Greim GA, van Zuylen C, Wolff I, Denis LJ, et al. Phase I and pharmacological study of weekly administration of the polyamine synthesis inhibitor SAM486A (CGP 48 664) in patients with solid tumors. European Organization for Research and Treatment of Cancer Early Clinical Studies Group. *Clin Cancer Res*, 2000, 6:1736−43.

40. Ette EI, PJ Williams. *Pharmacometrics: The Science of Quantitative Pharmacology*. Wiley, 2013.

41. European Medicines Agency. Guideline on Strategies to Identify and Mitigate Risks for First−In−Human Clinical Trials with Investigational Medicinal Products. 2017. http://www.ema.europa.eu/docs/en_GB/document_library/ Scientific_guideline/2017/07/WC500232186.pdf

42. Faderl S, Balakrishnan K, Thomas DA, Ravandi F, et al. Phase I and extension study of clofarabine plus cyclophosphamide in patients with relapsed/refractory acute lymphoblastic leukemia. *Clin Lymphoma Myeloma Leuk*, 2014, 14:231−8.

43. Fan SK, Venook AP, Lu Y. Design issues in dose−finding phase I trials for combinations of two agents. *J Biopharmaceutical Statistics*, 2009, 19:509−523.

44. Faries D. Practical modifications of the continual reassessment method for phase

I cancer clinical trials. *J Biopharm Stat*, 1994, 4:147−64.

45. Gandhi L, Bahleda R, Tolaney SM, Kwak EL,et al. Phase I Study of Neratinib in Combination With Temsirolimus in Patients With Human Epidermal Growth Factor Receptor 2−Dependent and Other Solid Tumors. *J Clin Oncol*, 2014, 32:68−75.

46. Garrett−Mayer E. The continual reassessment method for dose−finding studies: a tutorial. *Clin Trials*, 2006, 3:57−71.

47. Gelmon KA, Latreille J, Tolcher A, Génier L, Fisher B, Forand D, et al. Phase I Dose−Finding Study of a New Taxane, RPR 109881A, Administered as a One−Hour Intravenous Infusion Days 1 and 8 to Patients With Advanced Solid Tumors. *J Clin Oncol*, 2000, 18:4098−4108.

48. Gilbert J, Rudek MA, Higgins MJ, Zhao M, et al., A phase I trial of erlotinib and concurrent chemoradiotherapy for stage III and IV (M0) squamous cell carcinoma of the head and neck. *Clin Cancer Res*, 2012, 18:1735−42.

49. Giovagnoli A, Pintacuda N. Properties of frequency distributions induced by general 'up−and−down' methods for estimating quantiles. *J Stat Plan Inference*, 1998, 74:51−63.

50. Gonzalez AP, Bernucci F, Pham K, Correa JA, Finlayson RJ, Tran DQ. Minimum effective volume of lidocaine for double−injection ultrasound−guided axillary block. *Reg Anesth Pain Med*, 2013, 38:16−20.

51. Goodman SN, Zahurak ML, Piantadosi S. Some practical improvements in the continual reassessment method for phase I studies. *Stat Med*, 1995, 14:1149−1161.

52. Hartford C, Volchenboum SL, Cohn SL. 3+3 ≠ (Rolling) 6. *J. Clinical Oncology*, 2008, 26:170−171.

53. Harvey RD, Owonikoko TK, Lewis CM, Akintayo A, Chen Z. A phase 1 Bayesian dose selection study of bortezomib and sunitinib in patients with refractory solid tumor malignancies. *British Journal of Cancer*, 2013, 108:762−765.

54. Hoffman LM, Fouladi M, Olson J, Daryani VM, Stewart CF, et al. Phase I trial of weekly MK−0752 in children with refractory central nervous system

malignancies: a pediatric brain tumor consortium study. *Childs Nerv Syst*, 2015, 31:1283–9.

55. Iasonos A, O'Quigley J. Adaptive Dose–Finding Studies: A Review of Model–Guided Phase I Clinical Trials. *J. Clinical Oncology*, 2014, 32:2505–2511.

56. Iasonos A, Wilton AS, Riedel ER, et al. A comprehensive comparison of the continual reassessment method to the standard 3+3 dose escalation scheme in Phase I dose–finding studies. *Clin Trials*, 2008, 5:465–77.

57. Iasonos A, Zohar S, O'Quigley J. Incorporating lower grade toxicity information into dose finding designs. *Clin Trials*, 2011, 8:370–9.

58. Ivanova A, Flournoy N, Chung Y. Cumulative cohort design for dose–finding. J Stat Plan Inference 2007, 137:2316–27.

59. Ivanova A, Montazer–Haghighi A, Mohanty SG, et al. Improved up–and–down designs for phase I trials. *Stat Med*, 2003, 22:69–82.

60. Ivanova A. Escalation, group and A+B designs for dose–finding trials. *Stat Med*, 2006, 25:3668–78.

61. Jaki T, Clive S, Weir CJ. Principles of dose finding studies in cancer: a comparison titration designs for phase I clinical trials in oncology. Journal of the National Cancer Institute, 89:1138–1147.

62. Jaki T, Clive S, Weir CJ. Principles of dose finding studies in cancer: a comparison of trial designs. Cancer Chemother Pharmacol. 2013, 71:1107–1114.

63. Ji Y, Liu P, Li Y, Bekele BN. A modified toxicity probability interval method for dose–finding trials. *Clin Trials*, 2010, 653–63.

64. Ji Y, Wang SJ. Modified toxicity probability interval design: a safer and more reliable method than the 3+3 design for practical phase I trials. *J Clin Oncol*, 2013, 31:1785–91.

65. Jimeno A, Rudek MA, Kulesza P, Ma WW, et al. Pharmacodynamic–guided modified continuous reassessment method–based, dose–finding study of rapamycin in adult patients with solid tumors. *J Clin Oncol*, 2008, 26: 4172–9.

66. Kerns EH, Di L. *Drug-like properties: Concepts, Structure Design and Methods: from ADME to Toxicity Optimization*. Elsevier, 2008.

67. Kieran MW, Chi S, Goldman S, Onar-Thomas A, et al. A phase I trial and PK study of cediranib (AZD2171), an orally bioavailable pan-VEGFR inhibitor, in children with recurrent or refractory primary CNS tumors. *Childs Nerv Syst*, 2015, 31:1433-45.

68. Kuen Cheung Y. Sample size formulae for the Bayesian continual reassessment method. *Clin Trials*, 2013, 10:852-61.

69. Kuzuya K, Ishikawa H, Nakanishi T, Kikkawa F, et al. Optimal doses of paclitaxel and carboplatin combination chemotherapy for ovarian cancer: a phase I modified continual reassessment method study. *Int J Clin Oncol*, 2001, 6:271-8.

70. Lao CD, Friedman J, Tsien CI, Normolle DP, et al. Concurrent whole brain radiotherapy and bortezomib for brain metastasis. *Radiat Oncol*, 2013, 8:204.

71. Lassen UN, Meulendijks D, Siu LL, Karanikas V, et al. A phase I monotherapy study of RG7212, a first-in-class monoclonal antibody targeting TWEAK signaling in patients with advanced cancers. *Clin Cancer Res*, 2015, 21:258-66.

72. Le Tourneau C, Gan HK, Razak AR, Paoletti X. Efficiency of new dose escalation designs in dose-finding phase I trials of molecularly targeted agents. *PLoS One*, 2012, 7:e51039.

73. Le Tourneau C, Lee JJ, Siu LL. Dose escalation methods in phase I cancer clinical trials. *J Natl Cancer Inst*, 2009, 101:708-20.

74. Lee DP, Skolnik JM, Adamson PC. Pediatric phase I trials in oncology: an analysis of study conduct efficiency. *J Clin Oncol*, 2005, 23:8431-41.

75. Lee SM, Cheung YK. Calibration of prior variance in the Bayesian continual reassessment method. *Stat Med*, 2011, 30:2081-9.

76. Leung DH, Wang Y. Isotonic designs for phase I trials. *Control Clin Trials*, 2001, 22:126-38.

77. Lim HJ, *Designs and Applications of Clinical Trials*. Bullsbook Publisher Inc, Seoul, Korea. 2015.

78. Lin Y, Shih WJ. Statistical properties of the traditional algorithm−based designs for phase I cancer clinical trials. *Biostatistics*, 2001, 2:203−15.

79. Liu G, Berlin J, Tutsch KD, Van Ummersen L et al. Phase I clinical and pharmacokinetic study of oral penclomedine (NSC 338720) in adults with advanced solid malignancy. *Clin Cancer Res*, 2002, 8:706−11.

80. Liu S, Cai C, Ning J. Up−and−down designs for phase I clinical trials. *Contemp Clin Trials*, 2013, 36:218−27.

81. Lonial S, Kaufman J, Tighiouart M, et al. A phase I/II trial combining high−dose melphalan and autologous transplant with bortezomib for multiple myeloma: A dose− and schedule−finding study. *Clin Cancer Res*, 2010, 16:5079−5086.

82. Liu G, Berlin J, Tutsch KD, Van Ummersen L, et al. Phase I Clinical and Pharmacokinetic Study of Oral Penclomedine (NSC 338720) in Adults with Advanced Solid Malignancy. *Clin Cancer Res*, 2002, 8: 706−711.

83. Magenau J, Tobai H, Pawarode A, Braun T, et al. Clofarabine and busulfan conditioning facilitates engraftment and provides significant antitumor activity in nonremission hematologic malignancies. *Blood*, 2011, 118:4258−64.

84. Mahalingam D, Nemunaitis JJ, Malik L, Sarantopoulos J, Weitman S, et al. Phase I study of intravenously administered ATI−1123, a liposomal docetaxel formulation in patients with advanced solid tumors. *Cancer Chemother Pharmacol*, 2014, 74:1241−50.

85. Mahmood I, Green MD, Fisher JE. Selection of the First−Time Dose in Humans: Comparison of Different Approaches Based on Interspecies Scaling of Clearance. *J. Clin.Pharmacol*, 2003, 43:692.

86. Meulendijks D, Jacob W, Martinez−Garcia M, Taus A, et al. First−in−human Phase I Study of Lumretuzumab, a Glycoengineered Humanized Anti−HER3 Monoclonal Antibody, in Patients with Metastatic or Advanced HER3−positive Solid Tumors. *Clin Cancer Res*, 2015, 23:5406−5415.

87. Milton MN, Horvath CJ. The EMEA Guideline on First−in−Human Clinical Trials and Its Impact on Pharmaceutical Development. *Toxicol Pathol*, 2009,

37:363−371.

88. Moller S. An extension of the continual reassessment methods using a preliminary up−and−down design in a dose finding study in cancer patients, in order to investigate a greater range of doses. *Stat Med*, 1995. 14:911−22.

89. Muler JH, McGinn CJ, Normolle D, et al. Phase I trial using a time−to−event continual reassessment strategy for dose escalation of cisplatin combined with gemcitabine and radiation therapy in pancreatic cancer. *J Clin Oncol*, 2004, 22:238−43.

90. Nguyen−Lu N, Carvalho JC, Farine D, Seaward G, Ye XY, Balki M. Carbetocin at Cesarean delivery for labour arrest: a sequential allocation trial to determine the effective dose. *Can J Anaesth*, 2015, 62:866−74.

91. O'Quigley J, Pepe M, Fisher L. Continual reassessment method: a practical design for phase 1 clinical trials in cancer. *Biometrics*, 1990, 46:33−48.

92. O'Quigley J, Shen LZ. Continual reassessment method: a likelihood approach. *Biometrics*, 1996, 52:673−84.

93. O'Quigley J, Zohar S. Experimental designs of phase I and phase I/II dose−finding studies. *Br J Cancer*, 2006, 94:609−613.

94. Omura GA. Modified Fibonacci search. *J Clin Oncol*, 2003, 21:3177.

95. Onimaru R, Shirato H, Shibata T, Hiraoka M, et al. Phase I study of stereotactic body radiation therapy for peripheral T2N0M0 non−small cell lung cancer with PTV<100cc using a continual reassessment method (JCOG0702). *Radiother Oncol*, 2015, 116: 276−80.

96. O'Quigley J. Theoretical study of the continual reassessment method. *J Stat Planning Inference*, 2006, 136:1765−1780.

97. Oron AP, Azriel D, Hoff PD. Dose−finding designs: the role of convergence properties. *Int J Biostat*, 2011, 7:39.

98. Oron AP, Hoff PD. The k−in−a−row up−and−down design, revisited. *Stat Med*, 2009, 28:1805−20.

99. Packer RJ, Rood BR, Turner DC, Stewart CF, et al. Phase I and pharmacokinetic

trial of PTC299 in pediatric patients with refractory or recurrent central nervous system tumors: a PBTC study. *J Neurooncol*, 2015, 121:217−24.

100. Penel N, Isambert N, Leblond P, Ferte C, Duhamel A, Bonneterre J.Classical 3+3 design versus accelerated titration designs: analysis of 270 phase 1 trials investigating anti−cancer agents. *Invest New Drugs*, 2009, 27:552−6.

101. Piantadosi S, Fisher JD, Grossman S. Practical implementation of a modified continual reassessment method for dose finding trials. *Cancer Chemotherapy and Pharmacology*, 1998, 41:429−436.

102. Rahma OE, E Gammoh, R M Simon, S N Khleif. Is the "3+3" Dose−Escalation Phase I Clinical Trial Design Suitable for Therapeutic Cancer Vaccine Development? A Recommendation for Alternative Design Clin. *Cancer Res*, 2014, 4758−4767.

103. Reigner BG, Blesch KS. Estimating the starting dose for entry into human principles and practice. *Eur J Clin Pharmacol*, 2002, 57:835−45.

104. Rogatko A, Galen Cook−Wiens, Mourad Tighiouart and Steven Piantadosi. Escalation with Overdose Control is More Efficient and Safer than Accelerated Titration for Dose Finding. *Entropy*, 2015, 17:5288−5303.

105. Rogatko A, Schoeneck D, Jonas W, et al. Translation of innovative designs into phase I trials. *J Clin Oncol*, 2007, 25:4982−6.

106. Rosenberger WF, Haines LM. Competing designs for phase I clinical trials: a review. *Stat Med*, 2002, 21:2757−70.

107. Saura C, Bendell J, Jerusalem G, Su S, et al. Phase Ib study of Buparlisib plus Trastuzumab in patients with HER2−positive advanced or metastatic breast cancer that has progressed on Trastuzumab−based therapy. *Clin Cancer Res*, 2014, 20:1935−45.

108. Schneiderman MA. Mouse to man: statistical problems in bringing a drug to clinical trial. *Berkeley Symp on Math. Statist and Prob.* Univ. of Calif. Press. 1967, 4:855−866.

109. Schöffski P, Riggert S, Fumoleau P, Campone M, et al. Phase I trial of

intravenous aviscumine (rViscumin) in patients with solid tumors: a study of the European Organization for Research and Treatment of Cancer New Drug Development Group. *Ann Oncol*, 2004. 15:1816−24.

110. Sharma V, McNeill JH. To scale or not to scale: the principles of dose extrapolation. *Br J Pharmacol*, 2009, 157:907−21.

111. Simon J. Harrison, Hang Quach, Emma Link, John F. Seymour, et al. A high rate of durable responses with romidepsin, bortezomib, and dexamethasone in relapsed or refractory multiple myeloma. *Blood*, 2011, 118: 6274−6283.

112. Siu LL, Rowinsky EK, Hammond LA, Weiss GR,et al. A phase I and pharmacokinetic study of SAM486A, a novel polyamine biosynthesis inhibitor, administered on a daily−times−five every−three−week schedule in patients with advanced solid malignancies. *Clin Cancer Res*, 2002, 8:2157−66.

113. Skolnik JM, Barrett JS, Jayaraman B, Patel D, Adamson PC. Shortening the Timeline of Pediatric Phase I Trials: The Rolling Six Design. *J Clinical Oncology*. 2008, 26:190−195.

114. Soda M, Takada S, Takeuchi K, Choi YL, Enomoto M, Ueno T, Haruta H, Hamada T, Yamashita Y, Ishikawa Y, Sugiyama Y, Mano H. A mouse model for EML4−ALK−positive lung cancer. *Proc Natl Acad Sci USA*, 2008, 105:19893−7.

115. Stocks GM, Hallworth SP, Fernando R, England AJ, et al. Minimum Local Analgesic Dose of Intrathecal Bupivacaine in Labor and the Effect of Intrathecal Fentanyl. *Anesthesiology*, 2001, 94:593−8.

116. Storer BE. An evaluation of phase I clinical trial designs in the continuous dose−response setting, *Stat Med*, 2001, 20:2399−2408.

117. Storer BE. Design and analysis of phase I clinical trials. *Biometrics*, 1989, 45:925−37.

118. Stylianou M, Flournoy N. Dose finding using the biased coin up−and−down design and isotonic regression. *Biometrics*, 2002, 58:171−7.

119. Suntharalingam G, Perry MR, Ward S, et al. Cytokine storm in a phase 1 trial of the anti−CD28 monoclonal antibody TGN1412. *NEJM*, 2006, 355:1018−28.

120. Thall PF, Cook JD. Dose-finding based on efficacy-toxicity trade-offs. *Biometrics*, 2004, 60:684-93.

121. Thall PF, Millikan RE, Mueller P, et al. Dose-finding with two agents in Phase I oncology trials. *Biometrics*, 2003, 59:487-96.

122. Thall PF, Nguyen HQ, Braun TM, et al. Using joint utilities of the times to response and toxicity to adaptively optimize schedule-dose regimes. *Biometrics*, 2013, 69:673-82.

123. Tighiouart M, Cook-Wiens G, Rogatko A. Escalation with overdose control using ordinal toxicity grades for cancer phase I clinical trials. *J Probab Stat*, 2012, 2012:1-18.

124. Tighiouart M, Rogatko A, Babb JS. Flexible Bayesian methods for cancer phase I clinical trials. Dose escalation with overdose control. *Stat Med*, 2005, 24:2183-96.

125. Tighiouart M, Rogatko A. Dose Finding with Escalation with Overdose Control (EWOC) in Cancer Clinical Trials. *Statistical Science*, 2010, 25:217-226.

126. Ting N. *Dose Finding in Drug Development*. Springer, New York. 2006.

127. Travis KZ, Pate I, Welsh ZK. 2005. The role of the benchmark dose in a regulatory context. *Regul Toxicol Pharmacol*, 43:280-291.

128. U.S. FDA. Guidance for Industry and Reviewers. Estimating the Safe Starting Dose in Clinical Trials for Therapeutics in Adult Healthy Volunteers. 2005. https://www.fda.gov/downloads/drugs/guidances/ucm078932.pdf

129. U.S. FDA. Guidance for industry. Drug Interaction studies-Study Design, Data Analysis, Implications for Dosing, and Labeling Recommendations. 2012.

130. U.S. FDA. Guidance for Industry. Estimating the Maximum Safe Starting Dose in Initial Clinical Trials for Therapeutics in Adult Healthy Volunteers. 2005.

131. Van Dongen PWJ, Verbruggen MM, de Groot A, van Roosmalen J, Sporken JMJ, Schulz M. Ascending dose tolerance study of intramuscular carbetocin administered after normal vaginal birth. *European Journal of Obstetrics & Gynecology and Reproductive Biology*, 1998, 77:181-187.

132. Van Meter EM, Garrett-Mayer E, Bandyopadhyay D. Proportional odds model for dose-finding clinical trial designs with ordinal toxicity grading. *Stat Med*, 2011, 30:2070-80.

133. Van Meter EM, Garrett-Mayer E, Bandyopadhyay D. Dose-finding clinical trial design for ordinal toxicity grades using the continuation ratio model: an extension of the continual reassessment method. *Clin Trials*, 2012, 9:303-13.

134. Wages NA, Conaway MR, O'Quigley J. Continual reassessment method for partial ordering. *Biometrics*, 2011, 67:1555-63.

135. Wages NA, Conaway MR, O'Quigley J. Dose-finding design for multi-drug combinations. *Clin Trials*, 2011, 8:380-9.

136. Warso MA, Richards JM, Mehta D, Christov K, et al. A first-in-class, first-in-human, phase I trial of p28, a non-HDM2-mediated peptide inhibitor of p53 ubiquitination in patients with advanced solid tumours. *Br J Cancer*, 2013, 108:1061-70.

137. Weickhardt A, Doebele R, Oton A, Lettieri J, et al. A phase I/II study of erlotinib in combination with the anti-insulin-like growth factor-1 receptor monoclonal antibody IMC-A12 (cixutumumab) in patients with advanced non-small cell lung cancer. *J Thorac Oncol*, 2012, 7:419-26.

138. Wright KD, Daryani VM, Turner DC, Onar-Thomas A, et al. Phase I study of 5-fluorouracil in children and young adults with recurrent ependymoma. *Neuro Oncol*, 2015, 17:1620-7.

139. Yael MP, Emily L, Elizabeth F, David TT, et al. Pediatric Phase I Trial and Pharmacokinetic Study of MLN8237, an Investigational Oral Selective Small-Molecule Inhibitor of Aurora Kinase A: A Children's Oncology Group Phase I Consortium Study. *Clinical Cancer Research*, 2012, 18:6058-64.

140. Yin G, Li Y, Ji Y. Bayesian dose-finding in phase I/II clinical trials using toxicity and efficacy odds ratios. *Biometrics*, 2006, 62:777-84.

141. Yin G, Yuan Y. A latent contingency table approach to dose finding for combinations of two agents. *Biometrics*, 2009, 65:866-75.

142. Yin G, Yuan Y. Bayesian dose finding in oncology for drug combinations by copula regression. *J R Stat Soc Ser C Appl Stat*, 2009, 58:211−24.

143. Zacks S, Rogatko A, Babb J. Optimal Bayesian−feasible dose escalation for cancer phase I trials. *Stat Prob Ltrs*, 1998, 38:215−20.

144. Zhong W, Koopmeiners JS, Carlin BP. A trivariate continual reassessment method for phase I/II trials of toxicity, efficacy, and surrogate efficacy. *Stat Med*, 2012, 31:3885−95.

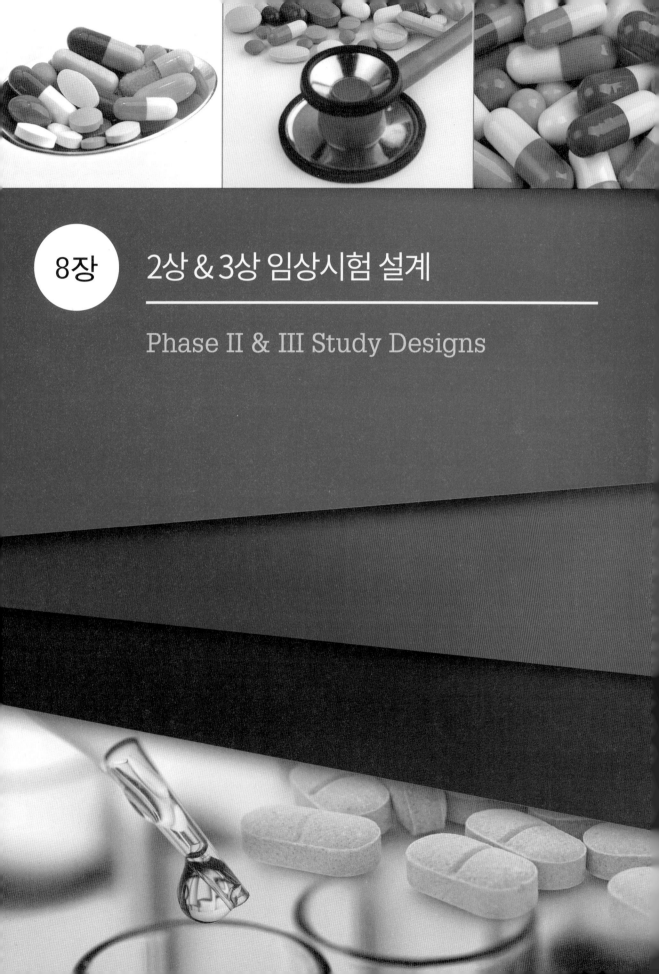

8장

2상 & 3상 임상시험 설계

Phase II & III Study Designs

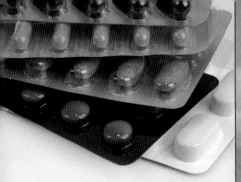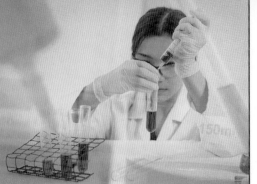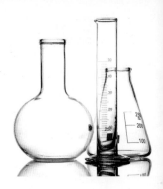

임상시험(clinical trial)은 약물투여 여부와 그 효능의 연관성 관계에 대하여 가장 확실한 증거를 제공하는 연구방법으로서, 많은 연구설계 중에서 '최적표준(Gold Standard)' 방법으로 알려져 있다. 8장에서는 2상 및 3상 임상시험에서 주로 사용되는 다양한 종류의 임상시험 설계 방법과 수행, 그리고 그 장단점을 알아보기로 한다.

무작위 제어 연구
Randomized Controlled Trial, RCT

무작위 제어 임상시험(Randomized Controlled Trial, RCT)은 대상자를 치료집단에 무작위로 배정하는 연구설계로서 대상자들이 배정된 치료약물(신약, 위약, 혹은 표준약물)을 수령한 후에 사망 혹은 질병완치 및 질병재발과 같은 특정한 결과변수(endpoint; outcome; dependent variable) 측면에서 약물의 효과를 측정하고, 집단 간의 치료효과 차이를 비교한다.

이러한 무작위 제어 임상시험(RCT)은 현대 의학연구의 설계 형태 중에서 최상의 설계 내지 가장 과학적인 연구설계 방법으로 간주되고, 신약개발에 있어서도 가장 보편적으로 이용되고 있으며 '효능비교' 임상시험이라고도 불린다. 그 이유는 대상자가 신약치료를 받는지 혹은 받지 않는지를 무작위로 배정함으로써, 치료집단 사이에 존재할 수 있는 여러 요인들의 구성을 대략적으로 비슷하게 만든다. RCT가 아닌 여러 다른 연구설계에서는 대상자가 연구에 등록되는 시점인 베이스라인에서 미지의 예후요인을 연구집단 간에 균형을 이루지 못하는 경우가 많다. 반면에 RCT에서는 무작위 배정을 통해 연구집단 간에 예후요인의 균형을 이룸으로써 약물효과 측정에 있어 편향을 최대한 감소시킬 수 있다. 그러므로 대상자를 무작위로 약물집단에 배정하는 RCT 연구에서 치료집단 간에 보여지는 결과변수의 유의적 차이는 다른 요인이 아닌 오직 중재신약에서만 기인한 효과의 차이라고 주장할 수 있다.

아래의 [그림 8.1]은 두 치료집단 무작위 제어 RCT 임상시험 플로차트이다.

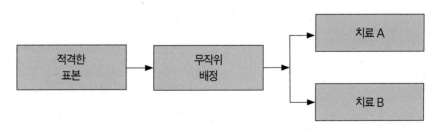

[그림 8.1] 두 치료집단 무작위 제어 RCT 임상시험 플로차트

때로는 무작위 제어 임상시험을 수행할 수 없는 경우와 무작위 제어 임상시험이 필요하지도, 적합하지도, 혹은 충분하지 않은 상황도 있다. 예를 들면, 흡연과 같은 위험요인

의 효과를 측정하는 연구에서는 RCT 설계가 윤리적인 이유로 용납될 수 없다. 중재치료 (혹은 신약)의 효능이 나타나는 데 오랜 시간이 걸리거나 혹은 희귀 결과를 가지는 중재 (intervention)를 평가하는 연구에서는 RCT 설계는 적합하지 않다. 또한 재정적 제한 때문 에 혹은 대상자들의 낮은 투약 순응률 내지 높은 중간 탈락이 예상되는 연구에도 RCT를 수행하기 힘들다. 낮은 유병률을 가진 질병의 경우에도 대상자 모집이 용이하지 않으므로 RCT 연구설계가 적절하지 않다. RCT를 수행하기 어려운 경우에는 케이스-컨트롤 연구 (case-control studies), 전향적 혹은 후향적 관찰연구(retrospective or prospective observational stuies)가 오히려 더 적합할 수 있다. 아래 [그림 8.2]는 두 치료집단 RCT 연구결과 리포트 에 사용하도록 권유되고 있는 플로차트의 CONSORT 2010 가이드라인이다.

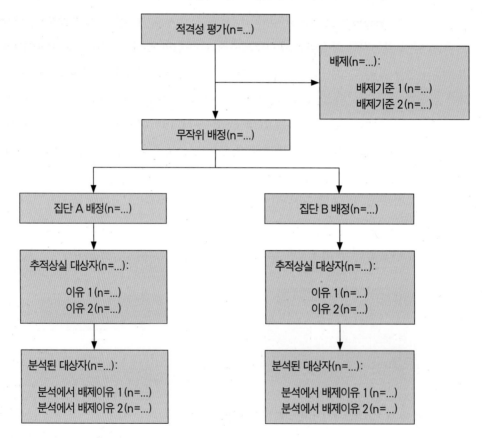

[그림 8.2] CONSORT 2010에서 권유된 두 집단 RCT 연구결과 리포트 플로차트 (Schultz, 2010).

Mason (2014)은 알코올의존증(Alcohol Dependence)으로 판정받은 미국 내 18세 이상의 남녀 150명을 대상으로 가바펜틴(gabapentine)의 투여에 따른 지속적인 금주와 과음률 및 음주 관련 불면증, 우울증, 그리고 술에 대한 욕구 변화를 관찰하였다. 이 RCT는 FDA에서 승인된 용량을 근거로 가바펜틴의 효능과 안정성이 보다 확실하게 평가되도록 설계하였으며, 이중눈가림-위약제어-무작위 연구설계(Double-Blind, Placebo-controlled, Randomized Study)에서 치료용량으로 900mg/day, 1800mg/day, 그리고 위약으로 3집단 군을 구성하고, 총 12주간 추적하였다. 이 연구에서 가바펜틴 투약군(특히 1800mg 용량)은 금주 및 폭음비율, 폭음횟수와 음주량, 음주욕구, 불면증, 우울증 등 알코올의존증 관련 증상 치료에 유익한 효과를 나타냄을 확인하였다.

사례 **지중해식 식습관과 심장병 예방 임상시험 (Estruch, 2013)**

Estruch (2013)은 지중해식 식습관이 심장병 예방에 유의한지를 연구하기 위하여 RCT 임상시험을 했다. 이 연구는 스페인에서의 다기관 임상시험으로 심장병 고위험층 대상자와 임상시험 등록 당시에 심장병 질환이 없는 대상자들을 세 가지 식사 중에 하나를 무작위로 배정했다. (i) 엑스트라버진 올리브오일로 보충된 지중해식 식사, (ii) 혼합 견과류로 보충된 지중해식 식사, (iii) 식이지방 감소를 조언받은 제어군. 이 임상실험의 결과변수는 심장 관련 질환유병률(심장발작, 심장마비, 심장병 원인의 사망)이며, 중간 추적기간은 4.8년이었다. 이 RCT에서는 엑스트라버진 올리브오일로 보충된 지중해식 식사와 혼합 견과류로 보충된 지중해식 타입의 식사가 제어군에 비해서 주요 심장병 유병률이 낮다는 것을 보여주었다.

표준치료의 효과가 이미 확립되어 있는 경우에, 레지스트리, 병원기록의 데이터, 혹은 과거 시점에 관측된 환자들로 대조군을 구성하여 중재치료군과 결과변수를 비교하는 연구를 할 수가 있다. 가령, 신약치료를 받고 있는 환자들을 실험군으로 구성하고, 표준치료를 받았던 환자들은 과거대조군으로 구성하여 신약치료의 효능을 검토하는 것이 대표적인 과거대조 연구이다. 과거대조 연구를 할 때는 과거대조 데이터가 시간 과정 혹은 다른 이유로 변화할 수 있기 때문에 결과를 평가하기 전에 비교 가능성을 확실하게 하는 조건에 만족되어야 한다. 일반적으로 과거대조 연구에서의 신약치료와 기존의 표준치료를 받은 환자와의 결과변수를 비교하는 데에 있어서, 환자모집단, 환자관리, 진단기술에서 시간의 변천이 결과변수에 영향을 끼칠 수 있다. 그러나 약물용량이 결과반응과 연관된 추세를 테스트하려는 연구나 혹은 하나의 특정 실험에 초점을 두지만 유전적으로 동질을 가지고 실험을 수행하기 때문에 이전의 유사실험으로부터 얻은 과거대조 데이터는 현재의 연구결과를 해석하는 데 도움이 될 수가 있다. 또한 약물효과가 명백하지 않을 때 과거대조 데이터를 이용하여 효율성을 얻을 수 있다. 그러므로 과거대조 데이터를 사용해야 하는 입장일 경우에, 이용할 수 있는 모든 데이터를 사용해야 하는지, 혹은 데이터의 일부분만 선택해야 하는지를 결정해야 하는 문제도 있다. 이러한 베이스라인 요인들의 불균형이나 시간편향 및 선택편향이 있을 수 있으므로 데이터 분석 결과의 추론에서 보다 주의해야 한다.

사례 항간질약(AEDs) 임상시험 (French, 2010)

프렌치(French, 2010)는 항간질약(antiepileptic drugs, AEDs) 임상연구에서 "유사 플라시보(pseudo-placebo)"로 명칭한 과거대조군를 구성하여 항간질 약물의 치료효과를 비교하였다. 미국 FDA는 과거대조의 사용에 대한 ICH 기준에 맞는 출판된 8편의 임상연구의 결과를 분석하고, 그것을 근거로 하여 엄격한 방법의 요건의 순응을 조건으로 하는 단일치료로서 항간질 신약을 테스트하는 임상시험에서 과거대조군의 사용을 허용했다. 이 과거대조 연구에서 항간질 약물의 치료효과가 유의한 것이 발견되어 FDA으로부터 신약승인을 받았다.

<hr>

사례 장기 발암연구 (Greim, 2003)

Greim (2003)은 자생적 종양발생률에서의 변량을 고려하기 위하여 과거대조군의 데이터와 병행대조군의 데이터를 연구했다. 이 연구에서는 치료되지 않은 동물에서 종양 발병의 원인 및 변동성의 원천과 과거대조 데이터로 사용될 기준 등을 제시했다.

8.3 교차 연구설계
Cross-over Studies

'크로스-오버(cross-over)' 혹은 '교차' 설계는 대상자 각각에게 다른 치료가 연속적으로 주어져서 대상자 자신이 대조(control)로 이용되어 약물효능을 비교하는 연구설계이다. 제1기와 제2기의 두 기간으로 구성된 크로스-오버 설계에서 1기의 대상자는 신약치료나 혹은 대조치료를 무작위로 배정받는다. 제1기의 효과가 제2기로 이월(carryover) 되지 않고, 2기에 집행될 치료에 영향을 주지 않는다는 것을 보장하기 위하여 일정한 세척기간(wash-out period)이 지난 후에, 제2기에는 제1기에 배정된 것과는 다른 치료를 받는다. 그러므로 크로스-오버 설계에서는 대상자 각각이 신약치료와 대조치료 모두를 수령하기 때문에, 무작위는 치료가 집행되는 순서를 결정하는 데에만 사용된다. 가장 간단한 크로스-오버 설계로는 AB/BA 크로스-오버가 있으며, 이 임상설계에서는 대상자 개개인은 두 가지 치료(A, B)를 무작위 순서로 받는다. 아래의 [그림 8.3]은 AB/BA 크로스-오버 설계를 나타낸 플로차트이다.

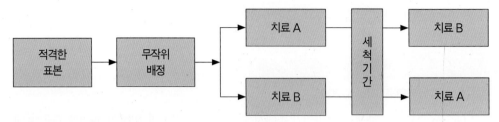

[그림 8.3] 두 치료집단(A & B)의 크로스−오버 설계 플로차트

크로스−오버 설계에서 명심해야 하는 2가지 중요한 이슈가 있다. 첫째, 특정 치료가 집행되는 순서가 연구결과에 영향을 미친다는 순서효과에 대한 이슈이다. 크로스−오버 연구에서 근저를 이루는 질병은 치료기간 동안 지속적 강도를 가지고 있어야 하며, 질환 조건이 시간흐름에 따라 변하지 않아야 한다. 즉 질병상태가 상당히 많이 호전되든지 혹은 퇴행되든지 해서 제2기에서의 상태가 1기와는 다른 베이스라인을 가지지 않아야 한다. 예를 들면, 첫 번째 약물이 투약될 때, 심한 부작용을 가진 약물은 부작용이 덜한 두 번째 약을 투약함에도 두 번째 약의 부작용에 민감한 반응을 일으키게 할 수 있다는 것이다. 둘째, 두 치료 사이의 이월효과(carryover effect)에 대한 이슈이다. 실제로 이월은 두 치료 중간에 세척기간을 둠으로써 해결될 수 있기도 하고, 혹은 치료 시작 후 충분히 긴 시간이 경과된 후에 결과를 관측함으로써 이월효과의 영향을 최소화할 수 있다.

크로스−오버 설계 연구가 일반적인 RCT 설계 연구와 구별되는 가장 근본적인 특징은 대상자 각각은 중재치료뿐만 아니라 자기 자신이 대조로 쓰여지기 때문에 결과측정에 있어서 가변성이 감소되어 더 정확한 집단 간의 치료효과를 비교할 수 있다는 점이다. 또한, 크로스−오버 설계는 연령이나 성별과 같은 교란변수에 대하여 중재(신약) 치료집단과 대조집단의 비교 가능성에 대한 문제를 피할 수 있으며, 치료효능을 확인하기 위한 통계적 테스트의 검증력에도 장점이 있다. 즉, 동일한 기준이라면, 크로스 오버 설계는 RCT 설계를 사용할 때보다는 적은 표본수가 필요하다. 그러나 임상시험 기간 동안에 발생하는 중도탈락은 RCT 설계 연구에서 보다 훨씬 더 심각한 영향을 끼친다. 만일 대상자가 크로스−오버 연구의 두 번째 기간에서 중도 탈락한다면, 첫 번째 기간으로부터 얻은 데이터를 사용해서 단순 통계분석을 할 수 없기 때문에 데이터 손실이 RCT 설계 연구에서 보다 심각하다.

Bjermer (2013)는 새로운 초장기활성 β_2-작용제(uLABA)인 AZD3199의 안전성 및 내약성 등을 연구하기 위하여 포모테롤(formoterol)과 비교하는 단회투여 임상시험을 수행하였다. 이 임상시험은 37명의 천식환자를 AZD3199(120mg, 480mg, 1920mg), 포모테롤(9mg, 36mg) 혹은 플라시보에 무작위 배정하여 6-Way 교차 치료했다. 이 임상시험에서는 전반적으로 AZD3199는 내구성을 가졌으며 특히 AZD3199 480mg과 1920mg에서 24시간 기관지 확장(24-hour bronchodilation)이 나왔으며, AZD3199는 내구성이 있고, 포르모테롤보다 전신 부작용이 낮은 것으로 나타났다.

사례 HDAC 억제제 보리노스탯의 임상시험 (Munster, 2009)

Munster (2009)는 히스톤 데아세틸라제(histone deacetylase, HDAC) 억제제인 보리노스탯(vorinostat)의 단일 과용량은 암이 진행된 환자에서 QTc(Quantum Tunneling Composite) 간격을 지연하는지의 여부를 연구하는 임상시험을 수행했다. 이 임상시험은 2주기 크로스-오버 연구설계로 25명의 환자가 공복 8시간 후의 상태에서 800mg의 일회 보리노스탯 혹은 플래시보로 무작위 배정되었다. 치료시간 사이에는 최소한 3일의 세척시간을 두었다. 환자들은 800mg의 1회 보리노스탯을 잘 견뎌냈지만, 보리노스탯의 단일 과용량은 QTc 간격의 연장과 상관성은 나타나지 않았다.

사례 나록세골 치료효과 임상시험 (Gottfridsson, 2013)

Gottfridsson (2013)은 10세~50세 연령의 건강한 비흡연지원자를 상대로 심장재분극(cardiac repolarization)에서의 나록세골(Naloxegol) 치료효과를 QT/QTc 간격을 통해 연구하였다. 이 크로스-오버 설계 연구에서는 52명의 대상자를 무작위로 배정하여, 그 배정에 따라 치료용량의 단회 치료(나록세골 25mg, 150mg, 400 mg, 플라시보)를 시퀀스로 4주기에 걸쳐 치료받았다. 건강한 지원자에게 나록세골 25mg과 150mg은 QTc 간격의 연장과 무관하였으며, 나록세골 25mg은 오피오이드-유도 변비(Opioid-induced constipation)를 가진 환자의 심장재분극에서도 임상적으로 효과를 기대할 수 없었다.

HIV 치료제의 브랜드 약물과 제네릭 약물 임상시험 (Byakika-Tusiime, 2008)

Byakika-Tusiime (2008)은 HIV 치료제로 사용되는 브랜드 제제인 스타부딘(stavu-dine), 라미부딘(lamivudine), 네비라핀(nevirapine)에 상응하는 제네릭 제제의 약동학을 비교하는 생물학적 동등성 임상시험에서 교차설계를 이용하였다. 이 임상시험의 18명의 대상자들은 브랜드 제제(라미부딘 150mg, 스타부딘 40mg, 네비라핀 200mg) 혹은 제네릭 제제(Epivir 150mg, Zerit 40mg, Viramune 200mg)의 치료순서를 무작위로 배정하였다. 대상자들은 브랜드→제네릭의 치료순서를 밟을지, 혹은 제네릭→브랜드의 치료순서를 밟을지가 배정되고, 대상자 각각은 30일 동안 치료되었다.

8.4 매치드-페어 연구설계
Matched-pairs Study

매치드-페어(Matched-pairs) 설계는 신약의 결과반응과 연관된 가외변수(extraneous variable)가 있을 경우, 혹은 임상연구에서 교란변수가 없다는 것을 확신하고 싶은 경우에 적절한 임상시험 설계 방법이다. 이 설계는 매칭(matching)을 통해서 환자의 베이스라인 특성의 분포에서 치료집단 간의 불균형을 방지하고, 연구결과의 검증력을 증가시킨다. 매칭하는 요인들로는 일반적으로 성별, 연령, 거주지역, 흡연 여부, 비만정도(BMI) 등과 같이 비슷한 인구학적 속성(demographic characteristics)을 가진 대상자끼리 매칭한다. 완전 무작위(complete randomization) 연구설계에서처럼 매치드-페어 연구설계도 교란요인을 제어하기 위하여 무작위 배정방법을 사용하기도 한다. 매치드-페어 설계 연구의 수행방법은, 먼저 대상자들의 매칭변수를 측정한 후에, 매칭한 쌍들을 만든다. 그러고 나서 매칭된 대상자 쌍 내에서 치료집단에 배정하여 임상시험을 수행한다. 아래의 [그림 8.4]는 매치드-페어 연구설계를 나타낸 플로차트이다.

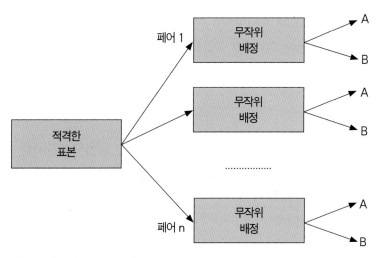

[그림 8.4] 매치드-페어 연구설계 플로차트

다른 임상시험 설계와는 달리, 매치드-페어 연구설계는 잠재적으로 잠복해 있는 요인(예를 들면, 성별이나 연령)을 매치시킴으로써 연구에서 그 특성을 확실하게 제어한다. 그러나 매칭변수를 측정하는 것이 용이하지 않을 경우 혹은 매칭변수가 많은 경우에는 매치드-페어 설계보다 차라리 무작위 배정 설계를 사용하는 것이 합리적일 경우도 있다. 또 한편으로, 많은 연구비나 장기간 연구기간이 필요한 경우, 정신분열 환자와 같이 모집하기 힘든 특정 대상자를 상대하는 연구를 수행하는 경우, 결과반응에 연관된 가외변수가 분명히 존재하는 경우에서는 절차적으로 다소 어려움이 있어도 매치드-페어 연구설계를 채택하는 것이 좋다.

사례 **혈액투석 직전 메즈너 정맥주사의 임상시험 (Urquhart, 2008)**

Urquhart (2008)은 혈액투석 환자들의 고호모시스테인혈증(Hyperhomocysteinemia) 치료로 메즈너(Mesna) 효능을 연구하기 위하여 메즈너군과 위약군의 매치드-페어 연구설계를 사용한 임상시험을 수행하였다. 이 임상시험에서 말기신부전증 대상자들은 총 호모시스테인(total homocysteine, tHcy) 수치에 따라 짝지어진 다음에, 투석 직전에 메즈너 정맥주사를 투여할 것인가 혹은 위약을 투여할 것인가를 무작위로 배정하여 8주간 치료하였다. 이 임상시험에서는 메즈너 집단과 위약집단과의 비교에서 유의한 약효 차이가 나타나지 않았다.

Buchanan (2014)은 공중보건 분야 직업치료사에게 증거 기반 실천지식, 태도 및 행동을 개선하기 위하여 12주간의 대화형 교육개입(IE)이 교훈적인 교육개입(DE)보다 더 효과적인지를 비교하는 임상시험을 수행하였다. 이 임상시험은 보건부에 고용된 직업치료사를 직업유형(임상 또는 관리자)과 기초지식 점수에 따라 계층화하여 대상자를 매치시킨 다음에, IE 집단 혹은 DE 집단으로 무작위 배정하였다. 이 메치드−페어 임상시험에서는 대화형 교육개입(IE)과 교훈적인 교육개입(DE)은 증거 기반의 실천지식, 태도 및 행동에 있어서 유의한 차이를 보이지 않았다.

사례 가이드케어의 임상시험 (Boult, 2013)

Boult (2013)는 고위험군 환자에 대한 사전예방, 조정, 포괄적인 서비스를 제공하기 위하여 설계된 가이드케어(Guided care)가 일반 환자케어보다 고가의 의료 서비스 사용을 감소시키면서, 더 나은 기능성 건강관리의 품질을 생성하는지에 대한 임상시험 연구를 수행하였다. 이 연구는 지역사회의 1차 의료기관을 사이즈, 지리적 조건, 의료비 지급형태를 매치하여 7개의 쌍을 구성하고, 가이드케어 혹은 일반 환자케어로 무작위 배정하는 클러스터 매치드−페어 임상시험이다. 총 904명의 대상자로부터 얻은 SF36 데이터 분석결과에 의하면 고위험 고령층 환자들의 가이드케어는 케어의 질이 향상되었다고 평가하고, 홈케어의 사용을 줄일 수 있었다. 그러나 가이드케어는 고위험 고령층 환자들의 건강기능을 향상시키지는 않는 것으로 나타났다.

8.5 요인 연구설계
Factorial Study

요인설계(Factorial Study)는 단일 임상시험으로부터 2개 혹은 2개 이상의 주요인(main factor)에 대한 결과를 동시에 연구하는 설계이다. 다중요인들이 조정되고 다양화되는 이 임상시험 설계는 다수 요인들의 주효과(main effect)를 검토하면서, 동시에 요인들 간에 교호작용(interaction)이 있는지를 검토할 수 있다. 그러므로 요인설계는 하나의 임상시험에서 2개의 중재치료를 평가하기 위한 것으로, 일석이조를 노린 연구설계라고 하겠다. 이 요인설계는 특히 독립적으로 2개의 약물의 치료효능을 테스트하려 할 경우, 치료들 간에 서로 보충적이라 생각될 경우, 혹은 치료들 간의 교호작용을 연구하려 할 경우에 아주 적합하다. 요인설계에서 독립변수인 요인(factor)의 다른 값들은 레벨(lavel)이라 불린다. 예를 들면, 정신분열 치료를 위한 임상연구에서 요인의 효과를 검토할 경우, 2가지의 정신분열 종류를 위한 3레벨의 약물용량이 있다. 대상자는 각 요인 각각에 무작위로 배정되어야 한다. 이 정신분열 임상연구에서는 첫 독립변수가 2레벨(요인 1: 예를 들면, 우울증 & 발작)을 가지고, 두 번째 독립 변수는 3레벨(요인 2: 예를 들면, 소량, 중량, 대량)을 가진다면, 2×3 요인설계 연구가 되는 것이다. 이때 독립변수들의 레벨을 결합해서 형성된 다른 조건의 수는 언제나 레벨 수의 곱셈이다. 즉, 이 2×3 요인설계에서는 6가지의 조건이 존재하게 된다. 아래의 [표 8.1]은 치료약 A & B에서 2레벨(Yes, No)을 나타낸 2×2 요인설계이다.

[표 8.1] 2×2 요인설계

	B	위약 B
A	치료 A & 치료 B (Y_{AB})	치료 A & 위약 A (Y_A)
위약 A	위약 A & 치료 B (Y_B)	위약 A & 위약 B (Y_0)

요인설계에서는 연구하려고 고려 중인 요인과 요인의 레벨 수가 증가하면 증가할수록 풀요인설계에서 수행되어야 하는 실험조건의 수는 빠르게 증가한다. 그러므로 요인의 모든 결합이 합리적일 수도 있을 경우에서조차도 인적, 물질적 자원의 한계로 풀(full)요인설계 연구가 불가능할 수도 있다. 또한 이에 따르는 논리적 어려움 및 임상시험 비용이 초과하여 연구자는 더 적은 실험조건으로 대체할 실험설계를 찾게 된다.

때로 요인의 레벨 결합 중 몇몇은 비논리적이어서 풀(full)요인설계 연구를 수행할 수 없을 수 있다. 요인들의 레벨 결합이 넌센스 내지 논리적으로 비현실적이거나 혹은 바람직하지 못한 경우도 있다. 예를 들면, 요인설계의 임상연구에서 두 개의 약물 모두에서 위약을 배정하는 것이 비윤리적인 경우, 즉 위약 A & 위약 B 집단(표 8.1에서의 Y_0)이 허용되지 않는 경우이다. 이런 경우에는 풀(full)요인설계의 파생으로 부분요인설계 연구(partial factorial study)도 고려해 볼 수 있다. 부분요인설계에 채택된 부분은 연구될 문제 중 가장 중요한 특징에 관한 정보를 도출하기 위하여 임상시험 수행과 자원의 관점에서 풀요인설계의 일부를 이용하는 반면에, 효과의 희소원칙(sparsity-of-effects principle)을 활용해서 정해진다. 또한 만일 교호작용이 생물학적으로 존재하지 않거나 중요하지 않다고 알려진다면, 특정 치료결합은 설계로부터 생략하여도 여전히 다른 치료효능을 측정하는 데에 있어서 표본수와 실험의 복잡성을 줄이면서 균형을 유지할 수 있다. 그러므로 상대적으로 무관한 두 개의 연구(예를 들면, 폐암 예방연구에 알파-토코페롤과 베타-카로틴) 혹은 다른 질병(예를 들면, 심근경색 예방에 아스피린과 암 예방에 베타-카로틴) 요인 연구에 적절하다. 또는 다른 메카니즘(예를 들면, 종양치료에 방사선 치료와 화학요법)를 연구하는 데 적절하다.

사례 급성신장의 아스피린과 클로니딘의 2×2 요인설계 임상시험 (Garg, 2014)

Garg (2014)은 클로니딘(clonidine)과 아스피린(aspirin)이 수술 전후의 급성신부전의 위험을 변화시키는지의 여부를 결정하기 위하여 2×2 요인설계로 임상시험을 수행하였다. 이 임상시험은 22개 국가로부터 88개 의료기관에서 심장수술을 받지 않은 총 6,905명의 환자들이 참여한 연구이다. 대상자들은 컴퓨터 인터넷 랜덤 시스템을 사용하여 (ⅰ) 클로니딘 & 아스피린, (ⅱ) 클로니딘 & 아스피린 위약, (ⅲ) 클로니딘 위약 & 아스피린, 또는 (ⅳ) 클로니딘 위약 & 아스피린 위약 등의 4집단에 무작위 배정하였다(표 8.2). 이 임상시험에서는 클로니딘이나 아스피린은 급성신장 위험을 감소시키지 않는 것으로 나타났다.

[표 8.2] 아스피린과 클로니딘의 2×2 요인설계 임상시험

클로니딘	아스피린	
	Yes	No
Yes	Asprin & clonidine (n=1,718)	No Asprin & clonidine (n=1,735)
No	Asprin & No clonidine (n=1,725)	No Asprin & No clonidine (n=1,727)

항우울제 임상시험 (Brunoni, 2013)

Brunoni (2013)은 비정신분열, 단극성 우울장애를 가지고 항우울제를 복용하지 않는 120명의 환자에게 경두개의 직류자극(Transcranial direct current stimulation, tDCS) vs 약물치료(세르트랄인 염화수소, 50mg/day)의 안전성과 효율성을 측정하기 위하여 이중눈가림, 대조 임상시험을 하였다. 이 임상시험은 2×2 요인설계 연구를 이용하였으며, 대상자들은 세르트랄인 혹은 위약에 그리고 활성 tDCS 혹은 모의 tDCS로 무작위로 배정되었다. 이 임상시험은 안전성과 효율성에서 세르트랄인과 tDCS는 차이가 없었지만 병행치료는 개별치료보다 효율성을 더욱 높이는 것으로 나타났다.

급성요통의 디클로페낙과 척추교정 치료 2×2 요인 임상시험 (Hancock, 2007)

Hancock (2007)은 1차 치료를 받고 있는 급성요통환자의 빠른 회복을 위하여 비스테로이드 항염증제인 디클로페낙(diclofenac) 혹은 척추교정 요법, 또는 둘 모두를 사용하는 병행치료인 경우를 연구하기 위하여 2×2 요인설계를 이용한 임상시험을 수행하였다. 총 240명의 요통환자를 무작위로 배정한 이 임상시험에서는 1차 치료를 받고 있는 급성요통환자는 디클로페낙 또는 척추교정 치료를 추가하는 것으로는 더 빠른 회복을 하지 않는다고 결론 내렸다.

[표 8.3] 급성요통의 디클로페낙과 척추교정 치료 2×2 요인설계 임상시험

척추교정	디클로페낙	
	Yes	No
Yes	디클로페낙, 척추교정 (n=60)	No 디클로페낙, 척추교정 (n=60)
No	디클로페낙, No 척추교정 (n=60)	No 디클로페낙, No 척추교정 (n=60

흉막중피종 키모테라피의 임상시험 (Muers, 2008)

Muers (2008)은 악성흉막중피종(pleural mesothelioma) 환자의 활성증상제어(active symptom control, ASC)에 있어서 보조 화학요법이 환자의 생존기간과 삶의 질을 향상시키는지를 연구하기 위하여 요인설계를 이용한 임상시험을 수행하였다. 이 임상시험은 미토마이신(mitomycine), 빈블라스틴(vinblastine), 시스플라틴(cisplatinin)을 포함한 복합약물(MVP)과 단독제제 V, 그리고 플라시보의 3집단으로 구성하여 비교하였다. 전형적인 2×2

요인설계 에서의 MVP와 V를 모두를사용하는 것은 이 상황에서 적절하지 않은 것으로 간주되어 임상시험의 치료집단에 포함시키지 않았다. 이 임상시험에서는 활성증상제어에 키모테라피를 추가하는 것은 환자의 생존기간이나 삶의 질 측면에서 유의한 혜택이 없는 것으로 나타났다.

[표 8.4] 흉막중피종 치료 2×2 부분요인설계 임상시험

ASC+V	ASC+MVP	
	Yes	No
Yes	–	ASC+V (n=136)
No	ASC+MVP (n=137)	ASC (n=136)

사례 파라세타몰 과다복용에서의 아세틸시스테인 임상연구 (Bateman, 2014)

베이트멘(Batema, 2014)은 급성 파라세타몰(paracetamol) 과다복용 환자에게 아세틸시스테인(acetylcysteine)의 표준치료(20-25시간)와 단시간 치료(12시간) 및 온단세트론 사전치료(4mg ondansetron pretreatment) 여부에 따른 부작용을 비교하기 위한 2×2 요인설계 임상시험에서 총 222명의 환자들이 (1:1:1:1)의 비율로 무작위 배정되었다. 이 임상시험에서는 12시간의 수정 아세틸시스테인 요법이 구토를 덜 일으켰으며, 아나필락시스 반응을 감소시키는 것으로 나타났다.

[표 8.5] 파라세타몰 과다복용에서의 아세틸시스테인요법 2×2 요인설계 임상시험

	온단세트론 사전치료(4mg ondansetron pretreatment)	
	Yes	No
단기간 치료(12시간)	온단세트론 & 단기간 치료(n=55)	단기간 치료(n=55)
표준치료(20-25시간)	온단세트론 & 표준치료(n=56)	표준치료(n=56)

클러스터 무작위 연구
Cluster Randomization Study

     클러스터 무작위 연구(Cluster Randomization Study)는 무작위로 배정되는 개체가 대상자 개인이 아니라 집단이다. 이 연구설계에서 집단 내의 대상자들은 그 집단에 배정된 치료에 따라 치료를 받지만, 치료결과는 대상자 개개인의 데이터를 수집하여 분석한다. 무작위 설계 연구는 선택된 연구대상자 개인들에게게만 집중할 수 없는 치료중재를 연구할 경우, 혹은 클러스터 내의 개인끼리 서로 간의 "오염"을 제어할 수 없는 경우에 이용된다. 예를 들면, 생활습관 변화에 관한 라디오 캠페인에서나 혹은 한 개인의 변화가 다른 사람에게 영향을 끼칠 수 있는 상황에서는 대상자들을 개별적 무작위 배정하여 임상시험을 수행하는 것이 불가능하다. 클러스터 내의 대상자들 사이에 많은 공통요인을 가지고 있는 경우의 연구로서 지역, 병원, 가족, 혹은 학교나 학급을 무작위로 배정할 수 있다. 예를 들면, 풍토병이 있는 시골지역에서는 개개인보다는 마을 전체가 치료를 받느냐 혹은 받지 않느냐를 무작위로 배정하게 되는데, 이때 마을이 무작위의 단위가 된다. 또 다른 사례로, 수도 공급에 불소 첨가나 학교교육에서 금연 캠페인과 같은 경우에서도 중재(intervention)가 집행되는 단위는 수도 공급 지역과 학교가 된다. 클러스터 임상설계는 비록 대상자의 일부에게만 중재가 직접적으로 주어졌다 할지라도, 클러스터 내의 모든 사람이 중재에 의해 영향을 받게 되는 상황에 적절하다. 클러스터 무작위 설계 연구는 대상자를 개별적 무작위하는 임상시험에서 비해 설계나 데이터 분석에서 훨씬 더 복잡하다는 단점이 있다. 특히 클러스터 무작위 설계 연구는 클러스터 내의 대상자들 사이에 상관성이 있기 때문에, 똑같은 통계적 검정력을 얻기 위해서는 개별 무작위 임상시험에서보다 더 많은 대상자 수가 필요하다.

사례 **영국 무슬림 지역의 '무흡연 가정' 임상시험 (Ainsworth, 2013)**

     Ainsworth (2013)은 가구 내에서의 간접흡연이 미치는 영향을 조사하기 위하여 영국의 이슬람종교 지역에서 수행한 '무흡연 가정(Smoke Free Homes)'의 클러스터 무작위 설계 연구를 했다. 이 임상시험에서는 총 14개의 클러스터(7개의 중재 클러스터, 7개의 제어 클러스터)가 참여하고, 각 클러스터는 약 50가구로 구성되었다. 임상시험 참여 대상의 포함조건은 가구에 적어도 성인 한 명의 흡연자가 있으며, 또 적어도 한 명의 아동 혹은 비흡연 성인을 가진 가구로 모집했다. 중재가정에게는 무흡연 패키지를 주고, 제어가정은 연구가 끝날 때까지 무흡연 패키지를 제공하지 않았다.

사례 **영국 가정 심장연구 (Family Heart Study Group, 1994)**

영국 가정 심장연구(British Family Heart Study)는 가구 내에서의 콜레스테롤과 같은 위험요인을 감소시키기 위한 심장병 검진 및 중재 프로그램의 효과를 평가하기 위한 페어-매치드 클러스터 무작위 임상시험(pair-matched cluster randomization trial)이다. 임상연구팀은 지리적으로 영국 전역에 퍼진 총 13개의 소도시를 선택하고, 각각의 소도시 내에서 인구사회학적 특성의 유사성을 기초로 26개의 의료원을 매칭하여 페어로 정하였다(13개의 중재 의료원, 13개의 제어 의료원). 이 임상시험은 페어-매치드 클러스터 선택은 지역사회의 대표성을 띤 표본을 얻으려는 연구자의 목적이 반영되었기 때문에 무작위로서 의료원의 페어를 모형하기로 한 것이다.

사례 **일본 당뇨병예방 임상시험 (Sakane, 2013)**

Sakane (2013)은 현실적인 환경에서 고위험에 있는 사람들에게 제2형 당뇨병에로의 진전을 예방할 수 있는지를 테스트하기 위하여 클러스터 무작위 임상시험을 수행하였다. 일본 전역의 지역사회와 회사들로부터 선발된 의료 관리부가 클러스터 단위로 정하여 무작위로 배정되었다. 총 43그룹(22개의 중재그룹, 21개의 제어그룹)이 전국적으로 17개의 헬스케어 관리부에서 대상자들이 모집되었다. 이 연구에서의 중재는 전화상담을 통한 라이프스타일 코칭이다. 3년간 매년 대상자 당뇨병 유병률 추적을 위하여 연구자는 지역사회와 직장에서 행한 매년의 건강검진을 채택하였다.

비열등성과 동등성 연구설계
Non-inferiority and Equivalence Study

신약개발을 위한 임상시험에서 사용되는 대부분의 무작위 임상시험(RCT)은 신약물이 기존약물이나 위약과 비교하여 안전성과 효율성 면에서 우월하다는 것을 보여주려는 연구이다. 즉, 임상시험을 통해 치료효과나 안전성에서 신약과 제어약이 임상적, 통계적으로 서로 다른지를 결정하고, 만일 다르다면 어떤 방향으로 다른지에 관한 유의성을 테스트하는 것이다. 이와는 달리, 비열등성 및 동등성 임상시험(non-inferiority and equivalence trials)은 두 약물의 치료효과가 임상적, 통계학적으로 서로 다르지 않음을 평가하는 연구이다. 즉, 신약물이 기존약물과 비교할 때 동등하거나, 혹은 적어도 열등하지 않음을 테스트하기 위하여 설계되고 수행된다. 예를 들면, 새로운 치료법이나 새로운 의료 서비스 전달모드가 개발된 경우에, 그 신치료법이 다른 기존의 치료만큼 효과가 있다거나, 혹은 비용, 안전성, 간편성 면에서 기존의 치료에 비해 열등하지 않다든지 혹은 동등하다는 것을 입증하려는 연구설계이다. 비열등성 임상시험은 주로 브랜드명으로 알려진 약물의 특허만료로 인해 복제약 개발에서 복제약이 브랜드약과 임상적으로 동등함 혹은 열등하지 않음을 보여주기 위하여 사용된다. 만일 동등성 임상시험에서 두 약물의 동등성이 밝혀진다면, 제네릭 약물효능의 동등성이 간접적으로 입증된다는 논리이다. 동등성 혹은 비열등성 임상설계는 정신의학과 관련된 연구나 백신개발 연구에 많이 이용되고 있다. 특히 백신연구에서의 동등성 혹은 비열등성 임상시험 목적은 새로 개발된 신백신이 효율성에서는 기존 백신과 비슷하다는 것을 보여주기 위함이다. 또는 신백신이 기존 백신에서 벗어나 새로운 공식/양식의 제조이거나, 백신집행의 용이성, 저비용, 혹은 안전성에서 개선한 장점을 가지면서 효율성에서는 기존 백신과 비슷함을 보여주려고 할 때도 이용된다.

동등성 혹은 비열등성 임상시험은 중요한 개념적, 통계적 방법에서 전형적인 우월성 임상시험(superioity study)과는 엄연히 다르다. 우월성 임상시험에서 두 약물 사이의 유의한 차이가 발견되지 않았다는 것을 두 약물 사이에 비슷한 효능을 가지거나 동등성을 가질 수 있다고 주장하지 못한다. 하지만 동등성/비열등성 임상시험과 우월성 임상시험은 설계에서 근본적 차이가 있음에도 불구하고, 많은 연구자들은 종종 잘못 이해하거나, 부적절하게 응용하여 잘못된 해석을 내리기도 한다. 전형적인 우월성 임상시험의 영가설(null hypothesis; H_0)은 다음과 같이 신약물과 기존 사이에 효과가 차이 없다는 것으로 둔다. 우월성의 임상시험의 가설은

$$H_0 : \mu_{(표준치료)} - \mu_{(실험치료)} = 0 \quad vs \quad H_1 : \mu_{(표준치료)} - \mu_{(실험치료)} \neq 0$$

다시 말하자면, 기존약물보다 신약의 우월성을 지적할 강한 증거가 발견되지 않는다면, 디폴트(기본) 결론은 두 약물은 치료효능에 있어서 차이가 없다는 것이다. 우월성 임상시험과는 반대로, 동등성 임상시험에서 영가설과 대립가설의 역할이 바뀐다. 동등성 임상시험에서 영가설은 적어도 두 약물 사이에 있어서 치료효과 차이(Δ)가 존재한다는 것이고, 대립가설은 약물효과의 차이가 없음을 주장하여 영가설이 틀렸음을 입증하는 것이다 (Lange, 2005; Wiens, 2002; Djulbegovic, 2001). 비열등성 임상시험은 실험약물이 적어도 선정된 특정량(Δ)만큼 표준치료에 열등하다는 H_0을 가진다. 비열등성 임상시험의 가설은 다음과 같다.

$$H_0 : \mu_{(표준치료)} - \mu_{(실험치료)} \geq \Delta \quad vs \quad H_1 : \mu_{(표준치료)} - \mu_{(실험치료)} < \Delta$$

"비열등성" 혹은 "동등성"은 연구의 주요 목적이 신약이 기존약물만큼 효율적이라는 것을 보여주기 위한 임상시험을 언급하기 때문에 종종 교체해서 사용되지만, 이 두 용어 사이에는 실제적으로 상당히 중요한 차이가 있다. 비열등성 임상시험 설계는 신약이 기존 약물보다 월등하지 않음(약물효과가 뒤지지 않다)을 결정하기 위하여 주로 단측 테스트(one-sided test)를 사용한다. 반면에, 동등성 임상시험 설계는 유사한 연구질문을 두지만, 새로운 중재가 기존약물보다 더 좋은 것이 아닐 가능성을 허용하여 양측 테스트를 사용한다. 국제조화학회(International Conference on Harmonisation, ICH, 1998)는 동등성 연구는 두 중재가 어떤 방향(양방적: 부정적/긍정적)이든 미리 지정된 크기(중요치 않은 혹은 근소한 량, Δ)보다는 크지 않다는 것을 보여주기 위하여 설계된 연구라고 정의하고 있다. 반면에, 비열등성 연구는 신치료가 기존 치료로부터 특정량보다 적지 않다는 것(일방향)을 보여주기 위하여 설계된 연구이다. 둘 모두의 경우에, 허용하는 차이의 작은 양 Δ는 "근소 구역"이라 정의하는 마진(margin)인데, 그 구역 안에서 각각 동등성 혹은 비열등성이라 간주된다 (Blackwelder, 1982). 비열등성 임상시험은 우월효과 부분으로 정해지는 비열등성 차이

(margina) Δ를 사용하기 때문에, 비열등성 임상시험에 필요한 표본수는 일반적인 우월성 임상시험을 할 때보다 더 많은 표본수가 필요하다. 동등성 및 비열등성 연구설계의 표본수 계산과 가설 테스트에 관해서는 11장과 12장에서 상세하게 다룬다.

사례 탄저병 백신의 비열등성 임상시험 (Wright, 2014)

Wright (2014)는 흡착탄저병 백신(anthrax vaccine adsorbed, AVA)의 다른 투여경로, 투여횟수 감소, 혹은 접종간격이 증가된 5가지 종류의 스케줄과 허가된 오리지널 스케줄을 비교하기 위하여 다기관 비열등성 임상시험을 수행하였다. 허가된 오리지널 스케줄은 시작투여−0.5개월−1개월−6개월−12개월−18개월−30개월−42개월의 투여이다. 그 이외의 다른 투여 스케줄은 아래 [표 8.6]과 같다. 이 임상시험은 근육주사로 시작투여−1개월−6개월−매년 부스터 투여하는 것이 허가된 오리지널 스케줄에 비해 항체반응을 달성하는 데에 열등하지 않은 것으로 나타났다. 또한 42개월에 한 번 더 부스터 예방접종을 하면 더 높은 면역을 유도하는 것으로 나타났다. AVA는 현재 미국에서 사용이 허가된 다른 알루미늄 함유 백신만큼 안전하고, IM은 주사 부위의 부작용 감소와 관련됨을 보여주었다.

[표 8.6] 흡착탄저병 백신 비열등성 임상시험에서의 백신접종 스케줄

집단	대상자 수	AVA 용량	경로	시작	0.5개월	1개월	6개월	12개월	18개월	30개월 booster	42개월 booster
8-SQ	259	8	SQ	AVA	AVA	AVA	AVA	AVA	AVA	AVA	AVA
8-IM	262	8	IM	AVA	AVA	AVA	AVA	AVA	AVA	AVA	AVA
7-IM	256	7	IM	AVA	S	AVA	AVA	AVA	AVA	AVA	AVA
5-IM	258	5	IM	AVA	S	AVA	AVA	S	AVA	S	AVA
4-IM	268	4	IM	AVA	S	AVA	AVA	S	S	S	AVA
Placebo IM	127	0	IM	S	S	S	S	S	S	S	S
Placebo SQ	133	0	SQ	S	S	S	S	S	S	S	S

SQ = 피하 경로(subcutaneous route); IM = 근육 경로(intramuscular route); AVA는 탄저균 백신은 흡착(anthrax vaccine adsorbed); S = 식염수 위약(saline placebo); 모두 $0.5ml$의 용량으로 투여.

사례 뼈 전이 유방암 환자의 졸레드론산의 효능 임상시험 (Amadori, 2013)

　　Amadori (2013)는 뼈로 암세포가 전이된 유방암 환자의 장기치료를 위한 졸레드론산 (zoledronic acid) 4mg을 매 4주마다 1회 투여와 매 12주마다 1회 투여의 안전성과 효능을 비교하기 위하여 오픈레벨, 무작위 비열등성 임상시험을 수행하였다. 이 임상시험은 이탈리아에 있는 62개의 의료센터에서 참여한 435명의 환자를 의료센터로 층화하고, 두 치료집단에 1:1 비율로 블록 무작위(블록사이즈=4~8) 배정하였다. 이 임상시험의 결과로 유방암의 치료효과를 유지하면서 졸레드론산 매 12주마다 1회 투여의 치료로 줄일 수 있는 가능성을 보여주었다.

사례 HIV 치료제 브랜드 약물과 제네릭 약물의 동등성 임상시험 (Byakika-Tusiime, 2008)

　　Byakika-Tusiime (2008)는 HIV 치료제로 사용되는 브랜드 제제인 스타부딘 (stavudine), 라미부딘(lamivudine), 네비라핀(nevirapine)에 상응하는 제네릭 제제의 약동학을 비교하는 생물학적 동등성 임상시험을 수행하였다. 이것은 교차설계의 임상시험으로, 18명의 대상자들은 브랜드 제제(라미부딘 150mg, 스타 부딘 40mg, 네비라핀 200mg) 혹은 제네릭 제제(Epivir 150mg, Zerit 40mg, Viramune 200mg)을 무작위로 배정(브랜드 → 제네릭, 제네릭 → 브랜드)되고, 각각 하루에 두 번씩 30일 동안에 투약받았다. 각 치료 기간의 마지막 날에는 약동학 분석을 위해 혈액샘플이 12시간에 걸쳐 수집되었다. 주요 결과변수인 $AUC_{1-12시간}$ 과 C_{max}에서 브랜드 제제와 제네릭 제제 사이 평균의 비율이 90% 신뢰구간 안에 있다면 생물학적 동등성을 가진다고 정했다. 이 임상시험에서의 데이터는 제네릭 제제와 브랜드 제제는 생물학적으로 동등하지 않음을 보였다.

사례 관상동맥 치료제 볼로스 티로피반과 압식시맙의 동등성 임상시험 (Marzocchi, 2008)

　　Marzocchi (2008)는 경피 관상동맥 중재술(primary percutaneous coronary intervention, PPCI) 동안에 고용량 볼로스 티로피반(bolus tirofiban)과 압식시맙(abciximab)은 ST 해상도에서 동등하다는 것을 보여주기 위하여 임상시험을 수행하였다. 이 다기관 동등성 임상시험의 포함 기준을 충족한 692명의 대상자는 중재약물 투여절차 이전에 아스피린(IV 250mg) 및 헤파린(70IU/kg)을 투여받고 나서 볼로스 티로피반과 압식시맙에 블록 무작위 방법(블록 사이즈=10)으로 배정되었다. 이 임상시험에서의 데이터는 ST 해상도의 동등성 한계치로 설정된 10%를 넘었기 때문에 볼로스 티로피반과 압식시맙이 동등하지 않다고 결론 내렸다.

유방암항암제 UFT와 CM의 비열등성 임상시험 (Watanabe, 2009)

와테나베 (2009)는 총 733명의 노드 음성(node negative), 고위험 유방암 환자의 수술 후 보조 치료로 경구uracil-tegafur(UFT)의 효과가 기존 치료인cyclophosphamide-methotrexate-fluorouracil(CMF)의 효과에 비교하여 열등하지 않음을 보여주기 위하여 임상시험을 수행하였다. 이 비열등성 임상시험에서는 집단 간의 전체생존(overall survival)과 삶의 질의 결과변수에서 비열등성을 비교하였다. 전체생존 및 무질병생존에서 UFT와 CMF는 비슷한 결과가 나타나 비열등성을 보였으나, 삶의 질에서는 UFT 치료가 오히려 CMF 치료보다 높았다.

당뇨병 치료제 글라진 바이오시밀러의 비열등성 임상시험 (Hollander, 2016)

Hollander (2016)는 당뇨병 치료제 인슐린 오리지널 약물 글라진(glargine; 란투스 Lantus)과 바이오시밀러(MK-1293)와의 비열등성 및 동등성을 평가하기 위하여 3상 임상시험을 수행하였다. 이 임상시험은 총 531명의 1, 2형 당뇨병 환자를 (오지지널 란투스 n=266)와 (바이오시밀러 n=265) 집단으로 무작위 배정하고, 비열등성 마진은 베이스라인에서 부터의 변화량 0.40%로 정했다. 24주의 임상시험 결과에서 당화혈색소 변화량(최소 제곱 평균)은 0.03%(95% 신뢰구간 : -0.12%~0.18%)로 당화혈색소의 비열등성(신뢰구간 상한<0.4%) 및 동등성(신뢰구간: -0.4%~0.4%)을 충족하여, 유효성과 안전성 면에서 유사하다고 결론 지었다.

연령 관련 시각질병 임상시험 (Chew, 2013)

Chew (2013)는 연령 관련 시각질병 임상시험에서 루테인(lutein)/제아잔틴(zeaxanthin), DHA/EPA, 혹은 둘 모두를 배합제에 첨가하는 것이 연령과 관련된 중증 황반퇴화(AMD)로 발전하는 위험감소, 베타캐로틴 제거, 아연함량 감소의 효과를 가지는지를 평가하려고 하였다. 2006년부터 2012년까지 50세에서 85세의 중증 AMD로 발전할 위험이 있는 4203명이 루테인10mg/제아잔틴2mg, DHA 350mg/EPA 650mg, 루테인/제아잔틴/DHA/EPA, 혹은 위약군으로 무작위로 배정되었다. 데이터 분석결과 루테인/제아잔틴과 DHA/EPA, 혹은 둘 모두를 배합제에 첨가하는 것이 중증 AMD로 발전하는 위험을 감소시키지 않는다는 것을 보여주었다.

고유동 비강캐뉼라와 비강 CPAP의 동등성 임상시험 (Manley, 2013)

고유동 비강캐뉼라(High-flow nasal cannula, HFNC)는 주로 사용방법의 용이성, 최소한의 장비와 편안함으로 지난 수십 년 동안 많은 비강기구에 사용되어 왔다. 하지만 미숙아에게의 고유동 비강캐뉼라 받침대는 그 방법이 폐에 상처를 낼 수 있다는 추측을 가지고 효율성과 안정성은 크게 알려지지 않고 있었다. Manley 연구팀은 익스튜베이션(발관, extubation) 후에 HFNC(5 to 6 liters per minute) 혹은 비강 CPAP(7cm of water)을 303명의 미숙아에게 무작위로 배정하는 다기관 무작위 비열등성 임상시험을 수행하였다. 이 임상시험에서의 결과변수는 7일 내 치료의 실패이다. 비열등성 한계치는 주요 결과변수의 위험에서 절대적 차이를 계산하여 20%로 결정하였다. 이 임상시험에서는 비록 주요 결과변수는 비열등성의 마진에 가까웠지만, HFNC의 효율성은 익스튜베이션 후 미숙아의 호흡을 지지하는 데 CPAP의 효율성과 비슷했으며, HFNC는 폐질환 사망이나 미숙아의 다른 합병증을 증가시키지 않아 HFNC와 nasal CPAP의 동등성을 검증했다.

8.8 순차적 연구설계
Sequential Studies

일반적으로 무작위 임상시험(RCT)은 주어진 조건의 모집단에서 신약이 표준약물 내지 위약보다 우월한 효율성을 가지는지(일방향), 혹은 두 약물이 서로 다른 효율성을 가지는지(양방향)를 평가하기 위하여 수행된다. 이런 접근방식은 단일 단계 설계(single-stage design)로서 선정된 표본수 모두를 등록하고, 대상자들의 치료반응 데이터를 측정한 후에 통계적 분석이 실시된다. 축적된 데이터로 반복된 통계적 분석을 허용하여 결과변수의 정보가 연구목적에 대한 결론을 내리는 데 충분하다면 임상시험을 중지할 수 있는 임상시험 조기 종결절차가 개발되어 왔다. 특히 의학연구에서 신약물로부터 나오는 부작용, 삶의 질, 비용, 혹은 다른 대체 치료약물의 유용성 등은 임상시험 초기에는 알 수가 없다. 그러므로 임상시험에서 중간 모니터링의 가장 중요한 이유는 기존약물에 비교하여 중재신약이 우월성 임상시험에서 우월하든지, 혹은 동등성 임상시험에서 동등하다는 결과를 보여줄 때, 비효율적인 약물의 치료하에 있는 대상자의 치료를 중지하려는 것이다. 임상시험 데이터의 중간 검토를 하는 것은 여러 가지 측면에서 장점을 지닌다. 윤리적으로는, 대상자가 인간인 임상시험에서 대상자가 불안전하고, 열등적이거나 비효율적인 약물에 노출되지 않게 하기 위하여 임상시험 결과를 모니터링할 필요가 있다. 이러한 윤리적인 고려는 축적된 데이터는 안전성과 효율성의 연구 내적 비교에 관한 것뿐만 아니라, 새로운 정보 관점에서 임상시험 외적으로부터도 평가되어야 한다. 행정적 이유로는, 실험이 계획한 대로 집행되고 있는지, 대상자는 정확한 모집단 인구에서 왔는지, 안전성 자격기준과 테스트 절차 혹은 치료가 연구계획서에 기술된 대로 이행되는지를 확인하기 위하여 중간분석이 필요하다. 경제적인 면에서는, 긍정적 결과를 가진 임상시험에 대해서 임상시험의 조기중단은 새로운 약물이나 치료가 다른 환자에게 더 빠른 시간에 이용될 수 있다. 만일 부정적 결과가 나타난다면, 임상시험 조기중단은 대상자 모집을 중지함으로써 인적, 재정적 자원이 낭비되지 않도록 한다. 순차적 설계 방법은 고정된 표본절차와 비교할 때, 표본수, 시간, 그리고 비용에서 절약하고, 또한 중간분석을 통해 정보화된 관리를 하게 할 목적으로도 유리하다.

순차적 연구설계(sequential study design)는 중간분석 계획을 연구프로토콜에 공식적으로 포함시켰을 때 사용된다. 표본수가 큰 임상시험에서 중간분석(interim analysis)은 환자의 안전성을 보호하고, 연구비를 절감하며, 효과가 좋은 것으로 나타난 신약은 가능한 한 빠른 시간에 환자들이 적용을 받도록 하는 것이다. 그러므로 중간분석은 임상시험의 공식적 연구종료가 있기 이전에 치료집단 간에 약물의 효율성 혹은 안전성을 비교하는 분석이라고 할 수 있다. 연구기간 동안에 집단 간의 비교 분석 횟수와 방법은 연구결과의 해석에 영향을 주기 때문에, 모든 중간분석은 주의 깊게 계획되어 연구계획서에 미리 기술되어야 한다. 특별한 경우에 임상시험 시작에서 계획하지 않았던 중간분석이 필요할 수도 있지만, 이런 경우에도 약물효능 데이터를 접하기 이전에 중간분석의 계획과 분석방법을 기술하는 임상시험 변경계획서(protocol amendment)를 추가해야만 한다. 신약 임상시험, 특히 주요 공중보건에 중요한 약제품에 대해서는 효율성과 안전성 결과에 대한 집단 간의 비교 테스트를 모니터링할 책임은 외부의 독립적 감독위원회 혹은 데이터모니터링위원회(DSMB)에 맡겨져야 한다. 아래의 [그림 8.5]는 순차적 설계를 나타낸 플로차트이다.

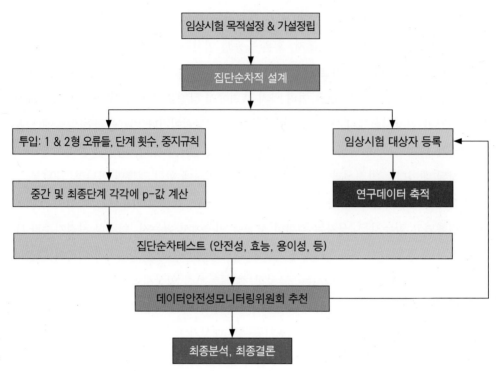

[그림 8.5] 순차적 설계 플로차트

HER2-양성 유방암 치료 임상실험 (Geyer, 2006)

그레이어(Geyer, 2006)는 HER2-양성 악성유방암 환자들의 치료요법으로 라파티닙(lapatinib)＋카페시타빈(capecitabine) 병행투약과 카페시타빈 단독투약과의 치료효능을 비교하기 위하여 집단 순차적 임상설계 연구를 수행하였다. 결과변수는 암 진전 시간 혹은 유방암으로 인한 사망이다. 카페시타빈 단독투약에 비교해서 라파티닙＋카페시타빈 병행투약의 우월성 혹은 무익성을 평가하기 위하여 일방향 오브리엔-플래밍 경계의 유의값 2.5% 기준을 사용하였다. 이 연구는 만약 중간분석에서 중지경계값을 건너가지 않는다면, 최종분석까지 계속된다. 암 진전 시간 결과변수의 중간분석은 병행투약군에서 우월성을 나타내는 기준에 맞았다. 초기 중간분석에서 우월성에 대한 경계선를 넘는 분석결과를 토대로, HER2-양성 악성유방암 환자 치료에 라파티닙＋카페시타빈의 병행투약이 카페시타빈 단독투약보다 암 진전 측면에서 우월한 약효를 가지는 것으로 결론 내렸다.

급성편두통 치료제 라스미디탄 임상시험 (Ferrari, 2010)

Ferrari (2010)는 전임상 및 초기 임상시험에서 발견한 선택적 5-HT1F 수용체 작용제 라스미디탄(lasmiditan, COL-144; LY573144)의 급성편두통 치료효능을 연구하기 위하여 다기관 집단 순차적 용량적응 설계의 임상연구를 수행했다. 병원 입원 중의 급성편두통 환자 130명은 라스미디탄의 용량레벨 혹은 플라시보에 무작위로 배정되었다(그림 8.6). 시작투여량은 2.5mg이며, 이후의 용량은 이전 코호트에서 나타난 안전성과 효능에 따라, 용량을 증가하거나 혹은 감소하여 조절했다. 이 임상시험에서 42명은 위약을 투여받고, 88명은 2.5mg~45mg의 라스미디탄을 복용했다. 용량 20mg에서 미리 정해진 임상시험 중지규칙에 부합되어 연구는 종료되고, 라스미디탄은 급성편두통 치료에 효과가 있음이 입증되었다.

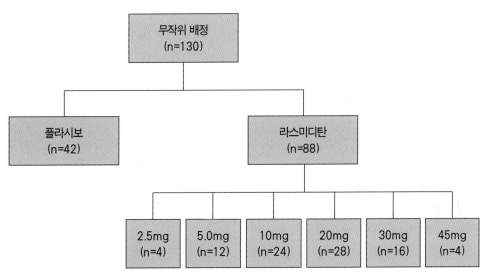

[그림 8.6] 라스미디탄 임상시험

HIV 치료제 포삼프레나비르 & 리토나비어 임상시험 (Carosi, 2009)

Carosi (2009)는 항레트로바이러스 치료를 받지 않은 HIV 환자를 상대로 아바카비어(abacavir)/라미부딘(lamivudine) 외에 포삼프레나비르(fosamprenavir)/리토나비어(ritonavir)를 매일 1회 혹은 2회 투약 시에 HIV 치료효능을 비교하기 위하여 2단계 집단순차 설계의 임상연구를 수행하였다. 이 임상시험 설계는 첫 단계에서 약 200명의 대상자를 24주간 추적 후에 중간분석을 한다. 만약 중간분석 결과가 효능과 안전성 조건에서 연구를 지속해야 하는 기준에 부합된다면, 추가로 528명의 대상자를 더 등록한다는 설계이다. 이 임상시험은 48주 후의 HIV-1 RNA<400copies/mL 이하에 도달하는 것을 치료성공으로 정하고 두 치료집단 간의 치료성공에 도달하는 비율을 비교하였다. 이 임상시험은 중간분석결과에 의해서 임상시험의 두 번째 단계를 진행하지 않고도 매일 1회의 포삼프레나비르/리토나비어는 매일 2회의 포삼프레나비르/리토나비어 투약과 비교하여 HIV 치료효능에 있어서 비열등하다는 것을 입증하였다.

8.9 베이지안 무작위 임상시험
Bayesian RCT

베이지안 방식은 수집된 임상시험 데이터의 정보와 prior 정보를 결합하여 이전에 가정한 모수의 사전정보를 업데이트하면서 posterior 정보를 만드는 것이다. 베이지안 무작위 임상시험(Bayesian RCT)은 무작위 배정, 모니터링, 중간분석, 최종분석, 적응적 의사결정을 포함한 임상시험 과정의 일부 또는 전체에 베이지안 접근방식을 광범위하게 적용하는 임상시험 설계이다. 베이지안 RCT 설계는 임상시험 연구과정 동안 축적되어 이용 가능한 모든 데이터를 결합해서 불확실성의 확률값을 계산하고, 그에 따라 연구설계를 변경하는 특성상 다이내믹하고 학습적이며 적응적이다. 임상시험에서 최적 베이지안 무작위 배정이 제안되고 베이지안 적응적 무작위 배정에 대한 실제 사용이 검토되었다(Berry, 1997; Thall, 2008). 베이지안 적응적 RCT 설계는 여러 활성치료들을 비교할 수 있을 뿐만 아니라, 새로 나타난 효과적인 중재치료를 진행 중인 임상시험에 추가할 수도 있고, 축적된 임상시험 데이터에서 비효과적인 중재치료를 중단할 수도 있게 한다. 또한 특정한 바이오마커에 의해 중재치료가 더 효과적인 것으로 확인된 대상자 부분집단에 중점을 두어, 임상시험이 현재 통용되는 중재치료를 테스트하여 임상적 관련성을 개선하기도 한다. 임상시험 설계 단계에서 이전의 다른 외부 연구들의 데이터와 임상시험 내의 축적된 데이터를 이용하여 진행 중인 임상시험을 업데이트하여 더 적은 표본수와 더 짧은 연구시간이 소모되도록 할 수 있다. 최근 점차 많은 연구자들이 임상시험에서 베이지안 분석에 관심을 갖게 되었지만, 베이지안 RCT는 지나치게 주관적이며 임상시험을 미리 잘 플랜하기 어렵고, 데이터가 업데이트될 때마다 이행해야 하는 계산이 너무 복잡하다는 점에서 여전히 비판받고 있다. 또한 임상시험에 응용하기에 실제로 컴퓨터 소프트웨어 이용에 있어서 제한적이라는 단점도 있다.

8.10 연구설계의 장단점 요약

아래의 [표 8.7]은 2상과 3상 임상시험에 주로 이용되는 연구설계와 그 장단점을 요약한 것이다.

[표 8.7] 2상 & 3상 임상시험에 주로 이용되는 연구설계와 장단점

연구설계	장점	단점
무작위 임상시험 (Randomized Clinical Trial: RCT)	최상의 임상시험 설계 방법으로 알려짐; 집단배정에서의 편향 제거; 무작위 동시발생 제어로 비교 가능 집단 배출; 통계학적 테스트 및 비교의 타당성 보장; 가장 보편적으로 사용되고 있음.	대상자들이 일반적 환자모집단을 대표하지 않을 수 있음; 표본수 및 비용 증가; 무작위화 과정의 수용성; 연구 이행에서의 복잡성; 치료집단 간의 유의한 차이가 예후요인의 하나일 경우에 그 차이는 연구결과에 영향을 끼칠 수 있음.
과거대조 연구(Historical Control Study)	윤리적 고려 허용; 표본수 혹은 연구 개발 시간을 절약; 대상자의 신약투여가 확실할 때 연구 참여 증가; 질병진단이 명확하게 정립되고, 예후가 잘 알려졌거나, 질병이 치명적일 경우에 신약의 최초 테스트로 선호.	베이스라인 요인들의 불균형; 시간편향 및 선택편향 강함; 발병률 및 사망률에 있어서 시대변천 가능; 과거대조군은 상대적으로 최근 것이어야 함; 동일한 포함조건과 요인 평가를 가지고 동일 병원에서 모집되어야 함; 과거대조군으로부터 나온 편향이 적지 않을 때, 무작위 임상시험보다 더 많은 대상자 필요.

[표 8.7] 2상 & 3상 임상시험에 주로 이용되는 연구설계와 장단점 (계속)

연구설계	장점	단점
크로스-오버 연구 (Cross-over Study)	대상자 스스로가 대조로 치료효과 차이의 정밀한 측정; RCT에서보다 적은 표본수가 필요; 치료의 반응(결과)을 단기간에 측정할 수 있는 연구에 적합.	이월효과가 없다고 가정; 충분한 세척기간 필요; 분석은 RCT 연구보다 복잡; 높은 중도탈락은 결과에 심각한 영향.
매치드-페어 연구설계 (Matched-pairs Study)	결과변수와 관련되는 외재변수가 있을 때 적합; 교란변수가 없다는 것을 확신하고 싶을 때 적합; 많은 연구비와 장기간의 연구기간이 요구될 때 적합; 환자 모집이 힘든 특정 질병과 특정 대상자 연구에 적합. 하나 이상의 치료효과를 동시에 테스트; 치료약물 간의 교호작용 연구에 적합; 시간과 비용 절감; 예방 임상연구에 적절.	매칭변수 측정의 어려움과 복잡함.
요인설계 연구 (Factorial Study)	결과변수와 관련되는 외재변수가 있을 때 적합; 교란변수가 없다는 것을 확신하고 싶을 때 적합; 많은 연구비와 장기간의 연구기간이 요구될 때 적합; 환자모집이 힘든 특정 질병과 특정 대상자 연구에 적합.	분석은 RCT 연구보다 복잡; 부가적 독성을 가진 약물에는 부적절.
클러스터 무작위 연구 (Cluster Randomization Study)	선택된 연구대상자 개인들에게만 수행할 수 없는 연구에 적합.	표본수 결정이나 데이터 분석이 복잡; 클러스터 내의 상관관계(correlation) 때문에 통계적 비효율성과 검증력 저하.
순차적 설계 (Sequential Design)	귀무가설(H_0) 수용 혹은 거부할 때까지 대상자 무작위를 지속; 결과변수를 빨리 알 수 있는 연구에 좋음; 확실한 치료 효율성, 용인될 수 없는 부작용으로 임상시험 조기중지 가능; 열등한 치료에 노출될 대상자 수를 감소; 특정한 시간 간격으로 모니터링 허용.	다중 테스트로 제1형 오류 증가; 연구 수행에서의 복잡성; 주의 깊은 설계와 연구 계획이 필요; 독립적 모니터링 위원회(DSMB) 필요.
베이지안 RCT (Bayesian RCT Design)	다이내믹 학습 특징; 외부증거를 통합; 임상시험의 재출발 없이도 새로운 중재는 추가하고 비효율적인 중재는 제거; 유연한 모니터링 스케줄; 더욱 작은 표본수와 저비용	지나치게 주관적이라는 비판 가능; 연구 설계 및 이행에 있어서 복잡; 강도 높은 계산; 통계학자에 많이 의존.

참고문헌

1. Adoption of International Conference on Harmonisation (ICH) of Technical Requirements for the Registration of Pharmaceuticals for Human Use Guidance: E10: Choice of Control Group and Related Issues in Clinical Trials. http://www.hc-sc.gc.ca/dhp-mps/alt_formats/pdf/prodpharma/applic-demande/guide-ld/ich/efficac/e10_step4-eng.pdf

2. Ainsworth H, Shah S, Ahmed F, Amos A, et al. Muslim communities learning about second-hand smoke (MCLASS): study protocol for a pilot cluster randomised controlled trial. *Trials*, 2013, 13:295.

3. Amadori D, Aglietta M, Alessi B, Gianni L,et al. Efficacy and safety of 12-weekly versus 4-weekly zoledronic acid for prolonged treatment of patients with bone metastases from breast cancer (ZOOM): a phase 3, open-label, randomised, non-inferiority trial. *Lancet Oncol*, 2013, 14:663-70.

4. Apfel CC, Korttila K, Abdalla M, Kerger H, et al. A factorial trial of six interventions for the prevention of postoperative nausea and vomiting. *NEJM*, 2004, 350:2441-2451.

5. Aplenc R, Zhao H, Rebbeck TR, Propert KJ. Group Sequential Methods and Sample Size Savings in Biomarker-Disease Association Studies. *Genetics*, 2003, 163:1215-1219.

6. Assaf AR, Carleton RA. The Women's Health Initiative Clinical Trial and Observational Study: History and Overview. *Rhode Island Medicine*, 1994, 77:424-427.

7. Berry SM, Kadane JB. Optimal Bayesian Randomization. *J. Royal Statistical Society: Series B (Statistical Methodology)*, 1997, 59: 813-819.

8. Blackwelder WC. Current issues in clinical equivalence trials. *Journal of Dental Research*, 2004, 83:113-115.

9. Berger ML, Bingefors K, Hedblom EC, Pashos CL, Torrance GW. *Health Care, Cost, Quality, and Outcomes*. ISPOR Book of Terms. International Society for Pharmacoeconomics and Outcomes Research. 2003.

10. Bjermer L, Rosenborg J, Bengtsson T, Lötvall J. Comparison of the bronchodilator and systemic effects of AZD3199, an inhaled ultra−long−acting β_2−adrenoceptor agonist, with formoterol in patients with asthma. *Ther Adv Respir Dis*, 2013, 7:264−71.

11. Blackwelder WC. Proving the null hypothesis. *Controlled Clinical Trials*, 1982, 3:345−353.

12. Bookman MA, Brady MF, McGuire WP, et al. Evaluation of new platinum− based treatment regimens in advanced−stage ovarian cancer: A phase III trial of the Gynecologic Cancer InterGroup. *J Clin Oncol*, 2009, 27:1419−1425.

13. Borgheini G. The bioequivalence and therapeutic efficacy of generic versus brand−name psychoactive drugs. *Clin Ther*, 2003, 25:1578−92.

14. Boult C, Leff B, Boyd CM, Wolff JL, et al. A matched−pair cluster−randomized trial of guided care for high−risk older patients. *J Gen Intern Med*, 2013, 28: 612−21.

15. Brunoni AR, Valiengo L, Baccaro A, Zanão TA, et al. The sertraline vs. electrical current therapy for treating depression clinical study: results from a factorial, randomized, controlled trial. JAMA Psychiatry. 2013, 70:383−91.

16. Buchanan H, Siegfried N, Jelsma J, Lombard C. Comparison of an interactive with a didactic educational intervention for improving the evidence−based practice knowledge of occupational therapists in the public health sector in South Africa: a randomised controlled trial. Trials. 2014, 15:216.

17. Byakika−Tusiime J, Chinn LW, Oyugi JH, Obua C, et al. Steady State Bioequivalence of Generic and Innovator Formulations of Stavudine, Lamivudine, and Nevirapine in HIV−Infected Ugandan Adults. *PLoS One*, 2008, 3: e3981.

18. Barber S, Jennison C. Optimal asymmetric one−sided group sequential tests.

Biometrika, 2002, 89:49-60.

19. Carosi, Lazzarin, Stellbrink, Moyle, Rugina, et al. Study of once-daily versus twice-daily fosamprenavir plus ritonavir administered with abacavir/lamivudine once daily in antiretroviral-naïve HIV-1-infected adult subjects. *HIV Clin Trials*, 2009, 10: 356-67.

20. Carrillo G, Bravo A, Zufall C. Application of Factorial Designs To Study Factors Involved in the Determination of Aldehydes Present in Beer by On-Fiber Derivatization in Combination with Gas Chromatography and Mass Spectrometry. *J. Agric. Food Chem*, 2011, 59:4403-4411.

21. Charns MP, Foster MK, Alligood EC, Benzer JK, Burgess JF Jr, Di L, McIntosh NM, Burness A, Partin MR, Clauser SB. Multilevel interventions: measurement and measures. *J Natl Cancer Inst Monogr*, 2012, 44:67-77.

22. Chow SC, Liu JP. *Design and Analysis of Clinical Trials: Concepts and Methodologies*. Wiley-Blackwell, 2004.

23. Christensen E. Methodology of superiority vs. equivalence trials and non-inferiority trials. *Journal of Hepatology*, 2007, 46:947-954.

24. Cleary PD, Gross CP, Zaslavsky AM, Taplin SH. Multilevel interventions: study design and analysis issues. *J Natl Cancer Inst Monogr*, 2012, 12:49-55.

25. Collins LM, Dziak JJ, Li R. Design of Experiments with Multiple Independent Variables: A Resource Management Perspective on Complete and Reduced Factorial Designs. *Psychol Methods*, 2009, 14: 202-224.

26. Committee for Proprietary Medicinal Products (CPMP). Guideline on the Choice of the Non-Inferiority Margin. 2005. http://www.ema.europa.eu/docs/en_GB/document_library/Scientific_guideline/2009/09/WC500003636.pdf. Accessed at June 30, 2014.

27. Costa LJ, Xavier ACG, del Giglio A. Negative results in cancer clinical trials-equivalence or poor accrual? *Control Clin Trials*, 2004, 25:525-533.

28. Curran GM, Bauer M, Mittman B, Pyne JM, Stetler C. Effectiveness-implementation hybrid designs: combining elements of clinical effectiveness

and implementation research to enhance public health impact. *Med Care*, 2012, 50:217−26.

29. D'Agostino RB, Sr, Massaro JM, Sullivan LM. Non−inferiority trials: Design concepts and issues −the encounters of academic consultants in statistics. *Stat Med*, 2003, 22:169−86.

30. D'Arcy HP. A change in scientific approach: from alternation to randomized allocation in clinical trials in the 1940s. *BMJ*, 1999, 319:572−73.

31. DeMets DL. Sequential Designs in Clinical Trials. *Cardiac Electrophysiology Review*, 1998, 2:57−60.

32. Deng C, Hanna K, Bril V, et al. Challenges of clinical trial design when there is lack of clinical equipoise: use of a response conditional crossover design. *J Neurol*, 2012, 259:348−52.

33. DiazGranados CA, Dunning AJ, Kimmel M, et al. Efficacy of High−Dose versus Standard−Dose Influenza Vaccine in Older Adults. *NEJM*, 2014, 371: 635−645.

34. Dimick JB, Diener−West M, Lipsett PA. Negative results of randomized clinical trials published in the surgical literature: equivalency or error? *Arch Surg*, 2001, 136:796−800.

35. Djulbegovic B, Clarke M. Scientific and ethical issues in equivalence trials. *JAMA*, 2001, 285:1206−1208.

36. Dodgson SJ. The evolution of clinical trials. *The Journal of the European Medical Writers Association*, 2006, 15:20−21.

37. Donner A, Klar N. Pitfalls of and Controversies in Cluster Randomization Trials. *Am J Public Health*, 2004, 94: 416−422.

38. Duffy SW, Rohan TE, Altman DG. A method for combining matched and unmatched binary data: Application to randomized, controlled trials of photocoagulation in the treatment of diabetic retinopathy. *Am. J. Epidemiol*, 1989, 130:371−378

39. Dunnett CW, Gent M. Significance testing to establish equivalence between treatments with special reference to data in the form of 2×2 tables. *Biometrics*,

1977, 33:593−602.

40. Durrleman S, Simon R. Planning and monitoring of equivalence studies. *Biometrics*, 1990, 46:329−336.

41. Ebbeling CB, Swain JF, Feldman HA, et al. Effects of Dietary Composition During Weight Loss Maintenance: A Controlled Feeding Study. *JAMA*, 2012, 307:2627−2634.

42. Edwards SJ, Braunholtz DA, Lilford RJ, Stevens AJ. Ethical issues in the design and conduct of cluster randomised controlled trials. *BMJ*, 1999, 318:1407−9.

43. Ellenberg SS, Temple R. Placebo−controlled trials and active−control trials in the evaluation of new treatments. Part 2: practical issues and specific cases. *Intern Med*, 2000, 133:464−70.

44. Eranti S, Mogg A, Pluck G, Landau S, Purvis R, Brown RG, et al. A Randomized, controlled trial with 6−month follow−up of repetitive transcranial magnetic stimulation and electroconvulsive therapy for severe depression. *American Journal of Psychiatry*, 2007, 164:73−81.

45. Estruch R, Ros E, Salas−Salvadó J, Covas MI, Corella D, Arós F, Gómez−Gracia E, Ruiz−Gutiérrez V, et al. PREDIMED Study Investigators. Primary prevention of cardiovascular disease with a Mediterranean diet. *NEJM*, 2013, 368:1279−90.

46. Family Heart Study Group. British family heart study: its design and method, and prevalence of cardiovascular risk factors. Family heart study group. *Br J Gen Pract*, 1994, 44: 62−67.

47. Ferrari MD, Färkkilä M, Reuter U, Pilgrim A, et al. Acute treatment of migraine with the selective 5−HT1F receptor agonist lasmiditan−a randomised proof−of−concept trial. *Cephalalgia*, 2010, 30:1170−8.

48. Fleming TR. Current issues in non−inferiority trials. *Stat Med*, 2008, 27:317−32.

49. French JA, Wang S, Warnock B, Temkin N. Historical control monotherapy design in the treatment of epilepsy. *Epilepsia*, 2010, 51:1936−43.

50. Friedman LM, Furberg CD, DeMets DL. *Fundamentals of Clinical Trials*.

Springer, 2010.

51. Frueh BC, Monnier J, Yim E, Grubaugh AL, Hamner MB, Knapp RG. A randomized trial of telepsychiatry for post-traumatic stress disorder. *Journal of Telemedicine and Telecare*, 2007, 13:142-147.

52. Garrett AD. Therapeutic equivalence: fallacies and falsification. *Stat Med*, 2003, 22:741-762.

53. Geyer C, Forster J, Lindquist D, Chan S, Romieu C, et al. Lapatinib plus Capecitabine for HER2-Positive Advanced Breast Cancer. *NEJM*, 2006, 355:2733-2743.

54. Gottfridsson C, Carlson G, Lappalainen J, Sostek M. Evaluation of the effect of Naloxegol on cardiac repolarization: a randomized, placebo- and positive-controlled crossover thorough QT/QTc study in healthy volunteers. *Clin Ther*, 2013, 35:1876-83.

55. Gottlieb RH, Voci SL, Syed L, et al. Randomized prospective study comparing routine versus selective use of sonography of the complete calf in patients with suspected deep venous thrombosis. *AJR*, 2003, 180:241-245

56. Green S, Liu PY, O'Sullivan J. Factorial design considerations. *J Clin Oncol*, 2002, 20:3424-30.

57. Greene CJ, Morland LA, Durkalski VL, Frueh BC. Noninferiority and Equivalence Designs: Issues and Implications for Mental Health Research. *J Trauma Stress*, 2008, 21:433-439.

58. Greene WL, Concato J, Feinstein AR. Claims of equivalence in medical research: Are they supported by the evidence? *Annals of Internal Medicine*, 2000, 132:715-722.

59. Greim H, Gelbke HP, Reuter U, Thielmann HW, Edler L. Evaluation of historical control data in carcinogenicity studies. *Hum Exp Toxicol*, 2003, 22:541-9.

60. Hancock MJ, Maher CG, Latimer J, et al. Assessment of diclofenac or spinal manipulative therapy, or both, in addition to recommended first-line treatment for acute low back pain: a randomised controlled trial. *Lancet*, 2007, 370:1638-43.

61. Hermens M, van Hout HPJ, Terluin B, et al. Clinical effectiveness of usual care with or without antidepressant medication for primary care patients with minor or mild-major depression: A randomized equivalence trial. *Biomed Central Medicine*, 2007, 5:36.

62. Hollander p, Golm G, Carofano W, Eldor R, et al. Efficacy and Safety of MK-1293 Insulin Glargine Compared with Originator Insulin Glargine (Lantus) in Type 2 Diabetes (T2D). 2016 American Diabetes Association Meeting, New Orleans, USA. Abstract #926.

63. Hwang IK, Morikawa T. Design issues in noninferiority/equivalence trials. *Drug Information Journal*, 1999, 33:1205-1218.

64. ISIS-3 (Third International Study of Infarct Survival) Collaborative Group. ISIS-3: a randomised comparison of streptokinase vs tissue plasminogen activator vs anistreplase and of aspirin plus heparin vs aspirin alone among 41 299 cases of suspected acute myocardial infarction. *Lancet*, 1992, 339:753-770.

65. Jennison C, Turnbull BW. *Group sequential methods with applications to clinical trials*. Chapman and Hall/CRC, 2000.

66. Jones B, Jarvis P, Lewis JA, Ebbutt AF. Trials to assess equivalence: The importance of rigorous methods. *British Medical Journal*, 1996, 313:36-39.

67. Julious SA. Tutorial in biostatistics: Sample sizes for clinical trials with normal data. *Stat Med*, 2004, 23:1921-1986.

68. Kesselheim AS, Misono AS, Lee JL, et al. Clinical equivalence of generic and brand-name drugs used in cardiovascular disease: a systematic review and meta-analysis. *JAMA*, 2008, 300:2514-26.

69. Kolitsopoulos F, Strom B, Faich G, Eng S, Kane J, Reynolds R. Lessons learned in the conduct of a global, large simple trial of treatments indicated for schizophrenia. *Contemporary Clinical Trials*, 2013, 34:2239-247.

70. Krams M, Lees KR, Hacke W, Grieve AP, Orgogozo JM, Ford GA. Acute stroke therapy by inhibition of neutrophils (ASTIN): an adaptive dose-response study of UK-279,276 in acute ischemic stroke. *Stroke*, 2003, 34:2543-2548.

71. Lange S, Freitag G. Choice of delta: requirements and reality-results of a systematic review. *Biomed J*, 2005, 47:12-27.

72. Le Henanff AL, Giraudeau B, Baron G, Ravaud P. Quality of reporting of noninferiority and equivalence randomized trials. *JAMA*, 2006, 295:1147-1151.

73. Lim HJ, *Designs and Applications of Clinical Trials*. Bullsbook Publisher Inc, Seoul, Korea. 2015.

74. Liu CL, Shau WY, Chang CH, Wu CS, Lai MS. Pneumonia risk and use of angiotensin-converting enzyme inhibitors and angiotensin II receptor blockers. *J Epidemiol*, 2013, 23:344-50.

75. Lovell K, Cox C, Haddock G, Jones C, Raines D, Garvey R, et al. Telephone administered cognitive behaviour therapy for treatment of obsessive compulsive disorder: Randomised controlled non-inferiority trial. *British Medical Journal*, 2006, 333:883.

76. Luce BR, Kramer JM, Goodman SN, et al. Rethinking randomized clinical trials for comparative effectiveness research: the need for transformational change. *Annals of Internal Medicine*, 2009, 151:206-209.

77. Machin D, Fayers PM. *Randomized Clinical Trials: Design, Practice and Reporting*. Wiley, 2011.

78. Makuch RW, Simon RM. Sample size requirements for evaluating a conservative therapy. *Cancer Treatment Reports*, 1978, 62:1037-1040.

79. Manley BJ, Owen LS, Doyle LW, Anderson CC, et al. High-flow nasal cannulae in very preterm infants after extubation. *NEJM*, 2013, 369:1425-1433.

80. Marzocchi A, Manari A, Piovaccari G, Marrozzini C, et al. Randomized comparison between tirofiban and abciximab to promote complete ST-resolution in primary angioplasty: results of the facilitated angioplasty with tirofiban or abciximab (FATA) in ST-elevation myocardial infarction trial. *Eur Heart J*, 2008, 29:2972-80.

81. Mason BJ, Quello S, Goodell V, Shadan F, Kyle M, Begovic A. Gabapentin Treatment for Alcohol Dependence: A Randomized Clinical Trial. *JAMA Intern*

Med, 2014, 174: 70-77.

82. McEntegart D. The pursuit of balance using stratified and dynamic randomization techniques: an overview. *Drug Information Journal*, 2003, 37:293-308.

83. Medical Research Council.Streptomcin treatment of pulmonary tuberculosis: a Medical Research Council investigation. *BMJ*, 1948, 2:769-782.

84. Melo IR, Pimentel MF, Lopes, CE, Calazans GMT. Application of fractional factorial design to levan production by Zymomonas mobilis. *Braz. J. Microbiol*, 2007, 38: 45-51.

85. Menten J, Boelaert M. The ethics of non-inferiority trials. *Lancet*, 2008, 371:896.

86. Moher D, Schulz KF, Altman DG. The CONSORT statement revised recommendations for improving the quality of reports of parallel group randomized trials. *BMC Medical Research Methodology*, 2001, 1:2.

87. Montgomery AA, Peters TJ, Little P. Design, analysis and presentation of factorial randomised controlled trials. *BMC Med Res Methodol*, 2003, 24:3:26.

88. Muers MF, Stephens RJ, Fisher P, et al. Active symptom control with or without chemotherapy in the treatment of patients with malignant pleural mesothelioma (MS01): a multicentre randomised trial. *Lancet*, 2008, 371:1685-94.

89. Muller HH, Shafer H. Adaptive group sequential designs for clinical trials: Combining the advantages of adaptive and classical group sequential approaches. *Biometrics*, 2001, 57:886 -891.

90. Munster PN, Rubin EH, Van Belle S, Friedman E, et al. A single supratherapeutic dose of vorinostat does not prolong the QTc interval in patients with advanced cancer. *Clin Cancer Res*, 2009, 15:7077-84.

91. Murray DM, Varnell SP, Blitstein JL. Design and analysis of group-randomized trials: a review of recent methodological developments. *Am J Public Health*, 2004, 94:423-432.

92. Nair V, Strecher V, Zhang A. Screening Experiments and the Use of Fractional Factorial Designs in Behavioral Intervention Research. *Am J Public Health*, 2008, 98:1354-1359.

93. Ng T. Conventional null hypothesis testing in active control equivalence studies. *Controlled Clinical Trials*, 1995, 16:356−358.

94. O'Reilly R, Bishop J, Maddox J, Hutchinson L, Fisman M, Takhar J. Is telepsychiatry equivalent to face−to−face psychiatry? Results from a randomized controlled equivalence trial. *Psychiatric Services*, 2007, 58:836−843.

95. Piaggio G, Elbourne DR, Altman DG, Pocock SJ, Evans SJ. Reporting of noninferiority and equivalence randomized trials: An extension of the CONSORT statement. *JAMA*, 2006, 295:1152−1160.

96. Posch M, Bauer P. Adaptive two stage designs and the conditional error function. *Biometrical Journal*, 1999, 41:689−696.

97. Requirements for the Registration of Pharmaceuticals for Human Use Guidance: E10: Choice of Control Group and Related Issues in Clinical Trials. http://www. hc−sc.gc.ca/dhp−mps/alt_formats/pdf/prodpharma/applic−demande/guide−ld/ ich/efficac/e10_step4−eng.pdf

98. Resick PA, Schnicke MK. Cognitive processing therapy for sexual assault victims. *Journal of Consulting and Clinical Psychology*, 1992, 60:748−756.

99. Reynolds RF, Lem JA, Gatto NM, Eng SM. Is the large simple trial design used for comparative, post−approval safety research? A review of a clinical trials registry and the published literature. *Drug Saf*, 2011, 34:799−820.

100. Riemersma−van der Lek RF, Swaab DF, Twisk J, Hol EM, Hoogendijk WJ, Van Someren EJ. Effect of bright light and melatonin on cognitive and noncognitive function in elderly residents of group care facilities: a randomized controlled trial. *JAMA*, 2008, 299:2642−55.

101. Roehr B. The appeal of large simple trials. *BMJ*, 2013, 346.

102. Ruskin PE, Silver−Aylaian M, Kling MA, Reed SA, Bradham DD, Hebel JR, et al. Treatment outcomes in depression: Comparison of remote treatment through telepsychiatry to in−person treatment. *American Journal of Psychiatry*, 2004, 161:1471−1476.

103. Sacks H, Chalmers TC, Smith H. Randomized versus historical controls for

clinical trials. *Am J Med*, 1982, 72:233−240.

104. Sakane N, Kotani K, Takahashi K, Sano Y,et al. Japan Diabetes Outcome Intervention Trial−1 (J−DOIT1), a nationwide cluster randomized trial of type 2 diabetes prevention by telephone−delivered lifestyle support for high−risk subjects detected at health checkups: rationale, design, and recruitment. *BMC Public Health*, 2013, 13:81.

105. Schnurr P, Friedman M, Foy D, Shea M, Hsieh F, Lavori P, et al. Randomized trial of trauma−focused group therapy for posttraumatic stress disorder. *Archives of General Psychiatry*, 2003, 60:481−489.

106. Schulz KF, Altman DG, Moher D; for the CONSORT Group. "CONSORT 2010 Statement: updated guidelines for reporting parallel group randomised trials". *Br Med J*, 2010, 340: c332.

107. Senn S, Richardson WN, Shaw M. The use of inhaled formoterol in asthma. *Respir Med*, 1991, 85:169−70.

108. Shih WJ. Group sequential, sample size re−estimation and two−stage adaptive designs in clinical trials: a comparison. *Stat Med*, 2006, 25:933−941.

109. Strom BL, Faich GA, Reynolds RF, Eng SM, D'Agostino RB, Ruskin JN, et al. The Ziprasidone Observational Study of Cardiac Outcomes (ZODIAC): design and baseline subject characteristics. *J Clin Psychiatry*, 2008, 69:114−121.

110. Temple R, Ellenberg SS. Placebo−controlled trials and active control trials in the evaluation of new treatments. Part 1: Ethical and scientific issues. *Annals of Internal Medicine*, 2000, 133:455−463.

111. Thall P, Fox P, Wathen J. Statistical controversies in clinical research: scientific and ethical problems with adaptive randomization in comparative clinical trials. *Ann Oncol*, 2015, 26:1621−8.

112. Thall P, Wathen J. Bayesian adaptive model selection for optimizing group sequential clinical trials. *Stat Med*, 2008, 27:5586−604.

113. The COMMIT Research Group. Community Intervention Trial for Smoking Cessation (COMMIT): I. Cohort results from a four−year community intervention.

Am J Public Health, 1995, 85:183−192.

114. U.S. FDA. Center for Drug Evaluation and Research (CDER), Center for Biologics Evaluation and Research (CBER). Guidance for Industry, Non−Inferiority Clinical Trials. 2010. http://www.fda.gov/downloads/Drugs/Guidances/UCM202140.pdf

115. Urquhart B, Freeman D, Cutler M, Mainra R, et al. Mesna for Treatment of Hyperhomocysteinemia in Hemodialysis Patients: A Placebo−Controlled, Double−Blind, Randomized Trial. *CJASN*, 2008, 3:1041−1047.

116. Viele K, Berry S, Neuenschwander B, Amzal B,et al. Use of historical control data for assessing treatment effects in clinical trials. *Pharm Stat*, 2014, 13: 41−54.

117. Wang WW, Mehrotra DV, Chan IS, Heyse JF. Statistical considerations for noninferiority/equivalence trials in vaccine development. *J Biopharm Stat*, 2006, 16:429−41.

118. Weathers FW, Keane TM, Davidson JRT. Clinician−Administered PTSD Scale: A review of the first ten years of research. *Depression and Anxiety*, 2001, 13:132−156.

119. Wiens BL. Choosing an equivalence limit for noninferiority and equivalence studies. *Controlled Clinical Trials*, 2002, 23:2−14.

120. Wright JG, Plikaytis BD, Rose CE, Parker SD,et al. Effect of reduced dose schedules and intramuscular injection of anthrax vaccine adsorbed on immunological response and safety profile: A randomized trial. *Vaccine*, 2014, 32:1019−28.

121. Yusuf S, Mehta SR, Diaz R, Paolasso E, Pais P, Xavier D, et al. Challenges in the conduct of large simple trials of important generic questions in resource−poor settings: the CREATE and ECLA trial program evaluating GIK (glucose, insulin and potassium) and low−molecular−weight heparin in acute myocardial infarction. *Am Heart J*, 2004, 148:1068−1078.

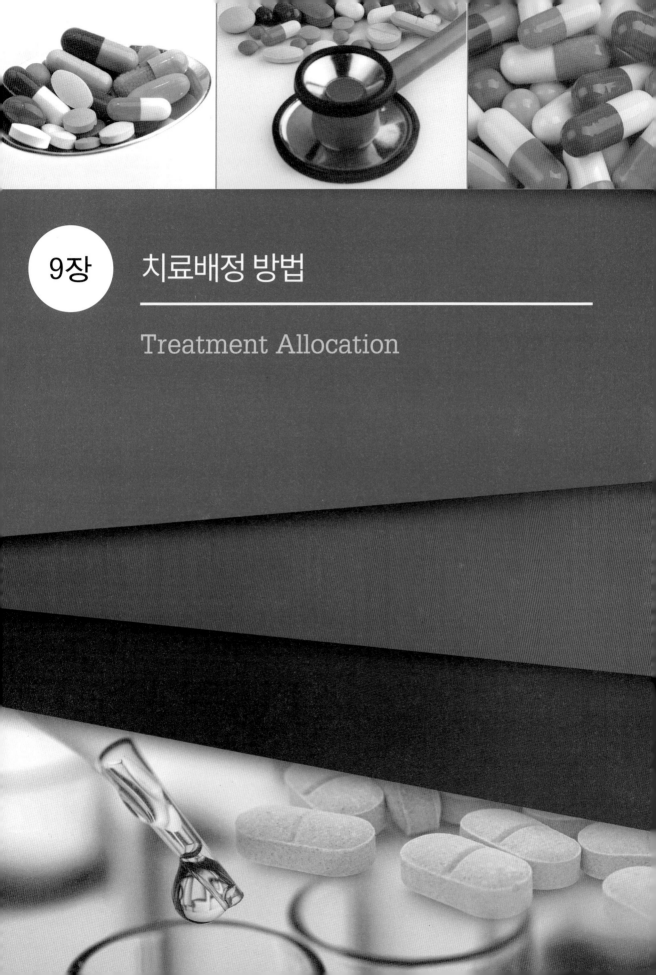

9장

치료배정 방법

Treatment Allocation

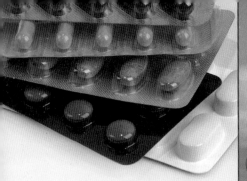
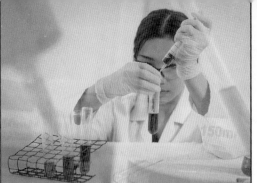
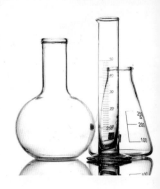

약물효능 비교 임상시험에서 대상자를 치료집단에 무작위(랜덤)로 배정하는 것은 연구결과의 정확성과 타당성에 크게 기여하는 중요한 요소이다. 9장에서는 임상시험에서 대상자의 치료집단 배정에 많이 사용되는 무작위 방법과 절차를 살펴본다.

약물효능 비교 임상시험에서 연구결과의 정확성과 타당성에 크게 기여하는 중요한 요소는 대상자를 약물치료 집단에 무작위(랜덤)로 배정한다는 것이다. 무작위 배정은 성별, 연령, 과거 병력 등과 같은 외부변수의 영향을 제어하고, 약물치료 배정에 연관된 편향을 최소화하여 임상시험에서 수집한 데이터 분석의 결과 및 해석을 보다 과학적이고, 강건하게 만든다. 이러한 이유에서 무작위 임상시험(RCT)은 많은 연구자들로부터 최상의 연구방법 혹은 최적의 표준 임상시험 방법으로 간주되고 있다. 상대적으로 적은 표본수가 필요한 신약개발 임상시험에서의 초기 단계에서 단순 무작위화(simple randomization)는 표본수나 베이스라인 특성에 있어서 약물치료 집단 간에 불균형을 이루기 쉬우며, 이러한 불균형한 베이스라인 특성은 집단 간의 약물효능 비교에서 편향 및 교란요인이 유입되어 연구 데이터의 분석과 해석에 영향을 끼칠 수 있다. 이런 잠재적 불균형을 제어하기 위하여 대상자를 무작위 배정할 때 사용되는 다양한 배정방법이 있다. 9장에서는 무작위 방법, 절차 그리고 그 장단점을 알아보기로 한다.

9.2 단순 무작위
Simple Randomization

단순 무작위(Simple Randomization)는 대상자를 완전하게 무작위로 약물치료 집단에 배정하는 방법으로서, 일련의 수열, 혹은 동전이나 주사위 던지기의 결과에 따라 대상자를 배정하는 것과 같은 방법이다. 예를 들면, 두 약물집단(A, B)의 치료효능을 비교하는 임상시험에서 컴퓨터로 생성된 무작위표의 끝자리 수로부터, 짝수에게는 A집단을 배정하고 홀수에게는 B집단을 배정하는 것과 같다. 또는 동전과 주사위 던지기에서, 동전의 앞면은 A집단, 동전의 뒷면은 B집단으로 배정하든지, 혹은 주사위 윗면에 숫자 1,2,3이 나오면

A집단으로, 4, 5, 6 이 나오면 B집단으로 배정한다. 이것은 A 혹은 B로 표시된 2장의 카드가 들어 있는 상자에서 하나씩 꺼내어 카드 표시에 따라 대상자를 배정하고 꺼낸 카드를 상자에 다시 넣는 복원추출(sampling with replacement) 방법과도 같다. 두 집단의 단순 무작위 배정은 동전 던지기처럼 1:1 무작위로서 동일 확률 $p = 0.5$이지만, 이것은 두 집단 이상에도 확대하여 응용될 수 있고 또한 부등한 배정확률(예를 들면, $p = 0.7$ vs $p = 0.3$)을 사용할 수도 있다. 예를 들면, 이미 치료효과가 잘 알려진 기존약물보다 신약에 더 많은 정보를 얻어야 하는 상황에서는 신약에게 표본수가 더 많이 배당되도록 무작위 비율을 3:2 혹은 2:1로 정할 수도 있다. 이때 비율 3:2은 주사위 던짐에서 (1, 2, 3)이 나오면 신약 치료집단에 배정하고, (4, 5)가 나오면 기존약물 치료집단에 배정하며, 그리고 6은 무시하면 된다. 각 대상자는 이전 대상자의 치료집단 배정과는 상관없이 배정되므로, 대상자들 간의 약물집단 배정은 통계학적으로 독립적이다. 단순 무작위 방법은 표본수가 큰 임상시험에서는 약물치료 집단 간에 비슷한 대상자 수를 가질 수 있으나, 상대적으로 적은 표본수의 임상시험에서는 약물치료 집단 간의 대상자 수가 불균형해질 경우가 많다. 단순 무작위의 장점으로는 대상자 배정을 집행하고 수행하기 쉬우며, 데이터 분석에서도 특별히 복잡한 것은 없다. 또한 대상자 배정은 전적으로 예측할 수가 없다는 점이다. 단점으로는 임상시험 종료 시에 집단들의 표본수가 불균형할 수 있어 검증력이 감소하고, 신뢰성을 상실할 수 있다. 특히 임상시험 초기에 연구가 중지될 가능성이 있다면, 집단 간 표본수의 불균형은 결코 바람직하지 못하다. 또한 단순 무작위 방법은 알려진 예후변수에 대한 집단 간의 균형을 보장하지 않는다는 단점도 있다.

사례 단일절개 mimi-slings 임상시험 (Palomba, 2012)

Palomba (2012)는 여성 요실금에 사용되는 새로운 의료기기인 단일절개 mimi-slings (Single-incision mini-slings, SIMS)의 효과를 비교하기 위하여 총 120명의 요실금 환자를 단순 무작위 방법으로 Ajust, MiniArc, TVT Secur System의 3집단으로 환자들을 배정하고 외과적 데이터를 비교하였다. 이 임상시험에서 MiniArc 기기가 국소마취하에서 사용하기가 가장 간편하고 환자의 만족도가 높은 것으로 나타났다.

Mason (2014)은 알코올의존증 환자에게 널리 처방되고 있는 칼슘채널/γ-아미노산 조절 약물인 가바펜틴(gabapentin)이 과음을 줄이고 알코올 관련 불면증 등의 감소 여부를 연구하기 위하여 임상시험을 수행하였다. 이 임상시험에서 대상자는 컴퓨터에서 생성된 임의의 코드에 따라서 가바펜틴 900mg, 1800mg 또는 위약에 1:1:1의 비율로 단순 무작위로 배정하였다. 이 임상시험에서는 대상자들을 치료약물 집단에 배정하는 데 있어서 가바펜틴 900mg(n=49), 1800mg(n=54), 위약(n=47)으로 구성되어, 표본수 측면에서 집단 간의 불균형을 이루었다.

9.3 블록 무작위
Block Randomization

블록 무작위(Block Randomization)는 각 약물치료 집단의 대상자 수를 항상 비슷하게 배정하여 임상시험 기간 내내 집단 간의 표본수의 균형을 유지하기 위한 무작위 설계 방법이다. 이때 '블록(block)'은 미리 명시된 정수(integer)이다. 각 블록은 원하는 비율에 따라 정하고 블록 내에서 약물치료는 배정된 무작위 순서를 사용하며, 각각의 블록에서의 약물집단 배정은 독립적으로 만들어진다. 블록 사이즈는 약물치료 집단의 수와 원하는 집단 간의 배정 비율에 따라 적절하게 정해지며, 일반적으로 블록 사이즈는 약물집단 수의 배수여야 한다. 예를 들면, 두 약물치료 집단의 임상시험인 경우에 블록 사이즈는 4, 6, 8 혹은 10이 된다. 그러나 블록 사이즈는 미리 고정하거나 혹은 약물집단 배정 과정 중에 변경할 수도 있다.

블록 무작위의 장점으로는 배정방법이 단순 무작위보다는 간단하지 않지만, 그렇다고 복잡하지도 않으면서 임상시험 연구기간 동안 약물치료 집단의 표본수를 언제나 균형을 이룰 수 있다는 것이다. 특히 대상자의 특성이 시간에 따라 변할 때, 약물치료 집단 간의 비교 가능성을 높일 수 있다는 것 외에도 환자모집 전략이 변경될 경우에도 적절하다. 블록 무작위의 단점으로는 약물치료 배정이 단순 무작위 방법보다는 예측 가능하며, 데이터 분석에 있어서도 보다 복잡하다는 것이다. 단순 무작위 때와 마찬가지로 중요한 예후 요인에 대한 집단 간의 균형을 보장하지 않는다는 단점도 있다.

사례 뼈 전이 유방암 환자의 졸레드론산의 효능 임상시험 (Amadori, 2013)

Amadori (2013)는 암세포가 뼈로 전이된 유방암 환자의 장기치료를 위한 졸레드론산 (zoledronic acid) 4mg을 매 4주마다 1회 투여와 매 12주마다 1회 투여의 안전성과 효능을 비교하기 위하여 오픈레벨, 무작위 비열등성 임상시험을 수행하였다. 이 임상시험은 이탈 리아에 있는 62개의 의료센터에서 435명의 환자가 의료센터로 층화되고, 두 치료집단에 1:1 비율로 블록 무작위(블록사이즈= 4~8) 배정되었다. 이 임상시험에서 뼈로 전이된 유방 암 환자의 장기치료로 졸레드론산을 12주마다 1회 투여 치료로 줄일 수 있는 가능성을 보여 주었다.

사례 유아 말라리아 예방 임상시험 (Senn, 2012)

Senn (2012)은 높은 말라리아 원충(Plasmodium falciparum, Pf) 지역에 사는 아프리카 유 아들의 말라리아 관련 질병률을 감소시키는 것으로 보여진 간헐적인 예방치료(Intermittent preventive treatment)가 아프리카 지역 외에도 효과가 있는지를 연구하기 위하여 뉴기니아 유아에게 무작위 임상시험을 수행하였다. 이 임상시험에는 총 1,121명의 유아들을 블록 무작위(블록사이즈=12)로 3집단에 배정하여 말라리아 예방률과 부작용들을 비교하였다.

사례 임신 14-21주 낙태에서의 미페프리스톤 임상시험 (Dabash, 2015)

Dabash (2015)는 임신 14-21주기 간 사이의 낙태에서 자궁 수축억제를 막는 미페프 리스톤(mifepristone)의 사용 유무에 따른 임신중절에 쓰이는 미소프로스톨(misoprostol)의 결과에 대한 차이를 연구하기 위하여 이중눈가림 위약 대조 임상시험을 수행하였다. 이 임상시험에서는 태아가 살아 있고, 자궁출혈이 없는 120명의 여성이 블록 무작위화(블록 사이즈=10)로 두 집단에 배정되었다. 이 임상시험에서 미페프리스톤를 추가하는 것이 임 신중절 과정을 빨리 진행하여 임신중절 치료의 질을 향상시킬 수 있다고 나타났다.

층화 무작위
Stratified Randomization

임상시험에서 중요한 베이스라인 특성(baseline characteristics)이 집단 간에 불균형한 데이터는 분석결과의 편향을 초래하고, 연구의 검증력을 감소시킨다. 블록 무작위 배정에서 층화되지 않은 무작위화는 집단 간의 표본수의 균형은 보장하지만, 집단 간의 베이스라인 특성과 예후요인의 불균형이 초래될 수 있다. 중요한 예후변수의 불균형은 임상시험 데이터에서 얻은 약물치료 효과의 추론에 있어서 엄밀성을 감소시키며, 특히 적은 표본수의 임상시험에서는 그 영향이 치명적일 수 있다. 그러므로 층화 무작위는 각 층화에 블록 무작위 방법을 적용하는 것으로, 이러한 예후변수의 불균형을 최소화하는 방법 중의 하나이다. 즉, 층화 무작위 방법은 특정한 베이스라인 공변수에서 약물치료 집단 간의 균형을 이루기 위하여 공변수들 각각에다 개별 블록을 생성하고, 대상자를 공변수의 블록에 배정하는 것이다. 이와 같이 중요한 베이스라인 공변수의 집단 간 균형을 보장하는 것은 곧 임상시험 데이터 분석에 있어서 효율성과 검증력을 향상시킨다. 일반적으로 어떤 예후요인이 결과변수에 잠재적으로 영향을 끼칠지 아닌지는 임상시험 연구자에 의해서 정해지며, 이 층화될 예후요인은 무작위 배정 이전에 측정되어야 한다. 그러므로 층화 무작위화는 임상시험 대상자 모두가 약물치료 배정 이전에 확인될 때만이 가능하며, 모든 대상자의 베이스라인 특성을 배정 이전에 알 수 없을 경우에는 층화 무작위 설계를 사용하기가 어렵다. 또한 베이스라인 특성을 치료배정 이전에 알 수 있다고 하더라도, 층화변수가 얼마나 잘 측정될 것인지, 층화변수가 연구의 결과변수에 관련된 것인지, 혹은 몇 개의 층화를 사용할 것인지에 대해서도 고려해야 한다.

층화 무작위 설계에서 허용할 층화의 수는 임상시험에서의 총 표본수, 각 층화에 배정될 표본수, 예후요인의 예측 가능성, 배정 시스템 형태 등 여러 조건에 따라 달라진다. 층화 사이즈가 고정되어야 하는지의 여부에 관해서는 찬반의 의견이 있다. 찬성 측면에서, 층화 사이즈를 고정하면 각 집단의 적합한 대표성을 보장할 수 있어 보다 엄밀한 부분집단(subgroup)의 결과변수 측정을 보장한다. 이것은 층화 내에서 대상자의 가변성을 가능한 한 감소시키고, 층화 간의 가변성을 가능한 한 크게 한다. 또한 층화 내에서 치료집단 분포의 불균형을 피함으로써 효율성과 신뢰성이 증가된다. 그리고 층화변수가 미리 선택되기 때문에 데이터를 분석할 때, 공변수 선택에 대한 신뢰성을 제공하며, 교란성의 문제를 피할 수 있다. 한편 반대 측면에서는, 적은 표본수의 임상시험인 경우에는 블록의 수가 대상자의 수에 빠르게 접근하기 때문에 1개 내지 2개 이상의 공변수를 층화하는 것도 어렵게 된다. 대체적으로 각 층화에 선정된 대상자 수를 채우기 위해서 긴 모집기간 요구로 비용이 더 많이 들고, 더 복잡하며 무작위에 따른 오류를 개입시킬 기회가 더 많아진다. 어떤 층화는 임상시험 대상자를 기다리고 있는 반면에 다른 층화에서는 임상시험 참여자격이 되는 연구대상자를 되돌려보내야 하는 상황이 전개된다. 무작위 연구설계에서 공변수의 영향을 제어하고, 중요한 예후의 베이스라인 변수의 균형을 보장하기 위하여 층화하는 것은 무해하고 중요하다. 그러나 표본수에 비해 상대적으로 많은 층화를 사용한다면 블록 무작위 층화의 혜택을 상실하게 될 것이다. 또한 과다한 층화에 의하여 블록의 효과가 역으로 반생산적이 될 수도 있으며, 약물치료 집단에 걸쳐 대상자의 수에서 동일한 균형을 보장하지 못하기도 한다. 대부분의 임상시험 설계 전문가들은 다기관 임상시험에서 표본수가 아주 크지 않다면, 임상시험 참여 의료센터를 층화하고, 한 개의 예후요인 하나만을 층화할 것을 추천한다. 만일 관련된 예후요인이 많은 경우에 적합한 수의 층화를 만들기 위하여 여러 요인들의 선형결합(linear combination)과 같은 결합방법을 사용할 수 있다. 그러나 이런 결합은 여러 요인들을 사용할 수 있는 반면에, 요인들 간에 적절한 차별을 제공하지 못할 수가 있다.

사례 알츠하이머 치료제 시탈로프람 약물 임상시험 (Porsteinsson, 2014)

Porsteinsson (2014)은 치매(Alzheimer's disease) 치료에서의 시탈로프람(Citalopram) 약물의 효능을 측정하기 위하여 무작위 위약제어 이중눈가림 임상시험을 수행했다. 총 8개의 미국과 캐나다 의료센터에서 186명의 대상자를 의료센터로 층화하여 치료집단과 위약집단에 1:1 비율로 사회심리적 중재와 함께 시탈로프람(N=94) 또는 위약(N=92) 중에 하나에 무작위로 배정하였다. 이 연구에서는 사회심리적 중재 외에도 1차 치료로 매일 시탈로프람 20mg 복용이 치매 치료에 효과적인 것으로 나타났다.

사례 급성신장 위험에서의 아스피린과 클로니딘 임상시험 (Garg, 2014)

Garg (2014)은 클로니딘(clonidine)과 아스피린(aspirin)이 수술 전후의 급성신부전의 위험을 변화시키는지에 대한 연구를 하기 위해서 임상시험을 수행하였다. 이 임상시험은 22개 국가에서 88개 의료기관에서 심장 수술을 받지 않은 총 6,905명의 환자들이 참여한 2×2 요인설계이다. 이 임상시험은 의료기관 및 환자의 정기적 아스피린 장기복용 여부에 따라 대상자들은 1:1:1:1 비율로 다음의 4집단에 무작위 배정되었다.

(i) 클로니딘 및 아스피린 (n=1718)

(ii) 클로니딘 및 아스피린 위약 (n=1725)

(iii) 클로니딘 위약과 아스피린 (n= 1735)

(iv) 클로니딘 위약과 아스피린 위약 (n=1727).

사례 전립선암 환자의 요로증상 관리의 사과 주스와 크랜베리 주스 임상시험 (Campbell, 2003)

Campbell (2003)은 전립선암에 대한 방사선 치료 동안 요로증상의 관리로 사과 주스와 크랜베리 주스 칵테일의 연관성을 연구하는 임상시험을 수행하였다. 총 112명의 전립선암 환자는 이전 전립선의 요도절제술(TURP)의 여부(yes/no)와 전립선 증상 점수(IPSS) 정도(<6 혹은 ≥6)에 따라 4개의 집단으로 층화되고, 각 층화의 대상자들은 크랜베리 또는 사과 주스에 1:1 비율로 배정되었다(표 9.1).

[표 9.1] 사과 주스와 크랜베리 주스의 층화 무작위 배정

주스	TURP ------- IPSS	Yes		No		합계
		<6	≥6	<6	≥6	
사과 주스		6	7	17	27	57
크랜베리 주스		6	8	14	27	55
합계		12	15	31	54	112

9.5 적응적 무작위
Adaptive Randomization

　적절하게 균형된 임상시험 설계는 연구의 신뢰성, 부분집단 분석 및 중간분석의 정확성, 모형 설정오류(misspecification) 면에서 장점을 가지고 임상시험의 질을 높이기 때문에 표본수와 예후요인 측면에서 바람직하다. 이것은 곧 약물치료 집단 간의 균형이 무시된다면 통계적 효율성이 상실되며, 이런 효율성의 상실은 적은 표본수의 임상시험에서 더욱 심각하게 나타난다. 적응적 임상시험(Adaptive study design)은 연구가 진행되는 동안에 효능이 높은 약물치료에 더 많은 대상자를 배정함으로써 전체적으로 약물반응의 비율을 높이려는 목적으로 설계된 다이내믹 배정방법이다. 특히, 신약이 제어약물보다 기대 이상으로 월등히 우월할 경우 혹은 신약치료가 제어약물보다 훨씬 나쁠 경우에, 적응적 무작위(Adaptive randomizatio)는 다른 무작위 배정방법에 비해 적은 표본수, 적은 비반응자(치료실패) 수와 높은 반응비율(치료성공)을 동시에 성취할 수 있다. 그러므로 적응적 임상시험은 연구가 진행되는 동안에 표본수를 변경하고, 약물용량을 조절하고, 치료집단의 수를 변경함으로써 신약개발 시간을 줄일 수 있는 임상적, 경제적 장점을 가진 설계이다. 이런 이유로 최근에는 많은 임상연구자, 제약회사, 혹은 정부 규제기관들 사이에 관심이 점점 높아지고 있다.

　적응적 무작위 방법은 예견성과 균형 사이를 타협하려는 의도에서 이전 대상자에게 배정된 약물치료, 현재의 대상자와 이전 대상자에 대한 베이스라인 정보를 이용하여 균형 있도록 치료배정의 확률을 조정한다. 베이스라인 적응적 무작위화 방법은 치료집단들 간 대상자 수의 균형인가 혹은 선택된 베이스라인 공변수의 균형인가에 따라 두 가지 범주로 나눈다. 이러한 균형을 얻기 위하여 베이스라인 적응적 무작위화, 결과 적응적 무작위, 최소화 방법(minization), 포콕–사이먼 방법(Pocock and Simon's method), 젤렌 방법(Zelen's method) 등이 있다. 이 중에서 최소화(minimization) 방법은 다이내믹 배정방법 중에서 알고리즘으로서 주로 종양치료 연구자들이 사용하고 있다. 결정론적이며 비무작위의 알고리즘으로 가장 보편적으로 사용되고 있다. 일부 연구자들은 임상시험에서 '만일 무작위가 최적표준이라면, 최소화 방법은 최고의 최적표준'이라고 주장한다(Treasure, 1998). 그러나 이러한 적응적 무작위 방법을 사용한 임상시험의 결과에 대한 해석에 있어서 유용성과 타당성에 관한 논란의 여지는 있다. 또한 다이내믹 배정방법은 필수적이지 않고, 해롭기까지 하기 때문에, 이 방법을 사용하는 것에 비판적이어야 한다는 주장도 있다(Committee for Proprietary Medicinal Products, 2003; Senn, 2004). 다음 섹션에서는 베이스라인 적응적 무작위와 결과 적응적 무작위에 대해서 살펴본다.

9.5.1 베이스라인 공변수 적응적 무작위
(Baseline Covariate Adaptive Randomization)

1) 베이스라인 공변수 근거

베이스라인 공변수 적응적 무작위(Baseline Covariate Adaptive randomization)는 다른 일반 무작위 배정방법에 비해서 신약집단과 대조약물 집단 사이에 표본수의 균형뿐만 아니라, 중요한 베이스라인 공변수를 균형하기 위하여 이용되는 배정방법이다. 이 방법은 무작위로 배정될 새 대상자의 특정 베이스라인 공변수와 이미 배정된 다른 대상자들의 정보를 참작하여 집단배정 상황을 검토한 후에서야 등록할 대상자를 개별적으로 배정을 결정한다(Treasure, 1998; Scott, 2002; Fleiss, 2003). 적응적 무작위 방법의 가장 큰 단점은 치료배정의 예측 가능성, 즉 임상시험 진행 중인 대상자의 현재 치료집단 배정이 새 대상자의 약물집단 배정을 암시한다는 점이다. 여러 연구자들은 공변수 적응적 무작위 방법이 이미 배정되어 임상시험 중인 대상자들의 집단배정을 근거로 새 대상자의 치료집단이 배정되기 때문에 쉽게 예측될 수 있다는 점에서 무작위의 기본개념과는 상반된다고 주장한다(Fleiss, 2003; Blair, 2004). 대표적인 베이스라인 적응적 무작위 배정으로는 수행하기 간단한 편향동전 방법(Biased Coin Method)과 항아리 방법(Urn Method)이 있으며, 다소 복잡한 방법으로는 포콕-사이먼의 최소화(Pocock & Simon's method/Minimization) 방법이 있다.

2) 편향동전 방법(Biased Coin Method)

에프론(Efron, 1971)은 베이스라인 공변수 적응적 무작위 방법으로 편향동전 배정방법을 제안하였다. 이 방법은 임상시험 대상자 배정과정의 어떤 한 시점에서 두 집단 간의 표본수 차이에 따라서 새 대상자가 특정 집단에 배정되는 확률(편향동전)이 달라지게 된다.

임상시험에서 대상자를 두 치료집단(A, B)에 1:1의 비율로 무작위 배정한다고 하자. 대상자 모집과정의 어떤 한 시점 j에서 치료집단 A와 B 각각에 n_{Aj}와 n_{Bj}가 이미 배정되어 있고, 새로운 대상자를 배정하려는 순간이라 하자. 임상시험 연구자는 미리 두 치료집단에서 대상자 수의 '불균형'을 신호하는 대상자 수의 차이 값, 즉, '차이 한계치' D값을 정한다. 이 차이 값을 넘을 때, 새로운 대상자를 대상자 수가 적은 치료집단으로 배정되도록 하는 배정확률을 높이는 방법이다. 에프론은 아래의 확률로 새 대상자를 A 치료집단으로 무작위 배정했다.

$$p_A = \begin{cases} 1/2, & \text{if } |n_{Aj} - n_{Bj}| < D \\ 2/3, & \text{if } n_{Bj} - n_{Aj} \geq D \\ 1/3, & \text{if } n_{Aj} - n_{Bj} > D \end{cases}$$

에프론은 그의 논문에서 배정 확률값 p = 2/3 값을 제안하였지만, 다른 p값도 고려할 수 있다.

사례 | 심방 나트륨-이뇨-펩티드(hANP)의 치료 가능성 임상시험 (Kanzaki, 2012)

Kanzaki (2012)은 신장부종을 개선하고 유지하기 위하여 신증후군(Nephrotic syndrome)에 대한 기존 치료(furosemide and albumin)와 기존 치료 외에 심방 나트륨-이뇨-펩타이드(human atrial natriuretic peptide, hANP)의 병행치료의 효능을 비교하는 무작위, 대조, 오픈레벨 임상시험을 실시하였다. 이 연구에서는 총 12명의 대상자가 편향동전 방법으로 hANP 치료에 7명과 기존 치료에 5명으로 배정되었다. 기존 치료와 hANP의 병행치료가 루프 이뇨제의 복용량 감소에 유익하며, 혈청 크레아티닌 및 요산의 상승을 피할 수 있는 것으로 나타났다.

사례 | 조기 유방암의 신보조 및 보조 베바시주맙 효능 임상시험 (Bear, 2015)

Bear (2015)는 조기 유방암 환자의 치료에서 신보조와 보조 베바시주맙(bevacizumab)의 효능을 측정하는 임상시험을 수행하였다. 이 임상시험에서 대상자는 림프절 , 종양크기 , 호르몬 수용체 상태 및 연령의 특성을 균형 잡기 위하여 편향동전 절차로 무작위 배정되었다. 대상자들을 도세탁셀(docetaxel, T), 카페시타빈(capecitabine, X), 젬시타빈 (gemcitabine, G), 독소루비신(doxorubicin, A), 시클로 포스파미드(cyclophosphamide, C), 그리고 베바주맙(bevacizumab, Bev)의 치료순서에 따라 다음의 6개의 집단으로 배정하고 치료 반응을 비교하였다.

(1) T → AC

(2) T + Bev → AC + Bev

(3) TX → AC

(4) TX + Bev → AC + Bev

(5) TG → AC

(6) TG + Bev → AC + Bev

이 임상시험에서는 젬시타빈 또는 카페시타빈을 신보조제인 도세탁셀 및 독소루비신 과 시클로 포스파미드에 부가하는 것은 수술 가능한 유방암 환자에게 아무런 도움이 되지 않는 것으로 나타났다.

사례 제왕절개 후의 카베토신 임상시험 (Nguyen-Lu, 2015)

Nguyen-Lu (2015)는 제왕절개분만에 따르는 적절한 자궁강도(uterine tone)와 출산 후 출혈방지를 위해 카베토신(carbetocin)의 유효량(Effective Dose)을 측정하기 위해서 임상시 험을 수행하였다. 카베토신 용량을 결정하기 위한 이 임상시험에서 편향동전 업앤다운 설 계를 이용했다. 각 환자에 대한 카베토신의 용량은 이전 환자의 반응에 의해 결정되었다. 예를 들면, 이전 환자가 투여된 용량에 반응했다면, 현재 환자는 1/9의 확률로 다음의 더 낮은 용량과 8/9 확률의 동일용량으로 정하여 무작위 배정하였다. 총 41명의 환자 중에 40명이 카베토신을 투여받았다(표 9.2). 이 임상시험은 현재의 임상에서 사용되고 있는 100mg보다 높은 용량을 추천했다.

[표 9.2] 제왕절개 카베토신 임상시험에서 편향동전방법에서의 환자배정

용량	대상 수	치료 성공 대상자	성공률
10	0	0	
20	1	0	0
40	1	0	0
60	6	5	83.3
80	2	1	50
100	1	0	0
120	8	6	75.0
140	21	17	81.0

3) 항아리 방법(Urn Method)

웨이(Wei, 1977 & 1978)는 적응적 무작위 배정의 대안방법으로 항아리 설계법(Urn Method)을 제시하였다. 항아리 방법에서는 첫 대상자의 배정은 각 치료집단에 확률 p=0.50으로 시작하는 것으로 똑같은 수의 흰색 공과 빨간색 공을 담고 있는 항아리에서 공 하나를 무작위로 끄집어내는 것과 같다. 끄집어낸 공은(흰색이라 가정) 치료집단을 대표하는 색깔의 공에 따라 대상자가 배정되고, 그 공은 다시 항아리에 도로 넣는다. 그러고 나서, α 수의 흰색 공과 β 수의 빨간색 공을 더 넣음으로써 항아리 안의 공 색깔의 비중은 새롭게 재구성된다. 여기에서 매개변수 α와 β는 항아리 속의 공 색깔의 비율을 결정한다. 두 번째 대상자는 이 새롭게 재구성된 항아리에서 다시 무작위로 꺼낸 공 색깔에 따라 치료배정이 된다. 이와 같은 방법은 매번 새 대상자의 치료배정에 앞서 항아리 속 공 색깔의 수가 달라지고, 치료집단 배정의 확률도 변하게 된다.

두 치료집단 (A, B)를 1:1의 배정비율로 무작위를 수행한다고 가정하자. 각각의 치료집단에 α 수의 공으로 시작하면 아래와 같은 항아리가 된다.

$$\alpha = 2 \ \rightarrow \ \left| \begin{array}{cc} A & B \\ A & B \end{array} \right.$$

대상자 한 사람이 치료배정되려는 순간, 한 개의 공을 끄집어내고, 그 대상자를 공의

색깔에 따라 지정된 치료집단으로 배정된다. 그러고 나서 이 공은 다시 항아리에 넣고, β 수만큼 다른 색깔의 공이 항아리에 더해진다. $\beta = 1$이라 가정하자. 첫 번째 대상자에 "A"가 선택되었다면, 이 대상자는 치료 A에 배정되고, "B" 공 한 개가 항아리에 첨가된다. 그 다음 대상자의 치료집단 배정 직전의 항아리는 아래와 같고, 여기에서 끄집어낸 색깔에 따라 치료집단 배정이 결정된다.

$$
\begin{array}{cc}
 & B \\
A & B \\
A & B
\end{array}
$$

α, β에 따른 항아리 설계의 매개변수 집단이 있는데, 이것은 $U(\alpha, \beta)$로 언급되며, 위의 예는 $U(2,1)$이다.

사례 SANDS 임상시험 (Fleg, 2008)

SAND 임상시험은 심혈관질환이 없는 2형 당뇨병 환자의 LDL 콜레스테롤을 저하시키려고 스타틴(statin) 단독치료와 스타틴＋에제티미베(ezetimibe) 복합치료의 동맥내막두께(artery intimal medial thickness, CIMT) 효과를 비교하였다. 이 다기관 임상시험은 40세 이상의 미국 인디언 대상자 449명을 적극치료군(n=252) 혹은 표준치료군(n=247)으로 무작위 배정하고, 적극치료군은 다시 4개의 임상센터와 성별에 따라 층화하여 스타틴 단독치료와 스타틴＋에제티미브 복합치료로 항아리 방법을 사용하여 배정하였다. 아래의 [그림 9.1]은 SAND 임상시험의 플로차트이다.

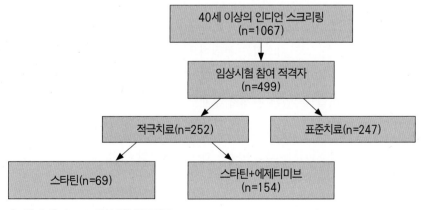

[그림 9.1] SAND 임상시험 플로차트

사례 알코올 해독 후 수면장애에 대한 트라조돈 효능 임상시험 (Friedmann, 2008)

Friedmann (2008)은 알코올 해독 후의 수면장애에 대한 트라조돈(Trazodone)의 안전성과 효능을 연구하기 위하여 이중눈가림, 위약 대조 임상시험을 수행하였다. 이 임상시험은 총 173명의 알코올 해독환자의 집단 간 성별, 우울증상 및 지난 한 달 내의 노숙 여부에 균형을 이루기 위하여 항아리 방법을 사용하여 트라조돈 약물치료(n=88) 혹은 위약(n=85)으로 무작위 배정을 했다. 이 임상시험에서는 트라조돈은 수면의 질에 있어서 단기간의 혜택은 보여주어 약물 기운이 떨어지는 기간 동안에 알코올 섭취의 증가는 막을 수 있으나, 약물 중단 시 음주량을 증가시킬 수 있다는 결론을 내렸다.

4) 최소화 방법(Minimization method)

포콕-사이먼의 최소화(Pocock & Simon's method/Minimization, 1975) 배정방법은 상대적으로 많은 예후변수들에 대한 집단 간의 균형을 위하여 모든 예후요인들을 통합하여 전체 균형점수를 산출하여 이용하는 방법이다. 최소화 방법은 현재 불균형의 추적을 유지하면서 층화 사이에 존재하는 불균형을 감소하기 위한 효율적인 치료집단 배정방법으로, 선정된 대상자의 예후요인뿐만 아니라 각 집단의 대상자 수에 대해서도 균형을 보장하려고 한다. 이런 점에서 최소화는 새 대상자의 치료집단 배정이 이미 임상시험에서 배정된 대상자의 특징에 의존하기 때문에 "다이내믹 배정(dynamic allocation)" 혹은 "공변수 적응적(covariate adaptive)" 방법으로 분류된다.

임상시험에서 최소화 방법의 사용은 예후변수가 각 치료집단 간에 균형된다는 것을 나타내는 데이터를 보여줌으로써 임상시험 결과에 대한 설득성 및 신뢰성 측면에서 혜택을 제공한다. 또한 최소화는 대상자 표본을 너무 많은 층화로 나누는 것의 결점을 상쇄하며 여러 예후변수의 중첩(interaction)을 제어할 수가 있다. 그러나 최소화 방법은 비무작위이므로 어떤 상황에서는 그다음 배정을 예견될 수 있다는 사실에 기인한 선택편향에 관한 우려가 있다. 또 다른 이슈로 최소화는 본질적으로 결정론적인 접근방식임에도, 데이터 분석에 이용된 모든 통계학적 테스트는 무작위 배정을 가정하고 있다. 또한 최소화 방법을 사용할 경우에 일어날 수 있는 잠재적 문제로는 적격한 대상자 모집에서의 어려움과 비용 증가라는 부가적, 구조적 복잡성이 있다. 최소화 방법은 심각한 베이스라인 불균형을 조율하고 중요한 예후요인을 보호한다는 점에서 중요한 여러 예후요인들을 균형 잡아야 하는 표본수 100~200명 정도의 임상시험에 적절하다.

사례 파라세타몰 과다복용에서의 아세틸시스테인 임상연구 (Bateman, 2014)

베이트맨(Bateman, 2014)은 급성 파라세타몰(paracetamol) 과다복용 환자에게 표준 아세틸시스테인(acetylcysteine)의 표준치료(20-25시간)와 단시간 치료(12시간)의 부작용을 비교하기 위하여 2×2 요인설계 임상시험을 수행하였다. 이 임상시험에서는 총 222명의 환자들을 예후요인들에 따라서 최소화 방법을 사용하여 무작위 배정하였다. 이 임상시험에서는 12시간의 수정 아세틸시스테인 요법이 구토를 덜 일으켰으며, 아나필락시스 반응을 감소시키는 것으로 나타났다.

사례 유방암 수술 후의 UFT와 CMF의 효능 임상시험(Watanabe, 2009)

와테나베(Watanabe, 2009)는 총 733명의 노드 음성, 고위험 유방암 환자의 수술 후 보조치료로 경구용 항암제 uracil-tegafur(UFT; n=367)와 cyclophosphamide-methotrexate-fluorouracil(CMF; n=366)의 약물효과를 비교하기 위하여 임상시험을 수행하였다. 이 임상시험은 대상자들을 6개의 예후요인(연령, 종양크기, 호르몬 수용 상태, 수술방법, 수술 후 방사선 치료 유무, 임상센터)을 기초로 최소화 방법을 사용하여 두 집단에 배정하여 집단 간의 무질병기간 및 전체생존기간(relapse-free survival & overall survival), 독성, 삶의 질을 비교하였다. 이 임상시험에서 UFT와 CMF는 무질병기간 및 전체생존기간에서 비슷하다고 밝혔다.

사례 HER2-양성 유방암 보조항암제 트라스투주맙 임상시험 (Smithet, 2007)

스미스(Smith, 2007)는 HER2-positive 유방암 다기관 임상시험에서 총 5,102명 대상자를 6개 요인(연령, 노드상태, 이전 보조 화학요법, 호르몬수용 상태, 내분비물 사용의지)을 기초로 최소화 방법을 사용하여 트라스투주맙(Trastuzumab)-1년 치료(n=1,703), 트라스투주맙-2년 치료(n=1,701), 그리고 관찰집단(n=1,698)으로 배정하고, 집단 간의 전체생존(overall survival)을 비교하였다. 이 임상시험에서는 트라스투주맙-1년 치료가 다른 치료집단과 비교하여 전체생존에서 유의한 차이를 보였다.

사례 흉막중피종 치료 키모테라피 임상시험 (Muers, 2008)

Muers (2008)는 악성흉막중피종(pleural mesothelioma) 환자의 활성증상 제어에 있어서 화학요법의 역할을 규정하기 위하여 화학요법의 유무에 따라 생존기간과 삶의 질이 향상되는지의 여부를 연구하는 임상시험을 수행하였다. 이 임상시험은 3치료집단으로 구성되었다.

(ⅰ) 스테로이드−진통제−기관지 확장제−완화 방사선 치료를 포함한 ASC 치료집단

(ⅱ) ASP＋미토마이신(mitomycin) $6mg/m^2$에 4 사이클−빈블라스틴 $6mg/m^2$−3주마다의 시스플라틴(cisplatin) $50mg/m^2$을 포함한 MVP 치료집단

(ⅲ) ASC＋12주간 동안 매주 비노렐빈(vinorelbine) $30mg/m^2$ 투여 치료집단

이 다국적 임상시험은 영국과 호주의 76개 임상센터로부터 모집한 409명의 환자를 환자의 기능상태, 조직학 및 의료센터에 따라 층화하고, 최소화 방법을 사용하여 3 약물치료 집단에 배정하였다. 이 임상시험에서는 악성흉막중피종 환자의 활성증상 제어를 위한 화학요법은 전체생존에서 유의한 혜택이 없는 것으로 나타났다.

5) 베이스라인 적응적 무작위화의 장단점

편향동전 방법과 항아리 방법은 약물치료 집단 간 대상자 수의 균형을 유지하면서 다음에 배정될 대상자의 치료배정에 대한 예측을 불가능하게 한다. 일반적으로 편향동전 방법과 항아리 방법은 치료집단의 불균형을 심각하게 하지는 않지만, 그래도 여전히 불균형하게 될 가능성이 있다. 편향동전 방법과 항아리 방법에서 배정확률을 결정하는 것은 두 약물치료 집단에서 대상자 수의 차이라기보다 대상자의 비율이다. 배정비율의 조정은 불균형의 크기에 따라 증가하고, 표본수가 증가함에 따라 감소하는 경향이 있으므로 임상시험 초기 단계에서 더욱 단호하게 제어해야 한다.

최소화 방법은 임상시험 연구가 시작되기 이전에 예후요인들에 관해 주의 깊게 고려해야 하기 때문에 여러 요인들이 결과변수에 영향을 주는 것으로 알려진 작은 규모의 임상시험에 이용하기에 좋다. 또한 최소화는 대상자 표본을 너무 많은 층화로 나누는 것의 결점을 상쇄하며 여러 예후변수의 중첩(interaction)을 제어할 수가 있다. 그러나 최소화 방법이 비무작위의 특성을 가지므로 어떤 상황에서는 그다음 배정을 예견될 수 있으므로 선택편향(selection bias)의 우려가 있다. 이러한 여러 가지 이유로 몇몇 연구자들은 경우에 따

라서 공변수의 조정이 임상시험 종료 후에 수행될 수도 있으므로 최소화 방법이 굳이 필요하지 않다고 주장하고 있다(Peto, 1976). 최소화 방법은 심각한 베이스라인 불균형을 조율하고 중요한 예후요인을 보호한다는 점에서 중요한 여러 예후요인들을 균형 잡아야 하는 임상시험에 유용하다.

9.5.2 반응/결과-적응적 무작위
(Response/Outcome Adaptive Randomization)

1) 반응/결과 근거

신약개발을 위한 임상시험 초기에는 신약의 효능에 관해서 알려진 것이 많지 않기 때문에 집단 간의 균형을 위하여 대상자를 무작위로 치료집단에 배정하는 것이 합리적이다. 하지만 임상시험이 진행되고, 약물효과에 있어서 집단 간 차이에 관한 정보가 축적된다면, 무작위 배정확률을 재조정하여 더 좋은 효능을 가진 치료집단에 더 많은 대상자를 배정하는 것이 바람직하다. 또한 충분한 증거가 얻어졌을 경우에는 임상시험 자체를 중단할 수도 있다. 결과-적응적 무작위 혹은 반응-적응적 무작위는 집단 간 대상자 배정을 균등한 비율로 시작하여, 더 높은 치료효과를 보이는 약물에 더 높은 비율로 대상자를 배정하도록 변경해가는 적응적 임상시험 설계이다. 임상시험에서 널리 이용되는 단순 무작위, 블록 무작위, 층화 무작위 등의 전형적인 방법인 균등 무작위는 모든 치료가 똑같이 효율적일 것이라는 균등원칙하에서 대상자를 각 집단에 동등하게 배정하여 약물효과를 비교한다. 물론 임상시험에 참여할 대상자들에게 더 매력있게 하기 위하여 대상자를 신약치료와 기존 치료에 2:1 비율로 무작위 배정할 수도 있다. 반면에 결과-적응적 무작위는 더 좋은 효능을 보인 치료집단에 더 많은 대상자를 배정하려는 목적에서, 현재 관찰된 대상자의 반응/결과를 근거로 다이내믹하게 대상자를 배정하는 것이다. 이런 결과-적응적 무작위화에서는 새 대상자가 특정한 약물치료를 받을 확률은 임상시험 연구기간 전반에 걸쳐 고정되지 않고, 새 대상자를 등록하는 그 시간까지 수집된 반응/결과 데이터를 근거로 하여 수시로 변한다. 축적된 결과 데이터에서 신약치료가 대조약물치료보다 더 좋다는 것을 암시하는 경우에, 대상자가 신약치료에 배정될 확률이 증가함으로써, 열등한 대조약물치료에 배정되는 대상자 수를 더 적게 한다는 것이 이 연구설계의 장점이다. 이 반응-적응적 무작위 방법으로는 더 높은 확률로 현재의 승자에 더 많은 대상자를 배정한다는 원칙을 가진 게임-승자(play-the-winner) 설계가 있다.

사례 **전이 연조직육종 환자의 젬시타빈과 도세탁셀의 결합치료 (Meki, 2007)**

메키(Meki)는 젬시타빈(gemcitabine)에 도세탁셀(docetaxel)을 추가하면 전이 연조직육종 (metastatic soft tissue sarcomas)을 가진 환자들의 임상적 결과가 개선하는지를 결정하기 위하여 젬시타빈 단일약과 젬시타빈/도세탁셀 복합제 효과를 비교하는 2상 임상시험을 하였다. 이 임상시험에서는 약물치료와 부분집단(subgroup)의 교호작용을 설명하면서 우월치료를 지지하는 결과-적응적 무작위 방법이 사용되었다. 총 122명의 대상자들이 조직과 이전의 골반 방사선 치료에 따라 층화하여 젬시타빈+도세탁셀 치료(n=73, 60%)와 젬시타빈 단독치료(n=49, 40%)에 배정되었다. 이 임상시험에서 젬시타빈+도세탁셀 치료는 젬시타빈 단독치료와 비교할 때 질병진행 및 전체생존에서 우월하였지만, 독성은 증가한 것으로 나타났다.

2) 게임-승자 규칙(An early design: Play-the-Winner Rule)

젤렌(Zelen, 1969)에 의해서 소개된 게임-승자 설계 방법은 다음과 같이 예를 들어서 설명할 수 있다. 가령, 임상시험에서 A와 B의 약물효능을 빨리 결정할 수 있는 이항적 결과를 가지고 두 약물을 비교하려 한다고 하자. 첫 번째 대상자가 A로 배정될 확률은 1/2이다. 이 대상자가 A로 배정되었다고 가정해보자. 만일 이 대상자가 A 치료로 성공적 결과를 가진다면, 그다음 대상자는 A 치료에 배정한다. 만일 이 첫 대상자가 A 치료로 실패한 결과를 가진다면, 그다음 대상자는 B 치료에 배정한다. 젤렌의 이 설계 방법은 연구자가 그다음 대상의 치료배정을 예측할 수 있음으로 대상자 선택과정에 편향을 초래한다. 또한 이 설계는 임상시험에서 대상자에게 주어진 치료가 "성공"인지 혹은 "실패"인지에 대한 결과가 빠르게 결정되어야 한다. 이런 한계점 때문에 초기의 게임-승자 규칙은 이후에 다음과 같이 수정되었다.

만일 새로운 대상자가 바로 직전 대상자의 반응을 관찰하기 전에 배정을 기다린다면, 마지막 성공에 상응하는 치료를 사용한다. 이런 게임 승자-규칙은 새 대상자의 치료집단 배정이 바로 직전 대상자의 치료결과에 따라 확정됨으로 결정론적이라고 할 수 있다.

바틀릿(Bartlett)은 신생아 호흡부전을 치료하는 체외막 산소(extracorporeal membrane oxygenation, ECMO)의 효과를 연구하는 임상시험에서 게임−승자 규칙을 사용하여 신생아를 ECMO와 기존의 호흡기 치료에 배정하였다. 이 방법으로 하나의 치료가 더 성공하면, 더 많은 신생아는 무작위로 그 치료에 배정했다. 임상시험에서 한 명의 신생아가 무작위로 기존의 치료에 배정되었지만 사망하였으며, 11명을 무작위로 ECMO 배정되어 모두 살았다(표 9.3).

[표 9.3] ECMO 임상시험에서 게임−승자 규칙 무작위 결과

신생아 수	치료배정	치료결과
1	ECMO	성공
2	기존 호흡기	실패
3	ECMO	성공
4	ECMO	성공
⋮	⋮	⋮
10	ECMO	성공

3) 무작위 게임−승자 규칙(Randomized Play-the-Winner Rule)

무작위 게임−승자 규칙은 웨이(Wei, 1988)에 의해 소개되었으며, 항아리 방법(urn method)으로 묘사된다. $\alpha = 2$라고 가정하여 다음과 같은 항아리 상태를 가진다고 가정하자.

$$\alpha = 2 \ \rightarrow \ \begin{array}{|ll|} \hline A & B \\ A & B \\ \hline \end{array}$$

대상자 한 사람이 배정될 순간에, 공 한 개를 끄집어내고, 그 대상자는 꺼내진 공의 색깔에 따라 치료집단에 배정된다. 그리고 나서 그 공은 항아리에 도로 넣는다. 만일 바로 직전의 대상자가 A 치료를 배정받고서 치료결과가 성공으로 나타났다면, β 수만큼의 A 색깔 공을 항아리에 더 넣는다. 만일 A 치료를 배정받고서 치료결과가 실패로 나타났다면, β 수만큼의 B 색깔 공을 더 넣는 방식이다.

예를 들어, $\beta = 1$이라고 가정하자. 첫 번째 대상자가 A에 배정되고 성공적 반응을 가

졌다고 가정하자. 이 대상자의 반응으로 항아리에 "A"공 하나를 더 넣으면, 항아리는 다음과 같이 상태가 된다.

```
A
A   B
A   B
```

이 항아리에서 무작위 추첨에 상응하는 확률을 가지고, 다음 대상자는 꺼내진 공의 색깔(치료배정)에 따라 배정된다. 이 규칙을 RPW(α, β)로 표기한다. 이러한 무작위 게임-승자 규칙의 임상시험은 새 대상자의 치료배정에 앞서서 이전 대상자들의 결과가 관찰되지 않아도 위의 절차는 계속될 수 있는 장점이 있다.

4) 반응/결과-적응적 무작위화의 장단점

무작위 게임-승자 규칙은 비효율적인 중재치료에 대상자의 수는 감소시키지만, 치료결과가 "성공" 혹은 "실패"로 빠르게 결정되어야 하고, 결과변수가 단일변수로 지정되지 않거나 혹은 여러 결과변수들에 관심을 가질 때는 적용할 수 없다. 특히 층화를 응용할 방법이 명확하지 않고, 무작위 규칙을 참작할 적절한 데이터 분석방법이 현재에는 없다. 적응적 설계의 또 다른 위험은 미국 FDA의 최근 가이드라인에 확실하게 적혀 있듯이, 보안성에 관련한 이슈이다(Korn, 2010). 이것은 임상시험이 진행되는 동안에 일어나는 여러 가지 변경은 DSMB의 범위를 넘어서 정보가 전달될 수 있고, 그 임상시험에 모집된 대상자의 유형에 많은 영향을 끼칠 수 있다. 중간분석 결과에 대한 모든 DSMB 보고는 임상시험에서 치료집단의 효능에 관한 정보를 전달하지만, 보통 이 정보는 제한된다. 예를 들면, 임상시험이 계속되어야 한다는 서술은 데이터가 연구계획서의 무용성과 우월성 중지경계 사이에 놓여 있다는 것만을 나타낸다. 또한 대상자를 치료집단에 배정할 확률이 알려지게 된다는 단점이 있다. 정보이탈의 가능성은 비눈가림 임상시험에서 더욱 심각하며, 이 정보이탈은 3상 임상시험의 신뢰성을 제한하지만 2상 임상시험에서는 별로 큰 염려는 아닐 수 있다. 임상시험의 연구대상 모집단의 이동은 다른 형태의 임상시험 설계에도 영향을 끼치지만, 적응적 설계는 더욱 민감하기 때문에 모집단 인구가 연구시간 동안에 극단적으로 변한다면, 적응적 설계는 적합하지 않다. 결론적으로 적응적 설계는 신약개발에서 임상시험 기간을 짧게 하고, 많은 연구질문을 다룰 수 있는 다기관 임상시험에 유용하게 사용될 잠재성을 가진다. 그러나 고정된 표본수와 바이오마커가 없다는 점에서는 유용성이 다소 제한되며, 또한 임상시험 설계를 세우고 수행하는 데 있어서 여러 다른 표준 임상시험 연구설계보다 더욱 복잡하다.

참고문헌

1. Altman DG, Bland J.M. Statistics notes: treatment allocation in controlled trials. Why randomise? *BMJ*, 1999, 318:1209.

2. Altman DG, Bland JM. Treatment allocation by minimisation. *Statistics Notes BMJ*, 2005, 330:84.3

3. Amadori D, Aglietta M, Alessi B, Gianni L,et al. Efficacy and safety of 12-weekly versus 4-weekly zoledronic acid for prolonged treatment of patients with bone metastases from breast cancer (ZOOM): a phase 3, open-label, randomised, non-inferiority trial. *Lancet Oncol*, 2013, 14:663-70.

4. Amberson JB, McMahon BT, Pinner MA. Clinical trial of sanocrysin in pulmonary tuberculosis. *Am Rev Tuberc*, 1931, 24:401-435.

5. Anton P. Porsteinsson AP, Drye LT, Pollock BG. Effect of Citalopram on Agitation in Alzheimer. *JAMA*, 2014, 311:682-691.

6. Bartlett RH, Roloff DW, Cornell RG, Andrews AF, Dillon PW, Zwischenberger JB. Extracorporeal circulation in neonatal respiratory failure: a prospective randomized study. *Pediatrics*, 1985, 76:479-487.

7. Bateman DM, Dear JW, Thanacoody NK, Thomas SH, el al. Reduction of adverse effects from intravenous acetylcysteine treatment for paracetamol poisoning: a randomised controlled trial. *Lancet*, 2014, 383: 697-704.

8. Bear HD, Tang G, Rastogi P, Geyer Jr, et al. Neoadjuvant plus adjuvant bevacizumab in early breast cancer (NSABP B-40 [NRG Oncology]): secondary outcomes of a phase 3, randomised controlled trial. *Lancet Oncol*, 2015, 6:1037-48.

9. Begg CB, Iglewicz B. A treatment allocation procedure for sequential clinical trials. *Biometrics*, 1980, 36:81-90.

10. Berry DA. Adaptive clinical trials: the promise and the caution. *J Clin Oncol*, 2010, 21:606-9.

11. Bhatt A. Evolution of Clinical Research: A History Before and Beyond James Lind. *Prospct Clin Res*, 2010, 1:6-10.

12. Bwakura-Dangarembizi M, Kendall L, Bakeera-Kitaka S, et al. A Randomized Trial of Prolonged Co-trimoxazole in HIV-Infected Children in Africa. *NEJM*, 2014, 370:41-53.

13. Campbell G, Pickles T, D'yachkova Y. A randomised trial of cranberry versus apple juice in the management of urinary symptoms during external beam radiation therapy for prostate cancer. *Clin Oncol*, 2003, 15:322-8.

14. Chow PK, Tai BC, Tan CK, Machin D, et al. High dose tamoxifen in the treatment of inoperable hepatocellular carcinoma: a multicenter randomized controlled trial. *Hepatology*, 2002, 36: 1221-1226.

15. Chow SC, Liu JP. *Design and Analysis of Clinical Trials: Concepts and Methodologies*. Wiley, 2004.

16. Concato J, Shah N, Horwitz RI. Randomized, controlled trials, observational studies, and the hierarchy of research designs. *NEJM*, 2000, 342:1887-92.

17. Csendes A, Burdiles P, Korn O, et al. Late results of a randomized clinical trial comparing total fundoplication versus calibration of the cardia with posterior gastropexy. *British Journal of Surgery*, 2000, 87:289-297.

18. Dabash R, Chelli H, Hajri S, Shochet T, Raghavan S, et al. A double-blind randomized controlled trial of mifepristone or placebo before buccal misoprostol for abortion at 14-21 weeks of pregnancy. *Int J Gynaecol Obstet*, 2015, 130:40-4.

19. D'Arcy HP. A change in scientific approach: from alternation to randomized allocation in clinical trials in the 1940s. *BMJ*, 1999, 319:572-73.

20. Day S. Commentarytreatment allocation by the method of minimization. *BMJ*, 1999, 319:947-948.

21. DiazGranados CA, Dunning AJ, Kimmel M, et al. Efficacy of High-Dose versus Standard-Dose Influenza Vaccine in Older Adults. *NEJM*, 2014, 371: 635-645.

22. Efron B. Forcing a sequential experiment to be balanced. *Biometrika*, 1971, 58:403-417.

23. European Medicines Agnecy. Guideline on Stability Testing of Existing Active Substances and Related Finished. Products. 2003. http://www.ema.europa.eu/docs/en_GB/document_library/Scientific_guideline/2009/09/WC500003466.pdf

24. Fisher RA. The arrangement of field experiments. *J Ministry Ag*, 1926, 33:503–513.

25. Fleg JL, Mete M, Howard BV, Umans JG, et al. effect of statins alone versus statins plus ezetimibe on carotid atherosclerosis in type 2 diabetes: the SANDS Trials. *J Am Coll Cardiol*, 2008, 52:2198–2205.

26. Fleiss JL, Levin B, Paik MC. *Statistical Methods for Rates and Proportions*. John Wiley & Sons, 2003.

27. Frane JW. A method of biased coin randomization, its implementation and its validation. *Drug Information Journal*, 1998. 32:423–432.

28. Friedmann PD, Rose JS, Swift R, Stout RL, et al. Trazodone for sleep disturbance after alcohol detoxification: a double–blind, placebo–controlled trial. *Alcohol Clin Exp Res*, 2008, 32:1652–60.

29. Garg AX, Kurz A, Sessler DI, Cuerden M, Robinson A, et al. Perioperative aspirin and clonidine and risk of acute kidney injury: a randomized clinical trial. *JAMA*, 2014, 312:2254–64.

30. Hallstrom A, Davis K. Imbalance in treatment assignments in stratified blocked randomization. *Control Clin Trials*, 1988, 9:375–82.

31. Hedden SL, Woolson RF, Malcolm RJ. Randomization in substance abuse clinical trials. *Subst Abuse Treat Prev Policy*, 2006, 1:6.

32. ISIS–3 Collaborative group. A randomised comparison of streptokinase vs. tissue plasinogen activator vs. anistraplase and of aspirin plus heparin vs. aspirin alone among 41299 cases of suspected acute myocardial infarction. *Lancet*, 1992, 339:753–770.

33. ISIS–4 Collaborative Group. ISIS–4: A randomized factorial trial assessing early oral captopril, oral mononitrate, and intravenous magnesium sulphate in 58050 subjects with suspected myocardial infarction. *Lancet*, 1995, 349:1413–1421.

34. Kang M, Ragan BG, Park JH. Issues in Outcomes Research: An Overview of Randomization Techniques for Clinical Trials. *J Athl Train*, 2008, 43:215-221.

35. Kanzaki M, Wada J, Kikumoto Y, Akagi S, et al. The therapeutic potential of synthetic human atrial natriuretic peptide in nephrotic syndrome: a randomized controlled trial. *Int J Nephrol Renovasc Dis*, 2012, 5:91-6.

36. Kernan WN, Viscoli CM, Makuch RW, Brass LM, Horwitz RI. Stratified Randomization for clinical trials. *J Clin Epi*, 1999, 52:19-26.

37. Korn EL, Freidlin B. Outcome-adaptive randomization: is it useful? *J Clin Oncol*, 2010, 21:100-20.

38. Lachin JM, Matts JP, Wei LJ. Randomization in clinical trials: conclusions and recommendations. *Control Clin Trials*, 1998, 9:365-374.

39. Lee JJ, Chen N, Yin G. Worth adapting? Revisiting the Usefulness of Outcome-Adaptive Randomization. *Clin Cancer Res*, 2012, 18:4498-507.

40. Lim HJ, *Designs and Applications of Clinical Trials*. Bullsbook Publisher Inc, Seoul, Korea. 2015.

41. Machin D, Fayers PM. *Randomized Clinical Trials: Design, Practice and Reporting*. Wiley, 2011.

42. Maki R, Wathen J, Patel S, Priebat D, Okuno S, et al. Randomized Phase II Study of Gemcitabine and Docetaxel Compared With Gemcitabine Alone in Patients With Metastatic Soft Tissue Sarcomas: Results of Sarcoma Alliance for Research Through Collaboration Study 002. *J clinical Oncology*, 2007, 25:2755-2763.

43. Mason BJ, Quello S, Goodell V, Farhad Shadan F. Gabapentin Treatment for Alcohol Dependence. *JAMA Intrn Med*, 2014, 174: 70-77.

44. McEntegart D. The pursuit of balance using stratified and dynamic randomization techniques: an overview. *Drug Information Journal*, 2003, 37:293-308.

45. Medical Research Council.Streptomcin treatment of pulmonary tuberculosis: a Medical Research Council investigation. *BMJ*, 1948, 2:769-782.

46. Muers MF, Stephens RJ, Fisher P, et al. Active symptom control with or without

chemotherapy in the treatment of patients with malignant pleural mesothelioma (MS01): a multicentre randomised trial. *Lancet*, 2008, 371:1685−94.

47. Nguyen−Lu N, Carvalho JC, Farine D, Seaward G, Ye XY, Balki M. Carbetocin at Cesarean delivery for labour arrest: a sequential allocation trial to determine the effective dose. *Can J Anaesth*, 2015, 62:866−74.

48. Ning J, Huang X. Response−adaptive randomization for clinical trials with adjustment for covariate imbalance. *Stat Med*, 2010, 29:1761−8.

49. Palomba S, Oppedisano R, Torella M, Falbo A, et al. A randomized controlled trial comparing three vaginal kits of single−incision mini−slings for stress urinary incontinence: surgical data. *Eur J Obstet Gynecol Reprod Biol*, 2012, 163:108−12.

50. Peto R, Pike MC, Armitage P, Breslow NE, Cox DR, et al. Design and analysis of randomized clinical trials requiring prolonged observation of each patient. I. Introduction and design. *Br J Cancer*, 1976, 34:585−612.

51. Pocock SJ, Simon R. Sequential treatment assignment with balancing for prognostic factors in the controlled clinical trial. *Biometrics*, 1975, 31:103−115.

52. Pond GR. Statistical issues in the use of dynamic allocation methods for balancing baseline covariates. *Br J Cancer*, 2011, 104:1711−1715.

53. Russell M, Fleg JL, Galloway WJ, Henderson JA, et al. Examination of lower targets for low−density lipoprotein cholesterol and blood pressure in diabetes − the Stop Atherosclerosis in Native Diabetics Study (SANDS). *Am Heart J*, 2006, 152:867−875

54. Schulz KF, Grimes DA. Allocation concealment in randomised trials: defending against deciphering. *Lancet*, 2002, 359:614−618.

55. Schulz KF, Grimes DA. Unequal group sizes in randomised trials: guarding against guessing. *Lancet*, 2002, 359:966−970.

56. Scott NW, McPherson GC, Ramsay CR, Campbell MK. The method of minimization for allocation to clinical trials: a review. *Controlled Clinical Trials*, 2002, 23:662−674.

57. Senn N, Rarau P, Stanisic DI, Robinson L, et al. Intermittent Preventive Treatment for Malaria in Papua New Guinean Infants Exposed to Plasmodium falciparum and P. vivax: A Randomized Controlled Trial. *PLoS Med*, 2012, 9: e1001195.

58. Senn S. Controversies concerning randomization and additivity in clinical trials. *Stat Med*, 2004, 23:3729−3753.

59. Simon SD. Is the randomized clinical trial the gold standard of research? *J Androl*, 2001, 22:938−943.

60. Smith I, Procter M, Gelber RD, Guillaume S, et al. 2−year follow−up of trastuzumab after adjuvant chemotherapy in HER2−positive breast cancer: a randomised controlled trial. *Lancet*, 2007, 369:29.

61. Taves DR. Minimization: a new method of assigning subjects to treatment and control groups. *Clin Pharmacol Therapeut*, 1974, 15:443−453.

62. Therneau TM. How many stratification factors are "too many" to use in a randomization plan? *Control Clin Trial*, 1993, 14:98−108.

63. Thompson WR. On the likelihood that one unknown probability exceeds another in view of the evidence of the two samples. *Biometrika*, 1933, 25:285−94.

64. Treasure T. Minimisation: the platinum standard for trials? *BMJ*, 1998, 317:362−363.

65. Tu D, Shalay K, Pater J. Adjustments of treatment effect for covariates in clinical trialsstatistical and regulatory issues. *Drug Inf J*, 2000, 34:511−523.

66. Watanabe T, Sano M, Takashima S, Kitaya T, el al. Oral uracil and tegafur compared with classic cyclophosphamide, methotrexate, fluorouracil as postoperative chemotherapy in patients with node−negative, high−risk breast cancer: National Surgical Adjuvant Study for Breast Cancer 01 Trial. *J Clin Oncol*, 2009, 27:1368−74.

67. Watson HR, Pearce AC. Treatment allocation in clinical trialsrandomisation and minimisation compared in three test cases. *Pharmaceutical Medicine*, 1990, 4:207−212.

68. Wei LJ. The Adaptive Biased Coin Design for Sequential Experiments. *The Annals of Statistics*, 1978, 6:92−100.

69. Xiao L, Lavori PW, Wilson SR, Ma J. Comparison of dynamic block randomization and minimization in randomized trials: a simulation study. *Clin Trials*, 2011, 8:59−69.

70. Zelen M. The randomization and stratification of patients to clinical trials. *J Chronic Dis*, 1974, 27:365−375.

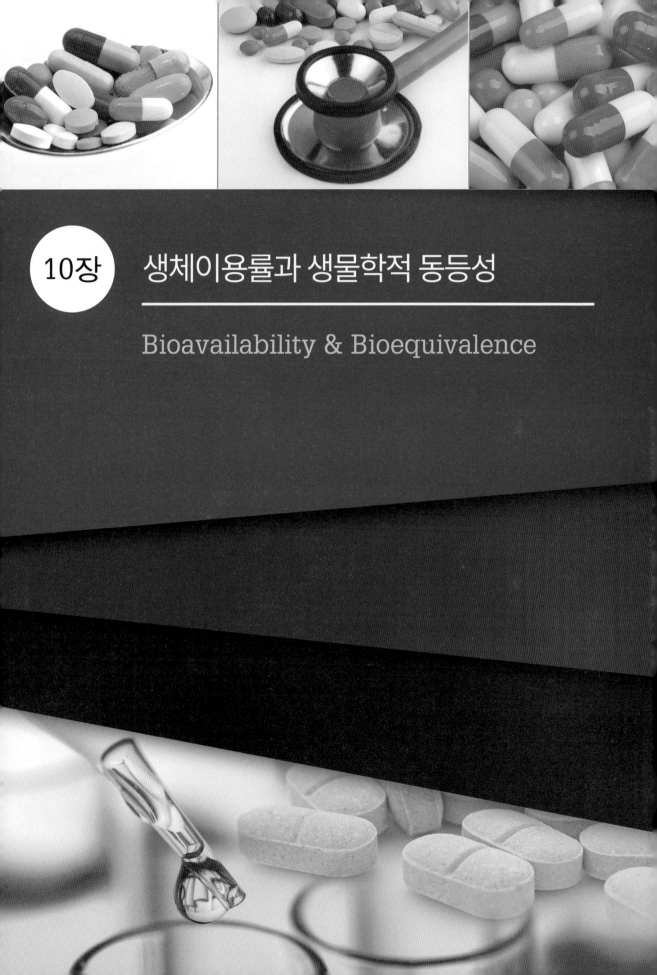

10장 생체이용률과 생물학적 동등성

Bioavailability & Bioequivalence

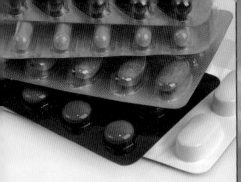
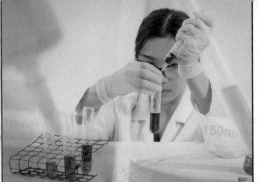
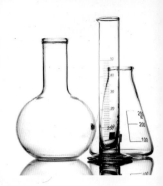

생체이용률(Bioavailability)이란 약물의 주성분 또는 그 활성대사체가 약물제제로부터 체내 순환혈중에 들어가는 속도와 양의 비율로서 약물의 활용성 정도를 의미한다. 생물학적 동등성(Bioequivalence)은 비슷한 전제조건 아래에서 같은 용량을 투여하였을 때 각 제제의 흡수량과 속도가 차이를 보이지 않는 경우를 말한다. 10장에서는 생체이용률 계산, 생물학적 동등성 평가, 그리고 비교동등성 등에 대하여 살펴본다.

10.1 개요

생체이용률(Bioavailability)이란 약물의 주성분 또는 그 활성대사체가 약물제제로부터 체내 순환혈중에 들어가는 속도와 양의 비율로서 약물의 체내 활용성 정도를 나타낸다. 즉, 약물제제가 생체질환의 작용부위(action site, 표적지)에 도달하여 치료적으로 유용하게 활동하는 약물작용의 정도를 측정한 것이다. 생물학적 동등성(Bioequivalence)은 비슷한 전제조건 아래에서 같은 용량을 투여하였을 때, 각 제제의 흡수량과 속도가 차이를 보이지 않는 경우를 말한다. 그러므로 생물학적 동등성 테스트는 제제학적으로 동등한 혹은 대체 가능한 제제가 생체이용률 측면에서 통계적으로 동등함을 입증하기 위하여 실시하는 테스트이다.

생물학적 동등성의 개념은 호주에서 1968년~1969년 동안 간질환자들에게서 발생한 페니토인(phenytoin)의 첨가제로 인한 중독사건과 항생물질인 클로람페니콜(chloramphenicol) 성분이 각종 식품 및 사료 제조에 첨가되어 유통된 사건을 계기로 논쟁의 이슈가 되기 시작했다. 이 사건으로 미국 FDA는 1970년부터 신약승인신청서에 생물학적 가용성의 증거자료를 요구하게 되었다. 나아가 1974년에 미국 기술평가국(US Office of Technology and Assessment)은 약물의 화학물질과 약물치료의 동등성 간의 연관성을 검토하기 위하여 의약물 동등성 연구패널을 구성하였다. 기술평가국 보고서의 추천을 기초로 FDA는 신약승인신청서에 생물학적 동등성 데이터를 제출하도록 하는 일련의 규제을 발표하였으며, 이 규제는 1977년 7월 1일부터 발효되어 현재 CFR21, 320편으로 편찬되었다. 이후 FDA는 1984년에 의약품 가격경쟁 및 특허기간 반환법령(Drug Price Competition and Patent Term Restoration Act)하에서 제네릭 약물을 승인하게 되었다. 해치-왁스먼 법령(The Hatch-Waxman Act, 1984)으로도 알려진 이 법령은 제네릭 의약품 허가와 이와 관련된 특허소송의 신속처리 및 간소화를 위하여 채택되었다. 이 법령이 제정되기 전에는 제네릭 의약품 회사는 새로운 브랜드 의약품을 위한 것과 같은 종류의 비용과 시간이 드는 임상시험을 수행해야만 했다. 그러나 이 법령으로 FDA는 제네릭 의약품에 대한 신속한 약식허가 절차를 도입하고, 브랜드네임 및 제네릭 의약품 회사에 대한 시장 및 특허 독점권을 부여하였다.

오리지널 화학합성 의약품(신약 혹은 혁신약물: original drug or innovator drug)을 본떠서

물질특허를 개량하거나 제형을 바꿔서 만든 의약품인 제네릭 의약품(혹은 카피약, 복제약)은 원료의약품 및 완제의약품의 규격과 생물학적 동등성 테스트 결과가 평가된 후에야 허가를 받을 수 있다. 점점 더 많은 제네릭 의약품이 출시됨에 따라 제네릭 의약품은 identity, 강도, 품질, 순도에 있어서 혁신 합성약물보다 효능이 덜할 수도 있다는 우려가 커지고 있다. 이런 우려를 논의하기 위하여 FDA는 1986년에 약물 고형경구투여형의 생물학적 동등성에 관한 청문회를 열었다. 이 청문회의 결과로 생물학적 동등성 대책위원회(Bioequivalence Task Force, BTF)가 구성되었으며, 당시 FDA가 채택하고 있는 약물 고형경구투여 제형들 간의 동등성을 평가하였다. 1998년 1월에 BTF 보고서의 권고를 근거로 하여 FDA 제네릭 약물 동등성 부서에서 생물학적 동등성 연구를 위한 통계적 절차에 대한 가이드라인을 발간했다. 이 가이드라인은 이후에도 계속해서 수정되고 보완되어 발간되고 있다.

제네릭 의약품의 승인에 있어서 가장 중요한 것은 혁신약물과 제네릭 의약품과의 약효와 품질에서의 동등성을 확보해야 한다는 것이다. 혁신신약의 경우에는 신물질의 탐색, 제형의 연구, 동물에서의 비임상시험, 사람을 대상으로 한 안전성, 유효성 확인을 위한 여러 단계의 임상시험을 거친다. 그러나 제네릭 의약품의 안전성과 효능은 혁신 신약과의 생물학적 동등성 시험에 따라 평가되고 있다. 생물학적 동등성 시험의 방법과 평가에 있어서의 가장 중요한 것은 혁신 신약과 제네릭 의약품의 생체이용률이 통계학적으로 동등하다는 것을 입증하는 시험이다. 즉, 건강한 사람을 대상으로 약을 투여한 후에 혈액 속에 있는 약물의 성분을 기기분석을 통해 혈중에 흡수되어 있는 약물성분의 양을 비교하는 것이다. 만일 생물학적 동등성이 인정된다면 제네릭 약물의 치료학적인 유효성 및 안전성이 혁신신약과 동등하다고 주장할 수 있으며, 이런 평가방법은 이미 국제적으로 합의가 되어 WHO(세계보건기구)에서도 인정하고 있다. 아래의 [그림 10.1]은 혁신신약과 제네릭 약물 승인에 있어서 정부 규제조건을 비교한 것이다.

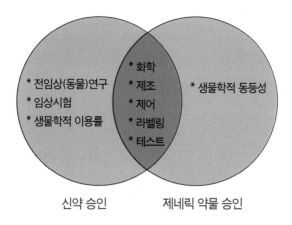

전임상(동물)연구 *
임상시험 *
생물학적 이용률 *

* 화학
* 제조
* 제어
* 라벨링
* 테스트

* 생물학적 동등성

신약 승인　　　제네릭 약물 승인

[그림 10.1] 신약과 제네릭 약물 승인에 있어서 정부 규제조건(Bask, 2007)

　　생물학적 동등성 시험은 제네릭 약물의 약효를 증명해내려는 목적 이외에도, 기존의
허가 의약품의 자체 품질관리를 위해서 다른 시판제제와의 생체이용률을 비교할 경우에
도 실시하게 된다. 이것은 주로 제약업체들이 제네릭 약물 판매허가를 받기 이전에 실시
하는 일종의 생체 내 실험이다. 제약업체는 이 실험을 통해 대조약(오리지널약)과 동일한
성분으로 만들어진 시험약(제네릭약)을 비교, 분석한다. 이미 승인된 의약품(대조약)과 제네
릭 시험약물이 제형이나 함량 또는 첨가제 면에서는 서로 다르더라도 유효성분, 투여경
로, 효능 및 효과, 용법이나 용량이 같은지를 평가하는 것이다. 제네릭 약물이나 바이오시
밀러 개발과 승인에서 필요한 대조약과의 비교동등성 평가를 위한 임상시험에는 약동학
시험, 약력학 시험, 유효성 시험이 있으며, 확증적 약동력학 시험 결과로 비교동등성을 입
증할 수 있다. 혈중에서 측정된 약물의 평가는 C_{max}(최고혈중농도), AUC(혈중농도-시간 곡선
하 면적), T_{max}(최고혈중농도 도달시간)을 중요한 평가항목으로 하고, 또한 시험관 내에서 약물
의 용출(disoolution) 양상물을 확인하는 비교용출시험(comparative in vitro dissolution rate test)
결과도 평가항목으로 이용하여 혁신약물과 제네릭 의약품의 동등성을 평가한다. 10장에
서는 언제 생체이용률 및 생물학적 동등성 연구가 필요한가에 대하여 살펴보고, 나아가
생체이용률(bioavailability), 생물학적 동등성(bioequivalence), 비교동등성(Comparative
bioequivalence) 등과 관련된 여러 요소들을 살펴본다. 또한 생물학적 동등성 연구의 결과
도출을 위한 데이터 분석에 쓰이는 방법을 제시한다.

10.2 언제 생체이용률 및 생물학적 동등성 연구가 필요한가?

생체이용률 및 생물학적 동등성 연구가 필요한 케이스는 신물질로 합성된 의약품의 경우와 이미 승인된 물질의 의약품 경우를 나누어서 생각할 수 있다.

10.2.1 신물질 의약품

신물질 의약품의 경우에는 의약품 개발의 초기 단계에서의 제형 선택에서 개발하고 자하는 제제의 약동학적인 성질을 포함해서 생체이용률을 테스트할 때이다. 이때 신물질 (신화학물질 혹은 생물질)을 포함하여 시판하려는 약제형의 용량은 임상시험에서 사용될 제형 용량에 비교하여 대조 생체이용률로 타당화되어야 한다.

10.2.2 이미 승인된 물질의 의약품

이미 시판된 기존 제형을 개선하여 개발하고자 하는 의약품 개발의 초기 단계에서도 제제의 약동학적인 성질을 테스트하여 기존약물과의 동등한 치료효과 혹은 대체 가능한 치료효과를 가진다는 것을 증명하는 생물학적 동등성을 보여야 한다.

다음은 생물학적 동등성 시험을 수행해야 하는 경우이다.

- 약물(질)이 별로 좋지 못한 물리화학적 특성을 소유한 경우(예를 들면 너무 쉬운 용해성)

- 약물질이 이미 문서화되어 있는 생체이용률 문제와 구조적으로 연관된 경우

- 동물 혹은 인간의 약물 흡수 데이터에서 제조상의 변동에 따라서 불완전 흡수성을 보이거나 혹은 아주 다양한 흡수성을 나타내는 경우

- 용량-반응 곡선이 가파르고, 치료 범위가 협소하거나 혹은 약동학적 프로파일(pharmacokinetic profile)이 비선형(nonlinear)인 경우

- 전신작용을 할 것으로 의도된 약물이 비경구 혹은 비주사형 경로로 투여되는 경우

- 제품설계에 있어서 체내방출(dissolusion)이 특수한 생물약제와 연관되는 경우

- 약물질이 생체이용률에 영향을 끼치는 상호작용(interaction)을 하는 배합물인 경우

위의 경우 중에서, 만일 생물학적 동등성 연구를 수행하기가 기술적으로 용이하지 않다면, 신약의 투여용량은 대조 임상시험의 결과를 기초로 추천되어야 한다.

아래 (a)~(f)와 같은 경우에는 생물학적 동등성 연구가 필요하지 않다.

(a) 만일
- 약동학적 프로파일이 선형이고,
- 약물질 구성이 동일하며,
- 활성성분과 첨가제의 비율이 동일하거나 혹은 저용량 의약품에서 첨가제들의 비율이 동일하며,
- 두 약물이 동일한 제약회사의 동일한 제조공장에서 제조되고,
- 오리지널 약물의 특정한 강점을 증명하는 생물학적 동등성 연구가 수행되었고,
- 두 의약품이 비교용출시험을 통해서 동일한 조건하의 유사한 용해 프로파일(dissolusion profile)을 보여주는 경우

이는 곧 신약의 장점을 나타내는 것이므로 생물학적 동등성 연구가 필요하지 않다.

또한,
(b) 만일
- 리포뮬레이션(reformulation, 재형성)이 생체이용률 측면에서 관련이 없는 것으로 간주되고,
- 오리지널과 리포뮬레이션의 두 약물이 동일한 제약회사의 동일한 제조공장에서 제조되고,

- 오리지널과 리포뮬레이션의 두 약물이 비교용출시험을 통해서 동일한 조건하의 유사한 용해 프로파일을 보여주는 경우

이것은 약물의 리포뮬레이션으로, 생물학적 동등성 연구가 필요하지 않다.

위의 (a)와 (b)의 경우에는 시험관에서의 용해와 체내의 생체이용률 사이에 인정할 만한 상관성이 나타날 것으로 예상된다.

(c) 생물학적 동등성에 무관한 제형(dose form):
약물이 정맥투여를 위해 만들어진 심플솔루션이든지, 흡입을 위한 가스 혹은 수증기로 변형한 약물.

(d) 기존 제품과 동일한 활성물질을 가지는 정맥외주사를 위한 신약물:
약물이 심플솔루션으로 정맥외주사용이며, 현재 승인된 의약품과 동일한 농도로 동일한 활성물질과 첨가제를 지니는 약물.

(e) 기존 제품과 동일한 활성물질을 지니는 심플 구강솔루션 제품:
현재 승인된 약품과 동일한 농도와 제형으로, 식도와 위의 흐름 및 활성물질 흡수에 있어서 심각한 영향을 주는 첨가제를 포함하지 않으면서도 동일한 활성물질을 지닌 심플솔루션의 액체구강 제형약물.

(f) 국소용 제품:
전신흡수하지 않고서 신체에 작용하는 약물.

10.3 생체이용률
Bioavailability

10.3.1 약동학적 변수

신약개발에서 일정량의 약물이 나타내는 생리학적 효과의 정도를 측정하는 것이 생체이용률(bioavailability) 혹은 생물학적 이용률이다. 동일한 약물이라도 결정형, 순도, 제제형태, 혹은 부형약제의 종류에 따라 흡수성, 삼투성 등과 같은 생리학적 효과가 다르다. 예를 들면, 항생물질인 클로람페니콜(chloramphenicol)과 옥시테트라사이클린(oxytetracy-cline) 제제는 결정형 차이 때문에 경구 시 혈중농도에서 차이가 나타난다. 최근에는 동일한 제제라 하더라도 복수상표 간의 생물학적 등가성을 중요시하고 있으므로, 생체이용률은 제제로부터의 약물흡수율의 지표로서뿐만 아니라 약효의 강도에 대한 지표로 이용되고 있다. 그러므로 약물작용과 투여량과의 사이에 명확한 상관관계가 있을 때, 생체이용률을 약물효과로 정할 수 있다. 생체이용률에 대한 문제는 1970년대에 디곡신(digoxin)의 혈중농도가 환자마다 다르게 나타나면서 처음으로 알려졌으며, 이것은 간기능, 위산, 소장에서의 박테리아 등 환자마다 소화관 내의 환경에서 차이, 곧 약물흡수의 차이가 기인한 것이다. 그러므로 체순환혈액 중에 들어간 활성약물과 활성대사물질의 농도가 작용부위에서의 농도의 지표인 생체이용률에 대한 척도가 된다.

약효 및 독성과 약물용량과의 관계는 용량-약물작용 곡선으로 나타내는 것과 같이, 약물의 흡수율은 혈중농도-시간 곡선으로 나타낼 수 있다. 혈중농도-시간 곡선은 약물의 성분이 릴리즈(release)되고 위장관(GI tract)에서의 흡수뿐만 아니라, 선침투성 물질대사(일차통과 대사, pre-systemic metabolism or first-pass metabolism), 분포, 그리고 배설을 반영한다. 약물의 경구투여 이외에 흔히 사용되는 방법으로 혈관, 근육, 피하 등의 투여 혹은 피부 및 점막을 통한 투여가 있다. 근육이나 피하주사의 약물흡수는 주로 그 부위의 혈류속도에 따라 달라진다. 근육 내로 투여하는 약물은 투여 후 침전이 형성된다든지 흡수가 지연되는 것을 막기 위해서는 반드시 수용성이어야 한다. 심박출량이 적거나 호흡기관 질환으로 인해 혈액순환이 저하되어 있는 환자의 경우에는 혈액공급이 불충분할 수 있다. 이때 약물이 효과를 나타내기 위해서는 투여된 곳에서 혈액순환으로 약물이 흡수되어 작용부위에 도달하여야 한다. 그러므로 생체이용률이란 한정된 시간 안에 혈액순환에 흡수되는 약물의 정도를 측정하는 것으로 약물의 혈중농도−시간 곡선하의 면적, 혹은 전신순환으로 흡수되는 속도에 의해서 측정된다. 특정한 몇몇 약물을 제외하고 약물이 정맥 내로 투여되는 경우에 생체이용률은 100%인 경우가 많은 반면에, 경구투여 시의 생체이용률은 다소 감소한다(Griffin, 2013). 왜냐하면 대부분의 구강투여 약물의 경우에 흡수된 약물은 위장관(Gastrointestinal tract)에서 분리되어 생체순환을 통해서 작용부위(site of action)에 도달하기 때문에 간이나 소화기관 등 여러 장기를 거치는 동안 소실되기 때문이다. 특정한 약물 혹은 제제의 약동학적인 성격을 나타내는 지표로는 체내흡수율과 흡수량 이외에 배설반감기, 배설율 및 대사율 등이 있다. 또한 약물의 뇨중 배설량이나 혈중 약물농도의 측정이 곤란한 제제 혹은 약물이 국소작용에 제한되어 흡수량 자체가 무의미한 제제일 경우에 혈압 변화, 맥박수 변화, 혈당치 변화, 체온 변화, 동공 크기 변화 등의 작용을 생체이용률 실험에 이용할 수 있다.

혈중농도 측정을 통한 시험에서 생체이용률(bioavailability)의 중요한 지표는 아래 [그림 10.2]에서와 같이 3개의 약동학적 변수를 이용하여 측정된다. 이 지표들은 제형성분의 약물이 일단 체내에 흡수되면 동일한 배설반감기 및 대사율을 나타낼 것으로 가정되기 때문에 흡수율 및 흡수량을 나타내는 지표인 AUC, C_{max} 및 T_{max} 등이 생체이용률의 정도를 나타내는 중요한 파라미터로 쓰인다.

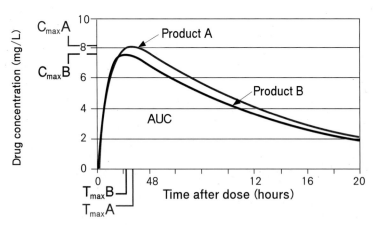

[그림 10.2] 혈중농도−시간 곡선하 면적(AUC), 최고혈중농도(C_{max}), 최고 혈중농도 도달시간(T_{max}). (Birkett, 2003)

10.3.2 생체이용률 계산

생체이용률은 투여약물량에 대한 체순환 혈액 중에 들어간 약물의 비율 및 체순환 혈류에 들어가는 약물의 속도이다. 전자를 생체이용률의 정도(extent of bioavailability, EBA), 후자를 생체이용률 속도(rate of bioavailability, RBA)라고 부르며, 이를 아래 (1)과 (2)와 같은 등식으로 나타낸다.

$$생체이용률의\ 정도(EBA) = \frac{(제제로부터\ 체순환\ 혈류에\ 흡수된\ 약물량)}{(투여\ 약물량)} \quad \cdots (1)$$

$$생체이용률\ 속도(RBA) = \frac{(정해진\ 시간\ 간격\ 내\ 제제로부터\ 체순환\ 혈류에\ 흡수된\ 약물량)}{(정해진\ 시간)} \quad \cdots (2)$$

생체에 흡수된 약물의 전량이 약물작용을 발휘하는 것은 아니다. 특히 소화관에서 흡수된 약물은 문맥을 통해 전량이 간을 통과한다. 약물대사를 받는 것은 이 초회통과에 의해 흡수량의 일부는 소실되고 순환혈중에 나타나는 약물량이 감소된다. 생체이용률을 계산하는 데는 크게 절대적 생체이용률(Absolute Bioavailability)과 상대적 생체이용률(Relative Bioavailability)이 있다.

1) 절대적 생체이용률(Absolute Bioavailability, AB)

절대적 생체이용률(absolute bioavailability)은 시험제제의 체내 미흡수율뿐만 아니라 간으로 초회통과에서의 소실까지 포함하여 약물이 정맥내투여(경구, 직장, 경피, 피하 투여 등)한 후, 체순환에 대해 활성인 약물의 비율로 구해진다. 약물의 절대적 생체이용률을 결정하기 위해서는, 정맥내투여(IV), 비정맥내투여의 단위 시간당 혈장 약물농도의 값이 필요하며, 이때 기준제제는 순환혈로의 이행률이 100%인 정맥주사제가 지정된다. 정맥주사제는 절대적 생체이용률은 100%가 되지만, 그 외 다른 방법을 통한 약물투여는 100% 미만이다. 절대적 생체이용률은 일정량의 약물을 비정맥내투여 했을 경우에 산출되는 농도 곡선 아래의 면적(AUC)을, 같은 양으로 정맥내 투여했을 경우에 산출되는 AUC로 나누어 구할 수 있다. 예를 들어, 경구투여되는 약물의 절대적 생체이용률(F_{abs})를 계산하는 경우,

그 등식은 다음과 같다.

$$\text{절대적 생체이용률 } F_{abs} = \frac{(\text{실험제제로부터 체순환 혈중으로 흡수된 양})}{(\text{정맥 약물량})} \times 100$$

$$= \frac{(\text{경구투여의 AUC})/(\text{경구투여량})}{(\text{정맥투여의 AUC})/(\text{정맥투여량})} \times 100$$

$$= \frac{(AUC)oral}{(AUC)I.V.} \times 100$$

만일 경구투여량과 정맥투여량이 다르다면, 다음의 등식을 이용할 수 있다.

$$\text{절대적 생체이용률 } F_{abs} = \frac{(AUC)oral \times (Dose)I.V.}{(AUC)I.V. \times (Dose)oral}$$

몇몇 약물의 경우에는 생체이용률을 뇨중배설 데이터에서 계산할 수 있다. 약물을 정맥투여한 후 투여량의 일정분율은 미변화체로 뇨중배설되고 나머지는 신장외(nonrenal)로 소실된다. 만일 뇨중배설 양이 너무 적어 무시할 수 있거나 혹은 정확하게 측정할 수 없는 경우에는 뇨중배설 데이터는 무용지물이 될 것이다. 반면에 뇨중배설 데이터를 평가하는 것이 생체이용률를 계산하는 데 선택적인 방법이 되는 약물도 있으며, 이뇨제인 티아지드(thiazide)류가 그 예이다. 대부분 약물의 경우 정맥투여량에 관계없이 투여량에 대한 뇨중배설되는 분율은 같다. 따라서 약물을 1회 경구투여 및 정맥투여 후에 미변화체로 뇨중배설되는 약물의 총량(X_u)을 비교함으로써 경구투여량에 대한 혈류에 이행되는 비율을 다음과 같이 계산할 수 있다.

$$\text{절대적 생체이용률 } F_{abs} = \frac{(\text{뇨중배설 속의 총 약물량})oral}{(\text{뇨중배설 속의 총 약물량})I.V.} = \frac{(X_u)oral}{(X_u)I.V.}$$

2) 상대적 생체이용률(Relative Bioavailability, RB)

동일한 경로로 순환혈중에 이행하는 약물제제량에 비교하여 위와 간에서의 일차 통과로 인한 소실을 소거한 후의 약물제제량의 비율이 상대적 생체이용률(relative bioavailability)

이며, 대조 생체이용률(comparative bioavailability)이라고도 불린다. 상대적 생체이용률은 다른 투여경로에 있어 그 흡수성의 차이를 평가하기 위해서 이용되는 것으로, 시험제형이 체내에 흡수되어 약물로서 그 기능을 얼마나 효율적으로 수행하는가를 측정하는 척도가 된다. 이때 기준제제는 일반적으로 수용액제가 되며, 오리지널 제제를 기준제제로 이용하는 경우가 많다. 약물의 상대적 생체이용률(Frel) 계산 등식은 다음과 같다.

$$\text{상대적 생체이용률 } F_{rel} = \frac{(\text{시험제제로부터 체순환 혈중으로 이행한 양})}{(\text{기준제제로부터 체순환 혈중으로 이행된 양})} \times 100$$

$$= \frac{(\text{시험약물의 AUC})/(\text{시험약물 투여량})}{(\text{기준약물의 AUC})/(\text{기준약물 투여량})} \times 100$$

$$= \frac{(\text{AUC})\text{시험제형}}{(\text{AUC})\text{기준제형}} \times 100$$

뇨중배설되는 약물의 총량(X_u)을 이용하여 상대적 생체이용률을 다음과 같이 계산할 수 있다.

$$\text{상대적 생체이용률 } F_{rel} = \frac{(\text{뇨중배설 속의 총 약물량})\text{시험제형}}{(\text{뇨중배설 속의 총 약물량})\text{기준제형}} \times 100$$

여기에서 만일 대조가 되는 투여경로가 정맥내투여이면, 상대적 생체이용률은 곧 절대 생물학적 생체이용률이 된다. 상대적 생체이용률은 특정한 약물의 흡수성을 대조약의 흡수성과 비교할 때에도 이용된다. 예를 들면, 후발의약품에 대해서는, 비교대상이 되는 선발의약품을 대조약으로 한 상대적 생체이용률이 생물학적 동등성을 평가하기 위해 이용된다.

〔예제〕 200mg의 시험 신약물 AUC는 14.1mg이고, 250mg의 기준약물 AUC는 12.4mg이다. 신약물의 상대 생체이용률은 얼마인가?

$$F_{rel} = \frac{200/14.1}{250/12.4} \times 100 = 70.35\%$$

〔예제〕 페니실린을 50mg 정맥투여 시, 그리고 100mg 경구투여 시의 AUC 값은 각각 70과 90이다.

   (a) 페니실린의 절대 생체이용률은 얼마인가?

$$F_{abs} = \frac{90/100}{70/50} \times 100 = 64.2\%$$

   (b) 100mg 용량의 현탁액(suspension) 페니실린의 AUC가 95인 알약의 상대 생체이용률은 얼마인가?

$$F_{rel} = \frac{90/100}{95/100} \times 100 = 94.7\%$$

〔예제〕 다음 표는 몸무게 평균이 50kg인 자원자들로부터 얻은 펜톡시피린(pentoxyifylline)의 4가지 제제에서 나온 것이다.

약 제품	용량(mg/kg)	AUC(mg. hr/lt)
정맥 수액	1.2	450
경구 수액	4.0	822
경구 캡슐	4.0	736
경구 S.R.알약	8.0	1040

   (a) 캡슐의 절대 생체이용률은 얼마인가?

위의 데이터로 부터,

약 제품	용량(mg/kg)	mg/50kg에서의 용량	AUC(mg. hr/lt)
정맥 수액	1.2	$D_{i.v.} = 1.2 \times 50 = 60$	$[AUC]_{i.v.} = 450$
경구 수액	4.0	$D_{sol} = 200$	$[AUC]_{sol} = 822$
경구 캡슐	4.0	$D_{cap} = 200$	$[AUC]_{cap} = 736$
경구 S.R.알약	8.0	$D_{SR} = 400$	$[AUC]_{SR} = 1040$

절대적 생체이용률은

$$F_{abs} = \frac{(AUC)cap \times (Dose)I.V.}{(Dose)I.V. \times (Dose)cap} = \frac{736 \times 60}{450 \times 200} = 49\%$$

(b) 경구 S.R. 알약의 절대 생체이용률은 얼마인가?

$$F_{abs} = \frac{(AUC)SR \times (Dose)I.V.}{(Dose)I.V. \times (Dose)SR} = \frac{1040 \times 60}{450 \times 400} = 34.6\%$$

(c) 경구 수액에 대한 캡슐의 상대 생체이용률은 얼마인가?

$$F_{rel} = \frac{(AUC)cap \times (Dose)sol}{(Dose)sol \times (Dose)cap} = \frac{736 \times 200}{822 \times 200} = 89.5\%$$

(d) 경구 수액에 대한 경구 S.R. 알약의 상대 생체이용률은 얼마인가?

$$F_{rel} = \frac{(AUC)SR \times (Dose)sol}{(Dose)sol \times (Dose)SR} = \frac{1024 \times 200}{822 \times 400} = 63.2\%$$

(e) 어느 고형제제가 더 나은 생체이용률을 보여주는가?

캡슐의 생체이용률(49%)이 경구 S.R.알약(34.6%)보다 더 높다.

10.4 생물학적 동등성
Bioequivalence, BE

생물학적 동등성(Bioequivalence)이란 비슷한 조건 아래에서 동일한 용량의 약물을 투여하였을 때, 각 제제의 흡수량과 흡수속도가 유의한 차이를 보이지 않는 경우를 말하는 것이다. 따라서 생물학적으로 동등하다는 것은 반드시 같은 정도의 약효를 나타낸다는 뜻은 아니지만, 그것의 전제조건이라 할 수 있다. 생물학적 동등성 시험은 '제제학적으로 동등한 두 제제 또는 제제학적으로 대체 가능한 제제가 생물학적 이용률에 있어서 통계학적으로 동등하다는 것을 입증하기 위해 실시하는 생체 내 실험'이다. 여기에서 '제제학적으로 동등하다'는 것은 이미 승인된 의약품과 유효성분, 투여경로, 효능, 용법 및 용량은 같지만, 제형이나 함량 또는 첨가제가 다른 제제로 제조된 경우를 의미한다. 그러므로 이런 생물학적 동등성 시험의 목적은 상호호환으로 사용하게 될 제제들이 서로 생물학적으로 동등하다는 것을 보여주기 위한 것이며, 주로 혈액검사를 통하여 혈중농도와 조직에 도달하는 정도를 비교하는 방식으로 진행된다. 제네릭 약물(카피약, 복제약) 개발에 있어서는, 혁신약물 개발에서와 똑같은 임상시험 절차를 반복하는 것이 필요하지 않고, 현실적이지도 못하기 때문에, 제네릭 약물의 임상적 효과 및 안전성의 대리표지자(surrogate indicator)로서 생물학적 동등성 시험을 수행한다. 만일 제네릭 약물과 혁신약물의 활성 구성요소의 혈중농도가 동일하다면, 표적지에 도달하는 약물의 농도가 동일하고 나아가 안전성과 효율성도 동일하다는 것을 인정한다. 그러므로 생물학적 동등성 시험은 주로 제약업체들이 제네릭 약물의 판매허가를 받기 이전에 실시하는 생체 내 실험으로, 이 실험을 통해 대조약(오리지널 혁신약물)과 동일한 성분으로 만들어진 시험약(제네릭 약물)을 비교, 분석한다. 생물학적 동등성 시험은 제네릭약의 약효를 증명해내려는 목적 외에도 기존 혁신약물 자체의 품질관리를 위하여 다른 제제와의 생체이용률을 비교할 경우에도 실시하게 된다.

다음은 혁신약물의 생물학적 동등성 시험이 수행되는 경우이다.

- 초기와 후발 임상시험 포뮬레이션(formulation)들 사이에, 혹은 신약개발을 위한 임상시험과 현재 시판되고 있는 약물에서 사용될 포뮬레이션들 사이에

- 혁신약물이 승인된 후에 포뮬레이션에서 변경이 있을 때(예를 들면, 비활성 첨가제에서의 변경)

대부분의 생물학적 동등성 시험은 시험약과 대조약을 비슷한 조건의 인체에 각각 투여한 후, 혈중의 약물농도를 일정한 시간(보통 12시간 혹은 24시간)에 걸쳐 측정하는 방식으로 진행된다.

10.5   생물학적 동등성의 약동학적 측정

생물학적 동등성은 일반적으로 제네릭 약물 대비 혁신약물의 상대적 생체이용률(relative bioavailability)을 근거로 해서 결정된다. 제네릭 약물 대 혁신약물에 대한 약동학적 변수의 대비가 1일 때 동등하다. 그러나 제네릭 약물과 혁신약물의 평균 혈중농도 사이에 실제적 차이는 5% 이상이지 않다는 것이 여러 연구에서 관찰되었다.

제네릭 약물을 승인받기 위해서는 먼저 생체이용률을 평가하고, 또한 생물학적 동등성을 보여주는 약리학적 연구, 약동학적 연구, 대조 임상시험, 동물연구 등이 필요하다. 그중 약리학이 가장 많이 수행되지만, 어떤 종류의 실험연구를 할지는 약물의 표적지와 두 약물(제네릭 약물, 혁신약물)이 의도하는 표적지에 전달될 약물용량을 비교하는 연구의 설계에 달려 있다. 대부분의 제네릭 약물은 보통 24~40명의 건강한 성인 지원자들에게 수행된 생물학적 동등성 약리학연구의 결과를 근거로 해서 승인 여부가 결정된다. 테스트약물(제네릭)과 혁신약물의 단일 복용량을 투여하고 약물의 혈장수치가 일정한 시간 동안에 반복적으로 측정된다. 약물의 혈장수치 측정시간은 약물의 지연방출 혹은 연장방출에 따라서 더 긴 시간이 필요할 수도 있지만, 12시간 이하인 경우가 많다. 생물학적 동등성 연구에서 약물의 흡수정도와 흡수속도는 일반적으로 AUC, C_{max}, T_{max}, 소실반감시간, 소실률 등과 같은 약동학적 파라미터로 특징지어진다. 약물의 흡수속도를 규정짓는 데 사용된 약리학적 변수는 최대약물농도로(C_{max})이고, 약물의 흡수정도를 규정짓는 데 사용된 약리학적 변수는 혈청농도-시간 곡선하의 넓이(AUC)이다. 이들 파라미터 중에서도 특히 AUC는 약물이 체내에 흡수되는 총량에 관한 정보를 제공하는 흡수정도의 주요 측정값으로 간주되고 있다. 이와 달리 비교 생물학적 동등성(comparative bioequivalence) 연구에서는 평균차이 혹은 평균비율과 같은 동등성 측정에 의해 평가된다. 생물학적 동등성을 측정하고 평가하는 것에 대한 국제적으로 합의된 기준이 있으며, 그중 미국 FDA가 제시한 가이드라인을 간략하게 살펴보기로 한다.

10.6 생물학적 동등성 평가의 FDA 가이드라인

평균 생체이용률을 사용하여 생물학적 동등성을 평가하는 결정규칙으로 75/75 규칙, 80/20 규칙, ±20 규칙, 그리고 80/125 규칙이 있다.

75/75 규칙

75/75 규칙은 만일 대상자 개개인의 제네릭 약물 대비 혁신약물의 AUC 혹은 C_{max} 값의 75%가 0.75보다 크거나 같다면 생물학적 동등성을 주장할 수 있다는 것이다. 이 75/75 규칙은 감소된 혈청농도와 연관된 효율성의 부족을 방지할 수 있는 반면에, 신제형의 농도증가로 생길 수 있는 부작용을 보호하지는 않는다. 그러나 75/75 규칙은 대상자 내의 변량 크기에 많이 좌우된다는 것이 시뮬레이션 연구로 밝혀졌다(Haynes, 1981). 또한 크로스-오버 임상설계에서와 같이 각 대상자가 두 약물을 두 기간(period)에 걸쳐 바꾸어 가며 투여받는 실험에서는 대상자의 약물반응 비율이 기간효과(period effect) 혹은 이월효과와 같은 작용이 있을 수 있다. 이와 같이 여러 약물질이 사용되는 경우에 생물학적 동등성을 결정하기 위하여 75/75 규칙을 적용하는 것은 부적절한 것으로 알려진 후 승인 및 규제관행에서 더 이상 사용되지 않고 있다.

80/20 규칙

생물학적 동등성을 평가하는 또 다른 방법은 80/20 규칙이다. 이 규칙은 먼저 간단하게 제형이 다른지를 검토하고, 만일 제네릭 약물 평균과 혁신약물 평균과의 차이가 통계학적으로 유의하지 않다면, 그리고 혁신약물 평균과의 20% 차이의 발견에 대해서 적어도 80%의 검증력을 가지고 있다면 생물학적으로 동등하다고 결론 내린다. 그러나 생물학적 동등성 대책위원회(Bioequivalence Task Force, BTF)는 75/75 규칙이나 80/20 규칙을 권유하지 않는다.

±20 규칙

±20 규칙은 제네릭 약물의 평균 생체이용률이 혁신약물의 평균 생체이용률의 ±20% 내에 있다면 두 약물은 생물학적 동등성을 가진다는 것이다. 그러므로 ±20 규칙은 두 약물의 생물학적 동등성을 결정하기 위하여 AUC와 C_{max} 값에서 20% 이상의 차이보다 더 커서는 안 된다는 것이다. 이 20% 기준은 두 약물의 차이가 20%보다 더 작을 때만이 임상적으로 유의하지 않다는 국제적 합의에 근거한 것이다(Cartwright, 1991). 제네릭 약물에 대한 AUC와 C_{max}가 혁신약물의 AUC와 C_{max}와 비교하여 값의 차이가 20% 이상인지 혹은 20% 이하인지에 따라서 두 약물의 생물학적 동등성이 결정된다.

80/125 규칙

80/125 규칙에서 생물학적 동등성은 두 약물의 약동학적 변수들의 절댓값 차이를 사용하는 것이 아니라 비율에 근거하여 결정된다. 생물학적 동등성은 약동학적 변수인 AUC와 C_{max} 각각에서 제네릭약 대 혁신신약의 비율이 8:10 이상 다르지 않다는 비율비교를 근거로 하여 90%의 신뢰구간의 범위를 정한다.

- 8/10 = 0.80은 신뢰구간의 하한값

- 10/8 = 1.25는 신뢰구간의 상한값

제네릭약과 혁신신약의 약동학적 변수 AUC와 C_{max}의 비율에 대한 90% 신뢰구간이 (0.80-1.25)의 범위 내에 포함된다면 두 약물의 생물학적 동등성을 주장할 수 있다. 이론적으로 생물학적 동등성은 동등성 값 '1'인 비율에 근거하며, 실제로 제네릭 약물은 혁신약물에 대비해서 평균값의 비율이 동등성을 입증하는 '1'에 가까워야 한다. 만일 관찰된 비율이 0.8이나 혹은 1.25에 더 가깝다면, 실험데이터는 생물학적 동등성을 입증하는 데 필수적인 비율의 90% 신뢰구간인 (0.80-1.25)의 범위 내에 포함할 확률이 적거나 거의 없다.

생물학적 동등성의 조건을 만족시킨 제네릭 약물은 동일한 환자에게 혁신신약을 대체해서 사용할 때 혁신약물과 유사한 임상적 치료효과를 낼 것으로 추정할 수 있다. 그러므로 두 약물 간의 동등성은 흡수의 정도(AUC 비율)와 흡수속도(C_{max}와 T_{max} 비율)에 대한 조건 모두에 만족해야 하며, 또한 혁신약물과 제네릭 약물의 최대 혈중농도까지의 시간(T_{max}) 또한 비슷해야 한다. 이 외에도 규제 당국은 혁신약물과 제네릭 약물에 대한 환자 간의 차이를 검토하고, 만일 환자 간의 차이가 눈에 띄게 크다면 그 이유에 대해서 질문하게 된다. 현재 미국 FDA는 평균 생체이용률의 생물학 동등성 평가기준으로 ±20 규칙과 80/125 규칙을 사용하고 있다. 아래의 [그림 10.3]은 생물학적 동등성을 평가하는 기준으로 제네릭 약물 대비 혁신약물의 약동학적 변수의 비율과 90% 신뢰구간을 나타낸 것이다.

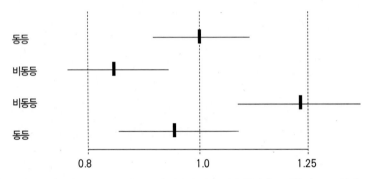

[그림 10.3] 약동학적 변수의 AUC, C_{max}와 T_{max}의 제네릭 약물 대비 혁신약물 비율의 90% 신뢰구간을 이용한 생물학적 동등성 기준

〔예제〕 혁신약물(A)과 제네릭 약물(B)의 약물농도-시간 곡선과 관련한 변수의 값은 다음과 같다.

　혁신약물 A:
$$AUC = 124.9mg.h/L, \quad C_{max} = 8.1mg.h/L, \quad T_{max} = 2.6h$$

　제네릭 약물 B:
$$AUC = 112.4mg.h/L, \quad C_{max} = 7.6mg.h/L, \quad T_{max} = 2.1h$$

이 예제에서 제네릭 약물 대 혁신약물의 AUC의 비는 112.4/124.9 = 0.90, 상대 생체이용률은 90%이다. 또한 제네릭 약물 대 혁신약물의 C_{max}의 비는 7.6/8.1 = 0.94이며, 제네릭 약물 대 혁신약물의 T_{max}의 비는 2.1/2.6 = 0.81이다. 생물학적 동등성으로 평가되기 위해서는 제네릭 약물과 혁신약물의 약동학적 변수의 AUC, C_{max}와 T_{max} 비율이 90% 신뢰구간인 (0.8-1.25) 범위 안에 들어가야 한다. 이 예제에서의 제네릭 약물(B)과 혁신약물(A)은 80/125 규칙에 따라 생물학적 동등성으로 인정된다.

미국 FDA는 혁신브랜드약의 제네릭약은 생체이용률과 생물학적 동등성 등의 조건에 적격하다면 안전성과 효율성에 대한 임상시험 연구 없이도 제네릭 약물을 허용하고 있다. 그 적격 조건은 다음과 같다.

(a) 동일한 활성성분 함유

(b) 강도, 제형, 그리고 투여방식에서 동일

(c) 생물학적으로 동등

(d) 동일한 임상적 사용표시

(e) 정체성, 강도, 순도, 품질 등에서 동일한 조건에 부합

(f) GMP기준에 따라 제조

제네릭 의약품의 생물학적 동등성을 평가하는 시스템은 제네릭 의약품이 브랜드(혁신) 의약품과 상당히 파생되지 않았음을 확인하려는 것이다. 많은 제네릭 약물 제조업체들은 하나의 브랜드 약물에 대한 여러 다른 제네릭약 제품을 개발하기도 한다. 이때 각각의 제네릭약의 동등성은 브랜드 약물과 평가되지만, 제네릭 약물들끼리 직접적으로 서로 비교하지는 않는다. 미국 FDA에 있는 제네릭 약물 업무부는 1985년과 1986년(224개), 그리고 1997년(127개)에 신청하여 승인된 제네릭약의 브랜드약과의 생물학적 동등성을 수량화하는 서베이를 두 차례나 수행했다. 이 두 차례의 서베이 조사에서 브랜드 약물과 제네릭의 약물 간의 차이는 각각 3%와 4%의 범위 내에 있음을 보여주었다(FDA, 2009).

10.7.1 대체약과의 동등성

생물학적 동등성 연구는 임상적 안전성과 효율성 연구 대신에, 기존약물의 대체약 (alternative drug)을 개발하여 승인을 얻기 위해서도 사용된다. 또한 생물학적 동등성 연구는 단순히 대체약이 동일한 양의 활성성분을 전달한다는 것을 설명하기 위한 목적에서도 수행하기도 한다. 그러나 약물표시에 명시된 조건을 가진 환자에게 투여될 때, 만일 그 대체약물이 기존약물과 동일한 임상적 효과 혹은 안전성 프로파일을 가질 것으로 기대할 수 없다면, 대체약은 승인되기 이전에 부가적 안전성 및 효율성 연구가 필요하다. 질병치료에서 안전성 및 효율성이 동등한 약물만이 혁신약물에 대체될 수 있으며, 이런 경우에 생물학적 동등성 연구는 일반적인 제네릭 약물과 혁신약물과의 동동성 입증과는 조금 다른 비교동등성(comparative bioequivalence or comparability) 연구를 수행해야 한다. 여기에서 '비교동등성' 연구는 대조약과 동등한 약물 사이에 임상적, 비임상적 평가변수에 있어서 유의한 차이가 없음을 보여주려는 연구이다. 또한 두 약물 사에에 효율성은 비슷하면서도 개선된 투여방법, 저렴한 약가, 개량된(대체) 약물이 동등한지를 결정하기 위하여 과학적으로 비교, 평가하고 확인하는 것이다. 비교동등성 연구에서는 품질, 비임상시험 및 임상시험의 동등성 평가 전반에 걸쳐 동일한 대조약이 사용되어야 하며 동등의약물과 제형, 용법 및 용량이 동일한 제품이 사용되어야 한다. 이때 대조약은 충분한 사용경험으로 안전성과 유효성에 대한 자료가 축적되어 있는 신약 또는 신약에 준하는 약물로 이미 허가받은 의약물이다.

대조약 선택에 있어서 주의해야 할 점이 있다. 대조약이 위약과 비교해서 일관성 있게 우월하다는 확실한 증거로 입증되어야 한다(Blackwelder, 2004). 또한 여러 약물 중의 하나를 대조약으로 선택하는 데 있어서는 불공평하게 특정약을 선호하여 대조약으로 선정해서는 안 된다(Hwang, 1999). 선택된 대조약은 다른 기존약물과 비교해서 약물효과 측면에서 우열이 알려지지 않아야 한다(Djulbegovic, 2001). 그러나 현실적으로 표준약이 거의 존재하지 않거나, 표준약을 구할 수 없는 환경에서 수행하는 연구에서는 이와 같은 기준을 맞추기가 어렵다. 예를 들면, 외딴 시골지역에서는 표준약으로 사용할 수 있는 약이 아예 없는 경우도 있을 수 있기 때문이다.

사례 위염 치료제 스티렌(Stillen)의 비열등성 임상시험 (Lee, 2014)

Lee (2014)는 급성 또는 만성 위염 환자를 위한 위염 치료제 스티렌(Stillen; 동아제약)이 활성제어약물로 미소프로스톨(Misoprostol; 싸이토텍, 화이자)과의 위염예방 효능비교에서 열등하지 않음을 연구하기 위하여 비열등성 임상시험을 수행했다. 대상자들은 스티렌($n=236$) 혹은 미소프로스톨($n=242$)에 무작위로 배정되고 1일 3회, 총 4주 동안 투약하였다. 이 임상시험에서 효율성 면에 있어서 스티렌은 시판 경쟁 제품인 화이자 싸이토텍보다 열등하지 않다는 결론이 나왔으며, 십이지장 유효율 및 궤양 발생률에 있어서는 두 약물 사이에 별다른 차이가 없었다. 안전성 면에서는 자각증상 등 이상반응이 싸이토텍보다 낮았으나 유의한 차이는 아니었다.

10.7.2 비열등성과 동등성(Non-inferiority and Equivalence)

대부분의 신약개발 연구들에서 사용되고 있는 표준 접근방법인 무작위 임상시험은 새로운 약물이 기존약물이나 위약보다 우월하다는 것을 보여주는 임상시험으로서, 약물 효과가 임상적, 통계적으로 서로 차이가 있는지를 결정하고, 만일 다르다면 어떤 방향(긍정적 혹은 부정적)으로 다른지에 대한 유의성을 테스트하게 된다. 이와 달리 비열등성 및 동등성 임상시험(Non-inferiority and Equivalence Study)은 두 약물의 효능이 임상적, 통계학적으로 서로 다르지 않음을 평가하는 연구로서, 새로운 약물이 기존약물에 비하여 우월하는 것을 보여주려는 것이 아니라, 서로 동등하거나 열등하지 않음을 테스트하기 위하여 설계되고 수행된다. 예를 들면, 훌륭한 약물이나 개선된 약물 전달모드를 개발한 경우에, 그 약물이 다른 승인된 기존약물만큼의 효능이 있으면서도 저비용, 안전성, 간편성 측면에서 보면 비열등하다든지 혹은 동등하다는 것을 보여줄 연구가 필요하다. 이와 같은 비열등성 임상시험의 설계와 이슈에 관한 논문인 던넷과 겐트의 논문(Dunnett & Gent, 1977)을 시작으로 1970년대 후반부터 활발하게 연구되고 발표되어 왔다. 주로 여러 질병을 치료하는 복제약과 브랜드명이 알려진 약물과의 임상적 동등성을 보여주기 위하여 사용되어, 동등성 혹은 비열등성 연구를 통해서 만일 동등성이 설명된다면, 약물효능의 동등성이 간접적으로 입증되는 셈이다(Garrett, 2003).

'비열등성' 혹은 '동등성'은 연구의 주요 목적이 새로운 약물이 기존약물만큼 효율적이라는 것을 보여주기 위하여 종종 교체해서 사용되지만, 실제로 이 두 용어 사이에는 중요한 구분이 있다. 임상시험 설계에 관한 혼동의 일부는 애매한 용어 사용에서 나온다. 비열등성 임상시험 설계는 주로 단측 테스트(one-sided test)를 새로운 약물이 기존의 표준약물보다 더 나쁘지 않은지를 결정하기 위하여 사용된다. 반면에 양측 테스트를 활용하는 동등성 임상시험 설계는 유사한 연구질문을 두지만, 새로운 약물이 기존의 표준약물보다 더 좋은 것이 아닐 가능성을 허용한다는 점이다. 국제조화학회(International Conference on Harmonisation, ICH, 1998)에서는 동등성 연구를 두 약물이 어떤 방향(양방적: 부정적이든 긍정적이든)이든, 미리 선정된 중요치 않은 혹은 근소한 양보다는 크지 않다는 것을 보여주기 위하여 설계된 연구라고 정의한다. 반면에 비열등성 연구는 신약물의 효능이 표준약물의 효능으로부터 특정량보다 적지 않다는 것(일방향)을 보여주기 위하여 설계된 연구라고 정의한다. 아래 [표 10.1]은 신약과 표준약물의 효율성 비교 연구 형태에 연관된 가설을 요약한 표이다.

[표 10.1] 신약와 표준약물의 효율성 비교 연구 형태에 연관된 가설

연구 형태	귀무가설	연구가설
전형적 대조(우월성)	약물집단 간에 차이가 없다	약물집단 간에 차이가 있다
동등성	신약과 기존약물은 동등하지 않다	신약은 기존약물과 동등하다
비열등성	신약은 기존약물에 비해 열등하다	신약은 기존 치료에 비해 열등하지 않다

참고문헌

1. Birkett DJ. Generics − equal or not? *Australian Prescriber*, 2003:85−87.

2. Blackwelder WC. Current issues in clinical equivalence trials. *Journal of Dental Research*, 2004, 83:113−115.

3. Buccisano F, Maurillo L, Piciocchi A, Del Principe M, et al. Age−Stratified Analysis of The Prognostic Role Of Minimal Residual Disease Detection By Flow Cytometry, In Adult Patients With Acute Myeloid Leukemia. *Blood*, 2013, 122:2649.

4. Cartwright AC. International Harmonization and Consensus DIA Meeting on bioavailability testing requirements and standards. *Drug Inform*, 1991, 25:471−482.

5. Chow SC. Bioavailability and bioequivalence in drug development. *Computational Statistics*, 2014, 6:304−312.

6. Christensen E. Methodology of superiority vs. equivalence trials and non− inferiority trials. *Journal of Hepatology*, 2007, 46:947−954.

7. D'Agostino RB, Massaro JM, Sullivan LM. Non−inferiority trials: Design concepts and issues−the encounters of academic consultants in statistics. *Stat Med*, 2003, 22:169−86.

8. Djulbegovic B, Clarke M. Scientific and ethical issues in equivalence trials. *JAMA*, 2001, 285:1206−1208.

9. Dobbins TW, Thiyagarajan B. A retrospective assessment of the 75/75 rule in bioequivalence. *Stat Med*, 1992, 11:1333−42.

10. Dunnett CW, Gent M. Significance testing to establish equivalence between treatments with special reference to data in the form of 2×2 tables. *Biometrics*, 1977, 33:593−602.

11. Durrleman S, Simon R. Planning and monitoring of equivalence studies. *Biometrics*, 1990, 46:329−336.

12. Elebring T, Gill A, Plowright AT. What is the most important approach in

current drug discovery: doing the right things or doing things right? *Drug Discovery Today*, 2012, 17:1166–1169.

13. Gifford F. So-called "clinical equipoise" and the argument from design. *J Med Philos*, 2007, 32:135–150.

14. Greene CJ, Morland LA, Durkalski VL, Frueh BC. Noninferiority and Equivalence Designs: Issues and Implications for Mental Health Research. *J Trauma Stress*, 2008, 21:433–439.

15. Greene WL, Concato J, Feinstein AR. Claims of equivalence in medical research: Are they supported by the evidence? *Annals of Internal Medicine*, 2000, 132:715–722.

16. Griffin, J.P. *The Textbook of Pharmaceutical Medicine* (7th Ed.). BMJ Books. 2013.

17. Haynes JD. Statistical simulation study of new proposed uniformity requirement for bioequivalency studies. *J Pharm Sci*, 1981, 70:673–5.

18. Jones B, Jarvis P, Lewis JA, Ebbutt AF. Trials to assess equivalence: The importance of rigorous methods. *British Medical Journal*, 1996, 313:36–39.

19. Kutner M, Nachtsheim C, Neter J, Li W, Lange S, Freitag G. Choice of delta: requirements and reality–results of a systematic review. *Biomed J*, 2005, 47:12–27.

20. Lee OY, Kang DH, Lee DH, Chung IK, et al. A comparative study of DA–9601 and misoprostol for prevention of NSAID–associated gastroduodenal injury in patients undergoing chronic NSAID treatment. *Arch Pharm Res*, 2014, 37: 1308–1316.

21. Lim HJ, *Designs and Applications of Clinical Trials*. Bullsbook Publisher. Seoul, Korea. 2015.

22. Miller FG, Joffe S. Equipoise and the dilemma of randomized clinical trials. *NEJM*, 2011, 364:476–480.

23. Ng T. Conventional null hypothesis testing in active control equivalence studies. *Controlled Clinical Trials*, 1995, 16:356–358.

24. Piaggio G, Elbourne DR, Altman DG, Pocock SJ, Evans SJ. Reporting of

noninferiority and equivalence randomized trials: An extension of the CONSORT statement. *JAMA*, 2006, 295:1152-1160.

25. Ruiz-Garcia A. Bermejo M. Moss A. and Casabo VG. Pharmacokinetics in drug discovery. *J. Pharm. Sci*, 2008, 97:654-90.

26. Schuirmann DJ. Design of bioavailability/bioequivalence studies. *Drug Information J*, 1990; 24:315-323.

27. Scott D. Patterson, Byron Jones. *Bioequivalence and Statistics in Clinical Pharmacology*. Chapman & Hall/CRC Biostatistics Series. 2006.

28. Snikeris F, Tingey HB. A Two-Step Method for Assessing Bioequivalence. *Drug Information Journal*, 1994 28: 709-722.

29. U.S. FDA. Guidance for Industry Bioavailability and Bioequivalence Studies for Orally Administered Drug Products - General Considerations. 2003. https://www.fda.gov/ohrms/dockets/ac/03/briefing/3995B1_07_GFI-BioAvail-BioEquiv.pdf

30. U.S. FDA Guidance for Industry Bioavailability and Bioequivalence Studies Submitted in NDAs or INDs - General Considerations. 2014. http://www.fda.gov/downloads/drugs/guidancecomplianceregulatoryinformation/guidances/ucm389370.pdf

31. U.S. FDA. Orange book preface. Therapeutic equivalence-related terms. 34th edition. 2014. http://www.fda.gov/Drugs/DevelopmentApprovalProcess/ucm079068.htm.

32. Wang WW, Mehrotra DV, Chan IS, Heyse JF. Statistical considerations for noninferiority/equivalence trials in vaccine development. *J Biopharm Stat*, 2006, 16:429-41.

33. Wiens BL. Choosing an equivalence limit for noninferiority and equivalence studies. *Controlled Clinical Trials*, 2002, 23:2-14.

34. 식품의약품안전처. 동등생물의약품 평가 가이드라인(개정_2014). 해양과학용어사전 용어해설 > 기술/공학

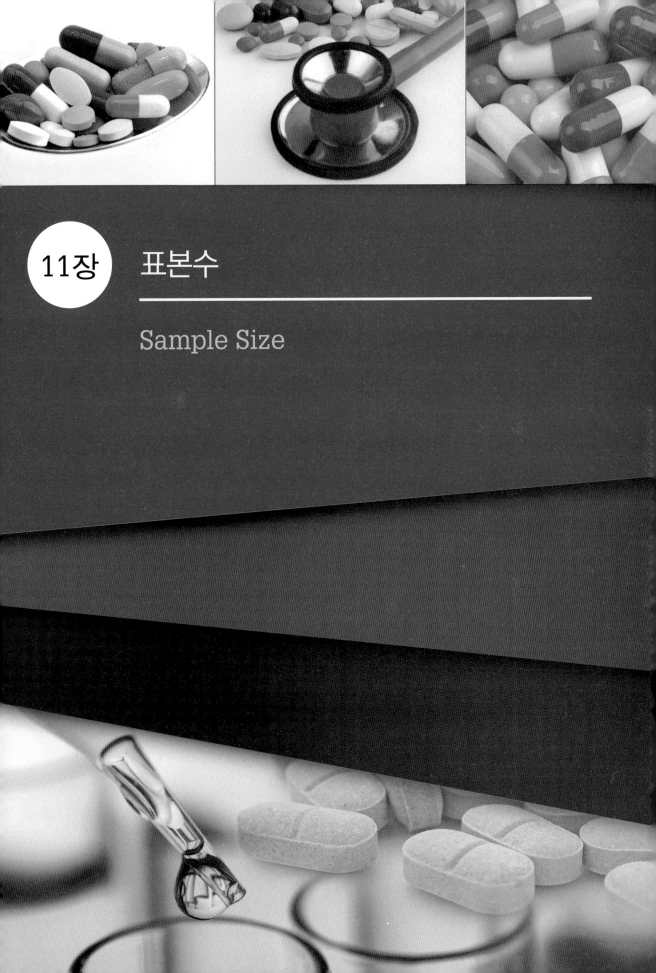

11장

표본수

Sample Size

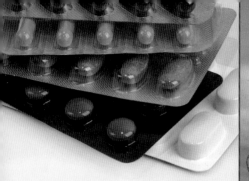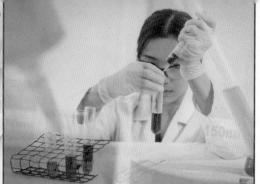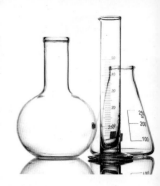

임상시험은 주로 실험집단과 대조집단에서의 반응률과 같은 결과변수(endpoint, out-come variable)를 비교, 평가하여 집단 간의 차이를 결정하려고 한다. 이러한 임상시험의 주요 연구질문(primary study question)을 대답하기 위하여 필요한 대상자의 수를 결정하는 것은 연구설계에 있어서 초기에 이행해야 할 중요한 항목 중의 하나이다. 임상시험에 필요한 표본수 계산에 대한 가장 큰 어려움은 계산에 필요한 믿을 만한 결과변수의 측정값이 거의 존재하지 않는다는 점이다. 11장에서는 임상시험의 2상과 3상에서 요구되는 표본수 계산의 아웃라인과 표본수 계산에 필요한 구성 요소를 설명한다. 또한 결과변수의 유형이나 임상시험 설계의 종류에 따라 각각 다른 표본수 계산 방법을 제시한다.

임상시험에서 제1연구질문(primary study question, primary study objective)을 대답하기 위하여 필요한 대상자의 수를 결정하는 것은 연구설계에 있어서 초기에 이행해야 할 중요한 항목 중의 하나이다. In vivo/in vitro 혹은 전임상 동물실험을 통한 예비연구의 결과 내지 이미 학술지에 발표된 관련 연구결과를 근거로 하여 임상시험에 필요한 표본수를 계산하고, 그 결정된 표본수를 정당화하는 것은 임상시험 연구결과의 과학적 합리성 및 적합성에 큰 영향을 미친다. 일반적으로 임상시험에서의 대상자의 수는 윤리적 문제, 비용, 시간적 그리고 경제적 여건에 제약을 받는다. 표본수가 너무 적거나 혹은 너무 큰 연구는 비윤리적이고, 비합리적이다. 표본수가 너무 작으면 존재하는 약물효능을 발견할 기회가 낮아지게 되고, 임상시험에 참여한 대상자는 가시적 혜택 없이 오히려 임상시험으로 인한 잠재적 해로움을 가질 가능성이 있다. 반면, 표본수가 너무 큰 경우에는 실질적으로 임상시험이 끝나기 전에 임상연구의 목적이 발견될 수 있어 대상자의 일부가 임상시험에 등록할 필요가 없음에도 불구하고 등록을 하기 때문에 비윤리적이고 또한 비경제적이다. 연구기관의 임상연구 윤리위원회는 임상시험 프로토콜에 적절한 표본수 계산과 그 타당성에 대한 정확한 기술을 반드시 포함하도록 요구하고 있다. 이 요구와 관련하여 ICH-E9 가이드라인에는 다음과 같이 서술하고 있다.

"임상시험에서 대상자의 수는 연구에서 다루어질 문제에 신빙성 있는 대답을 제공하기 위해서 충분히 커야 한다. 이 표본수는 보통 연구의 가장 주된 목적에 의해서 결정된다. …… 표본수가 계산된 방법은 계산에 사용된 그 어떤 수량(평균, 편차, 반응비율, 사건발생률, 발견될 차이)과 함께 연구계획서에 서술되어야 한다."

임상시험 연구에서는 주로 실험집단과 대조집단에서의 반응률과 같은 결과변수/매개변수를 비교, 평가하여 집단 간의 차이를 결정하게 된다. 많은 연구자에게 표본수 계산에 대한 공통적인 어려움은 계산에 필요한 믿을 만한 매개변수의 측정값이 거의 존재하지 않는다는 점이다. 연구 시작 이전에 이러한 매개변수에 대한 추정이 필요하다는 것 자체가 다소 이상하지만, 연구에 필요한 표본수 계산을 위한 매개변수 추측은 생물학적으로 혹은 임상적으로 관련된 약물의 효능이라는 점을 인지해야 한다. 결과변수의 평균값 차이와 표준편차와 같은 매개변수는 예비연구에서 나온 결과나 출판된 데이터 혹은 임상연구자 자신들의 지식과 견해를 기초로 추측하여 사용하게 된다. 이것은 곧 임상시험에서 적절한 표본수라는 것이 일부 연구자에게는 주관적 선택이며, 또 다른 연구자에게는 특정한 요인에 대한 대충적이며 임의적인 측정에 의존하고 있음을 말한다. 만일 예비연구가 제한적이라면, 예비연구에서 얻은 정보를 사용하는 것은 다소 신빙성이 없는 측정값일 수도 있고, 임상적으로 의미 있는 최소의 차이일 수도 있다. 유의성 레벨 알파(α)와 검정력(Power)은 대부분의 임상시험 경우에 0.05의 알파와 80%의 검정력이 일반적인 선택이다. 다른 알파 레벨 및 검정력을 가정하는 것은 표본수에 직접적으로 영향을 준다. 낮은 알파 레벨(예를 들면, 0.01)과 높은 검정력(예를 들면, 90%)를 사용하면 더 큰 표본수가 필요하고, 이것은 곧 더 많은 임상시험 비용으로 이어진다. 임상시험을 계획할 때, 이런 매개변수에서의 변화가 표본수에 어떤 영향을 주는지를 조사하기 위해서 매개변수의 여러 다른 값에 대한 표본수를 계산하여 민감도 분석(sensitivity analysis)을 겸하는 것이 좋다. 또한 적절한 대상자 수가 임상시험에 등록될 것이라는 것을 보장하기 위하여, 주요 연구질문들 각각에 필요한 표본수를 계산하고 나서, 만일 모든 질문들이 똑같이 중요하게 관심 있는 것이라면, 가장 큰 표본수를 선택해야 한다.

11.2 표본수 계산의 개요
Outlines for Sample Size Calculation

임상시험을 설계하는 데 가장 중요한 단계는 주요 연구질문/연구목적(primary study question, primary study objective)을 명확하게 구체화하는 것이다. 즉, '가장 중요한 결과변수(endpoint, outcome variable)는 무엇인가? 연구의 초점을 효율성 혹은 독성 중 어느 것에 초점을 맞출 것인가? 결과변수를 어떻게 측정할 것인가? 대조집단은 무엇인가?' 등을 연구 프로토콜에 구체적으로 명시해야 한다. 임상시험의 연구목적은 제1효율성, 제2효율성,

안전성, 혹은 삶의 질에 따라서 분류될 수 있다. 나아가 연구질문은 통계적 가설테스트를 근거로 만들어질 수 있어야 한다. 임상시험의 연구질문에 대답하기 위하여 적절한 표본수를 결정하는 것은 연구설계에서 중요한 요소이며, 표본수는 제1연구질문에 대답하기에 충분하게 커야 한다. 따라서 다음과 같은 두 가지 점에 대해서도 생각해야 한다.

- 임상적으로 의미 있는 차이를 발견할 수 있으면서, 또한 바람직한 검증력을 가지기 위해서 몇명의 대상자가 필요한가?

- 만일 제한된 예산과 다른 의학적 상황을 고려해야 하기 때문에 적은 수의 대상자가 연구에 참여 가능하다면, 비용−대비−효율성과 검증력 사이에 서로 교환할 수 있는 것은 무엇인가?

그러므로 임상시험에서 표본수 계산은 곧 연구의 타당성, 과학성, 정확성, 신뢰성, 그리고 임상연구의 진정성을 보장하는 데 중요한 역할을 한다. 집단 간의 약물효과 차이를 테스트하기 위하여 충분한 데이터가 필요하며, 이것은 곧 약물효과 측정의 정확성과도 연결되어 있다. 여기에서 정확성은 추정값의 표준오차, 신뢰구간(Confidence Interval)의 넓이, 혹은 가설테스트에서 1형 오류(α) 및 2형 오류(β)의 수준을 이용하는 방법으로 표현될 수 있다.

표본수 계산에 있어서 먼저 이루어져야 하는 것은 주요 연구목적에 상응하는 제1결과변수를 구체적으로 명시하는 것이다. 예를 들면, 결과변수를 연속형, 범주형, 이항 결과점(endpoint)로 나타내는지, 혹은 특정 사건까지의 시간인지(예를 들면, 생존시간, 질병재발까지의 시간)를 명확하게 정해야 한다. 이러한 제1결과변수는 표본수 계산에 사용된다. 또한 제1결과변수의 비교에서 가장 관심을 두는 시간적 시점(예를 들면, 투약 시작 후 1년)도 명시해야 한다. 만일 제1결과변수가 베이스라인에서부터의 변화량에 관심이 있다면, 변수의 절대적 변화량을 보는 것인지 혹은 퍼센트(%) 변화를 보는 것인지 등, 과연 어느 것이 연구에 더 적절한지를 생각해야 한다. 만일 제2결과변수에도 특별하게 관심이 있다면, 이러한 제2결과변수(secondary endpoint)들에 대해서 제안된 표본수로 어느 정도의 차별성이 발견될 수 있는지를 보여주는 검증력을 계산하여 제시하는 것도 바람직하다.

11.3 표본수 계산에 필요한 구성요소

일반적으로 통계학에서 가설(귀무가설 H_0 vs 대립가설 H_1)을 테스트하는 데에 있어 다음과 같은 두 가지의 오류가 일어난다(표 11.1).

(ⅰ) 실제로 H_0 사실일 때, H_0를 기각하는 것(제1형 오류, α)

(ⅱ) 실제로 H_0 틀렸을 때, H_0를 기각하지 않는 것(제2형 오류, β)

[표 11.1] 가설의 결정과 오류

		가설 결정	
		H_0 기각	H_0 비기각
참	H_0	α (오류!!)	$1-\alpha$
	H_1	$1-\beta$	β (오류!!)

제1형 오류(α)와 제2형 오류(β)의 위험은 그 영향력을 고려할 때 강조되는 입장에 따라서 규제기관의 위험(제1형)과 연구자(제2형)의 위험으로 각각 언급되기도 한다. 검증력(power)은 $(1-\beta)\times100\%$이다. 일반적으로 임상시험에서 1형 오류(α)와 2형 오류(β)는 각각 0.05와 0.20(혹은 0.10)으로 많이 사용된다. 표본수를 계산하기 위하여서는 다음과 같은 계산에 필요한 몇 가지 구성요소를 생각해야 한다.

1) 표본크기 측정을 위한 매개변수

- 제1형 오류 α (혹은 유의수준)
- 제2형 오류 β (혹은 검증력 $1-\beta$)
- 관심 있는 약물효과(effect of interest; effect size)
- 발견될 혹은 임상적으로 관심 있는 최소의 약물효과 차이(δ) 결정
- 가변성(standard deviation or variance)

2) 결과변수 형태에 따른 표본크기 계산

- 연속적 결과변수(예: 삶의 질 측정, 종양크기)
- 이항적 결과변수(예: yes/no, 반응비율)
- 사건까지의 시간(예: 생존시간)

3) 표본수 공식의 형태

- 두 집단 간의 평균 비교
- 반응비율 비교
- 사건까지의 시간 비교
- 포아송(Poisson) 반응률 비교
- 종단적 결과변수
- 변화율
- 평균값
- 이항 결과변수
- 크로스-오버 임상시험
- 동등성 임상시험

4) 가설 테스트

(i) 상등 테스트:

$$H_0 : \mu_T = \mu_S \quad \text{vs} \quad Ha : \mu_T \neq \mu_S$$

μ_T 은 실험약물의 반응평균이며, μ_S 은 대조약물의 반응 평균이다.

(ii) 우월성 테스트:

$$H_0 : \mu_S - \mu_T \leq \delta \quad \text{vs} \quad Ha : \mu_S - \mu_T > \delta$$

μ_T은 실험약물의 반응평균이며, μ_S은 대조약물의 반응평균이다.
귀무가설 기각은 실험약물과 대조약물 사이의 차이는 임상적으로 의미 있는 차이 δ 보다 크다는 것을 제안한다.

(iii) 비열등성 테스트:

$$H_0 : \mu_S - \mu_T \geq \delta \quad vs \quad Ha : \mu_S - \mu_T < \delta$$

μ_S과 μ_T은 각각 대조약물과 실험약물의 반응 평균이며, δ은 임상적 중요성의 차이이다.

(iv) 동등성 테스트:

$$H_0 : |\mu_S - \mu_T| \geq \delta \quad vs \quad Ha : |\mu_S - \mu_T| < \delta$$

μ_S과 μ_T은 각각 대조약물과 실험약물의 반응 평균이며, δ은 임상적 중요성의 차이이다.

11.4 연속적 반응/결과 변수
Continuous Outcome Variables

11.4.1 두 독립집단의 연속적 결과변수 비교

일반적으로 임상시험에서의 연구목적은 집단 간의 치료효과가 동일하다는 것을 귀무가설(H_0)로 하며, 치료집단의 비교에서 약물효과의 평균의 통계학적 차이에 대한 증거가 있는지의 여부를 결정하는 것이다. 귀무가설(H_0)과 대립가설(H_1)은 다음 형식으로 취한다.

H_0 : 두 치료의 반응 평균은 다르지 않다($\mu_T = \mu_S$).

H_1 : 두 치료의 반응 평균은 다르다($\mu_T \neq \mu_S$).

정규분포(normal distribution)를 따르는 결과변수의 경우에, 가설테스트에서 각 집단 당 표본크기 n을 계산하기 위하여 아래의 항목이 필요하다.

- 제1형 오류 α 크기.
- σ - 대상환자인구의 표준편차. 이미 발표된 논문 혹은 예비조사에서 얻는다.
- δ - 임상적으로 중요한 최소 차이. 실현될 것 같은 차이로 효과크기(effect size)라고도 불린다.
- 제2형 오류 β 혹은 검증력$(1-\beta)$.

가령 두 독립집단 (X_1, X_2)의 결과변수 평균 $\mu 1$과 $\mu 2$을 비교한다고 가정하자. $\delta = (\mu_1 - \mu_2)$라 하고 다음의 가설을 생각해보자.

$$H_0 : \mu_1 - \mu_2 = 0 \quad \text{vs} \quad H_1 : \mu_1 - \mu_2 \neq 0$$

$$i.e., \ H_0 : \delta = 0 \quad \text{vs} \quad H_1 : \delta \neq 0$$

이 가설에서 양방향(two-sided) 결정규칙은 다음의 형식을 가진다.

만일 테스트 통계량 $Z = \dfrac{|\overline{X}_1 - \overline{X}_2|}{\sigma\sqrt{\dfrac{2}{n}}} > C$이면, H_0를 기각한다.

여기에서 C는 정규분포 테이블(Z-table)에서 얻을 수 있는 임계값 혹은 기각값(critical value)이다.

원하는 제1형 오류 α를 유지하기 위하여, 기각값 C를 선택한다. 그러고 나서 명시된 대안 δ에 채택 가능한 제2형 오류 β(허위음성)를 얻기 위한 표본수가 계산된다.

만일 $\delta = (\mu_1 - \mu_2)$가 주어졌을 때, 표본수 계산공식은 다음과 같다.

$$n = \frac{2(Z_{1-\alpha/2} + Z_{1-\beta})^2 \sigma^2}{\delta^2} \quad\quad \cdots (*)$$

위의 공식 (*)으로부터 δ 와 β 값을 간단하게 산출할 수 있다.

σ, α, n, β 가 주어졌을 때, δ 의 산출:

$$\delta = \frac{\sqrt{2}(Z_{1-\alpha/2} + Z_{1-\beta})\sigma}{\sqrt{n}}$$

σ, α, δ, n 가 주어졌을 때, β 의 산출:

$$Z_{1-\beta} = \sqrt{\frac{n}{2}} * \frac{\delta}{\sigma} - Z_{1-\alpha/2}$$

[예제] 대조집단과 비교하여 식이요법 중재집단의 콜레스테롤이 10mg/dl 차이가 있을 것이라는 가정하에서 표본수를 측정하려 한다. 이미 발표된 논문에 의하면 표준편차값이 50으로 측정되었다. 이 임상시험에서 양방향의 제1형 오류 5%와 90%의 검증력을 원한다면, 몇 명의 대상자가 필요한가?

주어진 정보 $\delta = 10$; $\sigma = 50$; $Z_{1-\alpha/2} = 1.96$; $Z_{1-\beta} = 1.28$을 이용하면, 이 임상시험에 필요한 표본수는 다음과 같이 구할 수 있다.

$$n = 2(1.96 + 1.28)^2 * (50)^2 / 10^2 = 525$$

그러므로 이 임상시험에는 각 집단에서 525명씩, 총 1050명의 대상자가 필요하다.

[예제] 위의 예제에서 표본수 크기를 각 집단에 600명씩으로 제한하기를 원한다고 가정하자. 이 표본크기로 발견할 수 있는 효과크기(effect size) δ 는 얼마인가?

$$\delta = \frac{\sqrt{2}(1.96 + 1.28) * 50}{\sqrt{600}} = 13.2$$

〔예제〕 위의 예제에서 표본수 크기를 각 집단에 600명씩으로 제한하기를 원한다고 가정하자. 만일 콜레스테롤의 차이가 10mg/dl으로 밝혀졌다면 이 임상연구의 검증력은 얼마인가?

$$Z_{1-\beta} = \sqrt{\frac{600}{2} * \frac{10}{50}} - 1.96 = 1.50 \text{이고}$$

정규분포표로부터 찾은 $(1-\beta) = 0.93$이다. 각 집단에서 600명의 대상자가 임상시험에 참여한다면, 이 연구는 93%의 검증력을 가진다.

11.4.2 페어드 연속적 결과변수 비교

임상시험에서 중재치료의 이전과 이후에서 차이가 있다는 것을 보여주는 연구목적인 치료이전(pre-treatment)과 치료이후(post-treatment)의 차이의 평균은 페어드 t-테스트(paired t-test)를 사용한다. 이것은 대상자 각각은 치료이전(pre-)과 이후(post-)로 구성된 결과변수의 짝(쌍)으로 이루어지며, 대상자 j의 결과변수의 차이($d_j = \text{pre}_j - \text{post}_j$)를 테스트하는 통계량은 다음과 같다.

$$\text{테스트 통계량 } Z = \frac{\overline{d}}{S_d / \sqrt{N}}$$

여기에서 $\overline{d} =$ 각 대상자의 전과 후로부터 얻어진 결과변수의 차이($d_j = \text{pre}_j - \text{post}_j$)를 계산한 후에 그 차이값으로의 평균이다. S_d는 그 차이의 표준편차이다. 이때 임상시험에 필요한 페어의 수(N_d)는 다음과 같다.

$$N_d = \frac{(Z_{1-\alpha/2} + Z_{1-\beta})^2 \sigma_d^2}{\delta_d^2}$$

[예제] 운동 프로그램 전후의 혈청 콜레스테롤 수치를 비교하는 임상시험을 위한 표본수를 계산하기 위하여, 전후의 콜레스테 결과변수의 차이는 −0.17이고, 그 차이의 표준편차는 0.56으로 발표된 논문을 이용한다. 5%의 제1형 오류와 80%의 검증력을 가지기 위해서는 필요한 페어 수는 얼마인가?

$$N_d = \frac{(1.96+0.84)^2 0.56^2}{(-0.17)^2} = 85.1$$

이 임상시험이 5%의 알파레벨과 80%의 검증력을 갖추기 위해서, 총 86의 결과변수의 페어(pre, post)가 필요하다.

11.5 이항 결과변수
Dichotomous Response Variables

두 독립적 치료집단의 임상시험에서 질병의 회복 여부(yes or no)와 같은 이항 결과변수를 비교한다고 가정하자(표 11.2). 우월성 임상시험 연구의 목적은 두 집단의 치료효과에서 성공비율이 동일하다는 귀무가설에 대하여 통계적 차이의 증거가 있는지를 결정하는 것이다. 귀무가설(H_0)과 대립가설(H_1)은 다음과 같다.

H_0: 두 치료의 (성공)결과의 비율은 차이가 나지 않다.

H_1: 두 치료의 (성공)결과의 비율은 차이가 난다.

[표 11.2] 이항 결과를 가진 연구결과 요약표

치료집단	결과		표본수
	1(성공)	0(실패)	
대조약(C)	P_C	$1-P_C$	n_C
중재신약(I)	P_I	$1-P_I$	n_I
반응비율	$\overline{p}$	$1-\overline{p}$	n

각 치료집단의 표본수가 동일하다고 가정할 경우에, 각 집단에 필요한 표본수는 다음과 같다.

$$n = \frac{(Z_{1-\alpha/2} + Z_{1-\beta})^2 [p_c(1-p_c) + p_I(1-p_I)]}{(p_c - p_I)^2}$$

p_I = 중재집단에서의 성공반응률이며, p_C = 대조집단에서의 성공반응률이다.

또한 연속성 결과변수의 경우와 비슷하게, 다음의 공식을 이용하여 이항 결과변수에서의 표본수 계산을 사용할 수도 있다.

$$n = \frac{2(Z_{1-\alpha/2} + Z_{1-\beta})^2 \,\overline{p}(1-\overline{p})}{(p_c - p_I)^2}$$

여기에서 $\overline{p} = (p_C + p_I)/2$ 이다. 이 공식의 분모에 있는 $\overline{p}(1-\overline{p})$는 일종의 표준편차와 유사한 가변성에 대한 측정값이다.

〔예제〕 미국의 종양연구기관인 ECOG(Eastern Cooperative Oncology Group)의 연구팀은 악성림프종에 대한 화학약물 치료의 무작위 임상시험을 수행했다. 이 연구에서 이용된 다중약물 치료로 BCVP, COPA, COPB, 그리고 CPOB의 4가지 종류를 사용하였다. 이 실험의 연구목적은 COPA, COPB and CPOB 치료가 이전에 사용해왔던 표준치료인 BCVP

보다 더 높은 치료반응(림프종 완전 제거)을 보여주는가이다. 과거 연구경험에 의하면, BCVP로는 30%의 증가된 반응을 보이는 반면 다른 3가지의 치료는 50%의 증가된 반응을 기대하는 것이 현실적이라 생각된다. 이 임상시험이 5%의 1형 오류와 80%의 검증력을 가지기 위해 얼마의 표본수가 필요한가?

$$p_C = 0.3, \ p_I = 0.5, \ \overline{p} = (0.3 + 0.5)/2 = 0.4$$

$$n = \frac{2(1.96 + 0.84)^2 0.4(1-0.4)}{(0.3-0.5)^2} = 126$$

각 집단의 동일 표본수를 가진다는 가정하에서, 이 임상시험은 각 집단당 126명씩, 총 대상자 $4n = 504$명이 필요하다.

〔예제〕 인두암 III와 IV 단계에 있는 환자에게 보조 항암화학요법 다음으로 방사선 치료 집단(radiotherapy, RT)과 항암화학 방사선 치료집단(chemoradiotherapy, CRT)의 효과를 비교하는 무작위 임상시험을 하려한다. 과거에 발표된 다른 연구에 의하면 RT의 생존율은 55%와 CRT 생존율은 75%이었다. 이 임상시험이 5%의 α와 80%의 검증력을 도달하기 위하여 몇명의 환자가 필요한가?

$$p_{CRT} = 0.75, \quad p_{RT} = 0.55,$$

$$\overline{p} = (0.75 + 0.55)/2 = 0.65$$

$$n = \frac{2(1.96 + 0.84)^2 0.65(1-0.65)}{(0.75-0.55)^2} = 89.18$$

각 집단은 동일한 표본수를 가진다는 가정하에서, 이 임상연구는 각 집단당 90명씩, 총 대상자 $2n = 180$명이 필요하다.

11.5.1 페어드 이항 결과변수 비교

페어드데이터(paired data)에서 결과변수가 이항적(Yes/No)일 때, 중재집단과 대조집단 간의 비교는 페어 내의 결과변수 불일치(discordance) 비율을 이용한 맥니머 테스트 (McNemar's test)를 사용하여 비교될 수 있다. 페어드데이터의 이항 결과변수를 비교하는 연구에서 필요한 페어드 표본수(pair)는 다음과 같다.

$$Np = \frac{(Z_{1-\alpha/2} + Z_{1-\beta})^2 f}{d^2}$$

P_C = 대조집단에서의 성공비율

P_I = 중재집단에서의 성공비율

f = 불일치 비율

d = 성공비율 차이

Np = 페어드 관찰 수(관찰된 페어의 수)

[예제] 시력치료 임상시험에서 각 대상자 눈의 한쪽은 레이저로, 다른 한쪽은 표준치료로 무작위 배정하려 한다. P_I는 레이저 치료 눈에서 시력을 가지는 비율로, 성공률은 0.4라고 하자. P_C는 표준치료의 눈에서 시력을 가지는 비율로, 그 성공률은 0.2라고 하자. 만일 두 눈의 치료결과의 불일치 비율 $f = 0.8$이라면, 0.05%의 유의기준과 90%의 검증력을 가지기 위하여 얼마의 페어드 표본수가 이 임상시험에 필요한가?

$$Np = \frac{(1.96 + 0.28)^2 0.8}{(0.4 - 0.2)^2} = 210$$

이 임상연구는 (양눈을 치료할) 총 210명의 페어가 필요하다.

현재 사용 중인 기존약물만큼 효과 있는 반면에 투약하기가 훨씬 용이하고, 경제적이거나 혹은 부작용이 적은 신약을 기존의 치료약물과 비교하는 경우에는 동등성과 비우월성 임상시험이 수행된다. 동등성 임상시험의 목적은 신약이 대조약보다 우월함을 설명하기보다는 두 약물이 임상적으로 의미 있는 차이를 가지지 않음을 보여주는 것이다. 다시 말해서, 임상적으로 동등함을 주장하려는 경우에 사용된다. 이때 미리 정해진 임상적으로 중요한 약물효과의 차이(Δ, 마진)가 명시된다. 약물효과의 차이가 허용 한계치(Δ)보다 작든지, 혹은 같다면, 두 약물의 동등성을 함축한다. 일반적인 임상시험과 달리, 동등성 임상시험에서 귀무가설과 대립가설은 다음과 같다.

H_0: 두 치료는 위험의 차이에 대하여 다르다.

H_1: 두 치료는 위험의 차이에 대하여 다르지 않다.

μ_T와 μ_S를 신약집단과 기존약물 집단 각각의 모집단 평균으로 표시하자. 위의 귀무가설과 대립가설을 다시 표현하면,

$$H_0 : |\mu_T - \mu_S| > \Delta$$

$$H_1 : |\mu_T - \mu_S| \leq \Delta$$

이것은 곧 다음과 같다.

$$H_0 : \mu_T - \mu_S < -\Delta \text{ 혹은 } \mu_T - \mu_S > \Delta$$

$$H_1 : -\Delta \leq \mu_T - \mu_S \leq \Delta$$

μ_T와 μ_S는 모집단 평균이고, $\overline{y}_S$와 $\overline{y}_T$은 표본 평균이다. σ은 표준편차이고, Δ는 두 집단 간 가상적 약물효과의 차이이며, n은 집단별 표본수이다. 임상시험에서 결과변수가 정규적 분포인가 혹은 이항적 분포인가에 따라 동등성 임상시험에 필요한 표본수의 공식은 다르다.

정규적 결과변수의 동등성 임상시험에 필요한 표본수의 공식은 다음과 같다.

Case i) 집단들이 공통 σ를 가질 때:

$$n = \frac{2(Z_{1-\alpha} + Z_{1-\beta})^2 \sigma^2}{(\mu_S - \mu_T - \Delta)^2} \qquad \cdots\cdots (1)$$

Case ii) 집단들이 각각 다른 σ를 가질 때:

$$n = \frac{(Z_{1-\alpha} + Z_{1-\beta})^2 (\sigma_S^2 + \sigma_T^2)}{(\mu_S - \mu_T - \Delta)^2} \qquad \cdots\cdots (2)$$

이항 결과변수의 동등성 임상시험에서 이항 결과변수로 p_T와 p_S를 각각 신치료와 기존 치료의 반응률이라 하자. Δ는 두 치료 간 가상의 약물효과 차이라고 할 때, 동등성 임상시험에 필요한 표본수의 공식은 다음과 같다.

$$n = \frac{(Z_{1-\alpha} + Z_{1-\beta})[P_S(1-P_S) + P_T(1-P_T)]}{(P_S - P_T - \Delta)^2} \qquad \cdots\cdots (3)$$

두 약물의 효능이 전혀 차이가 없다고 가정하는 특별한 경우에는 위의 공식 (1), (2), (3)에서 $Z_{1-\beta}$를 $Z_{1-\beta/2}$로 대체시킨다(Julious, 2004 & 2012; Chow, 2007). 즉 이 경우에 표본수 공식은 다음 (1)′, (2)′, (3)′으로 전환된다.

$$n = \frac{2(Z_{1-\alpha} + Z_{1-\beta/2})^2 \sigma^2}{(\mu_S - \mu_T - \Delta)^2} \qquad \cdots\cdots (1)'$$

$$n = \frac{(Z_{1-\alpha} + Z_{1-\beta/2})^2 (\sigma_S^2 + \sigma_T^2)}{(\mu_S - \mu_T - \Delta)^2} \qquad \cdots\cdots (2)'$$

$$n = \frac{(Z_{1-\alpha} + Z_{1-\beta/2})[p_S(1-p_S) + p_T(1-p_T)]}{(P_S - P_T - \Delta)^2} \qquad \cdots\cdots (3)'$$

〔예제〕 천식해소에 사용되는 두 개의 흡입기(R, T)는 그 기능에서 차이가 미미하다고 알려져 있어, 두 기기의 동등성을 평가하려 한다. 만일 그 흡입기들의 치료효과의 차이가 아침시간의 최대호기 속도가 15 1/min 이내라면 동등하다고 간주된다. 과거의 여러 실험으로부터 변량 값은1600(l/min)²로 발표되었다. 5%의 1형 오류와 80% 검정력을 가지려면, 얼마의 표본수가 임상시험에 필요한가?

$$n = \frac{2(Z_{1-\alpha} + Z_{1-\beta})^2 \sigma^2}{(\mu_S - \mu_T - \Delta)^2} = \frac{2(1.65 + 0.84)^2 40^2}{(15)^2} = 88.2$$

이 임상시험은 각 집단당 89명씩, 총 178명의 대상자가 필요하다.

〔예제〕 HIV 연구팀은 신약과 표준약물의 HIV 치료성공률은 두 약물 모두 80%로 기대하고 있어 동등성 임상시험 설계에서 두 약물 사이의 차이가 없다고 예상한다. 만일 동등성 한계를 10%로 정하고, 5% 제1형 오류와 80% 검정력을 가질려면 얼마의 표본수가 필요한가?

$$n = \frac{(Z_{1-\alpha} + Z_{1-\beta/2})[p_S(1-p_S) + p_T(1-p_T)]}{(P_S - P_T - \Delta)^2}$$

$$= \frac{(1.65 + 1.28)^2[0.8(1-0.8) + 0.8(1-0.8)]}{(0.1)^2}$$

$$= 274$$

이 임상시험은 각 집단 274명씩, 총 548명의 대상자가 필요하다.

사례 케토록락과 메페리딘의 콩팥산통 치료의 동등성 임상시험 (Wood, 2000)

Wood (2000)는 콩팥산통(renal colic) 치료연구에서 케토록락(ketorolac)과 메페리딘 (meperidine)의 치료효과를 비교하기 위해 동등성 임상시험을 수행했다. 이 임상시험에서 연구자는 효과크기가 20%라면 임상적으로 중요하다고 정의하며, 5%의 1형 오류와 80% 검정력을 가지고 동등성을 테스트하기 위해서 총 126명의 대상자가 필요하였다. 연구자는 데이터 분석 결과 p-value=0.02로, 케토록락과 메페리딘의 치료효과는 동등하다고 결론 내렸다.

11.7 비열등성 임상시험 표본수
Sample Size for Non-inferiority Study

특정한 질병의 신약의 첫 연구조사는 무작위 임상시험이 위약군 혹은 "기존약물" 대조군에 비교해서 수행된다. 하지만 기존약물이 충분히 효율적인 것으로 알려져 있는 경우에, 위약을 대조약물로 하는 무작위 임상시험을 수행하는 것은 비윤리적이다. 대신에 신약이 이미 확인된 기존약물에 열등하지 않음을 보여주기 위하여, 확인된 기존약물에 비교하는 능동제어(혹은 활성제어, active-controlled) 임상시험이 수행된다. 이런 연구에서 비열등성 임상시험의 귀무가설과 대립가설은 다음과 같다.

H_0 : 신약은 기존약물보다 열등하다.

H_1 : 신약은 기존약물보다 열등하지 않다.

$$i.e., \ H_0 : \mu_T - \mu S \leq -\Delta \quad vs \quad H_1 : \mu_T - \mu_S > -\Delta$$

비열등성 임상시험 맥락에서 $-\Delta$은 비열등성 한계이다. 비열등성을 결론짓기 위해서는 동등성 귀무가설이 일방향 가설테스트로 바뀐다. 실제로 이것은 $(1-\alpha)100\%$ 신뢰구간을 계산하여, 이 신뢰구간의 하한이 $-\Delta$보다 크다면 비열등성으로 결론 내린다. 하지만 한계치 Δ를 정하는 것은 간단하지 않으며, Δ는 주로 임상진료에서 더 큰 차이라면 문제가 야기되는 임상적 허용차이라고 정의할 수 있는 임상적 판단이다. 그 차이는 과거 임상시험에서 측정된 것으로, 위약에 비해 능동적 제어효과의 일부분으로 정의된다. Δ를 임상적 차이로서 능동제어와 위약 사이의 임상적으로 의미 있는 차이의 1/2로 두는 것이 좋다 (Jones, 1996). 이항 결과변수에 대해서는, 능동적 제어효과는 사건 발생률에서의 차이, 로그(logarithms)의 차이, 혹은 사건율의 로그 오즈(log-odds)의 차이로 표현될 수 있다.

비열등성 임상시험의 목적은 새로운 치료약물이 미리 명시한 허용한계치(Δ)에 비추어서 표준치료 약물보다는 크지 않다는 의미에서 열등하지 않다는 것을 보여주기 위한 연구이다. 동등성과 비열등성 연구설계에서 Δ 선택에 의존해 있는 표본수 결정은 아직도 여전히 논쟁의 여지가 남아 있다. 아래 [표 11.3]은 비열등성과 동등성 임상시험에서의 Δ 크기와 검정력에 따른 표본수를 비교한 것이다.

[표 11.3] 비열등성과 동등성 임상시험의 표본수 및 검정력 비교

검정력	Δ	비열등성 연구 표본수	동등성 연구 표본수
	0.01	30,875	42,778
	0.025	4,940	6,844
	0.050	1,235	1,711
80%	0.075	549	761
	0.10	309	428
	0.12	137	190

〔예제〕 무열호중구감소증(afebrile neutropenia) 치료를 위한 신항생제의 효능이 기존 항생제의 효능과 비슷하다는 동등성 무작위 임상시험을 설계하려 한다. 치료성공의 결과는 4일 내에 고열이 제거되는 것으로 기존 항생제의 성공률은 50%이다. 신항생제는 기존 항생제의 효능보다 열등하지 않고 그 성공률은 적어도 40%라는 것을 보여 주려고 한다. 이 임상시험이 5%의 1형 오류와 80% 검정력을 가지려면, 얼마의 표본수가 임상시험에 필요한가?

$$n = \frac{(1.65 + 0.84)^2 [0.5(1-0.5) + 0.4(1-0.4)]}{(0.1)^2} = 158.8$$

이 임상시험은 각 집단당 159명씩, 총 318명의 대상자가 필요하다.

11.8 표본수 조정
Sample Size Adjustments

검증력 혹은 필요한 표본수(n)는 임상시험의 진행과정 중에 일어나는 대상자의 탈퇴 혹은 대상자의 치료에 대한 순응도 등 임상시험의 집행 측면에 의해서 영향을 받기 때문에 표본수 계산에 있어서 어느 정도의 조정이 필요하다. 다음은 이와 같은 경우에 있어서 이용되는 표본수 조정 방법이다.

(i) 추적불가(Loss to follow-up) 혹은 임상시험 탈퇴(dropout)

조정된 표본수 $n^* = \dfrac{n}{(1-d)}$ 을 사용할 수 있다. n은 계산에 의해서 얻어진 표본수이고, d는 '탈퇴'비율이며, 여기서 탈퇴란 결과변수를 평가할 수 없다는 것을 의미한다.

[예제] 산출된 필요한 표본수가 $n = 100$이며 탈퇴비율이 10%일 것이라고 기대된다고 가정하자. 그러면, 조정된 표본수 n^*은?

$$n^* = \frac{100}{(1-0.1)} = 112$$

이 임상시험의 조정된 표본수로 총 112명의 대상자가 등록되어야 한다.

(ii) 치료 비순응

대상자의 치료 비순응을 고려한 표본수 조정 방법은 라친(Lachin 1981)이 제안한 방법이 사용된다. 'drop-out'은 신약집단에 있는 대상자들로 치료를 중단하여 대조집단에 배정된 것처럼 반응을 가지는 것으로 추정된다. 반면 'drop-in'은 대조집단에 있는 대상자들로 신약집단에 배정된 것처럼 신약치료를 받는 반응을 가지는 것으로 추정된다. 임상시험에 필요한 표본수 n이 계산되었을 때, 치료 비순응 대상자를 예상하여 조정된 표본수 n^*는

$$n^* = \frac{n}{(1-R_0+R_1)^2}$$

이때 R_0 = 'dropout' 비율이고, R_1 = 'dropin' 비율이다.

[예제] 산출된 필요한 표본수가 $n=100$이며. 'drop-out' 비율은 20%이고, 'drop-in' 비율은 5%라고 가정하자. 이 경우에서 조정된 표본수 n^*은?

$$n^* = \frac{100}{(1-0.2+0.05)^2} = 138.4$$

이 임상시험의 조정된 표본수로 139명의 대상자가 등록되어야 한다.

참고문헌

1. Ambrosius WT, Mahnken JD. Power for studies with random group sizes. *Stat Med*, 2010, 29:1137−1144.

2. Bland JM, Altman DG. Statistical notes: one sided and two sided tests of significance. *BMJ*, 1994, 309:248.

3. Charles P, Giraudeau B, Dechartres A, Baron G, Ravaud P. Reporting of sample size calculation in randomised controlled trials: review. *BMJ*, 2009, 338:b1732.

4. Chow SC, Shao J, Wang H. *Sample Size Calculations in Clinical Research*. Chapman and Hall/CRC, 2007.

5. Committee for Proprietary Medicinal Products (CPMP). Points to consider on switching between superiority and non−inferiority. *Br J Clin Pharmacol*, 2001, 52:223−228.

6. Friedman LM, Furberg CD, DeMets DL. *Fundamentals of Clinical Trials*. Springer, 2010.

7. Greene CJ, Morland LA, VL, Frueh BC. Noninferiority and Equivalence Designs: Issues and Implications for Mental Health Research. *J Trauma Stress*, 2008, 21: 433−439.

8. Hollingworth W, McKell−Redwood D, Hampson L, Metcalfe C. Cost−utility analysis conducted alongside randomized controlled trials: are economic end points considered in sample size calculations and does it matter? *Clin Trials*, 2013, 10:43−53.

9. ICH E9. Statistical principals for clinical trials, September 1998. http://www.emea.europa.eu/docs/en_GB/document_library/Scientific_guideline/2009/09/WC500002928.pdf

10. Julious SA, Campbell MJ. Tutorial in biostatistics: sample sizes for parallel group clinical trials with binary data. *Stat Med*, 2012, 31:2904−2936.

11. Lachin JM. Introduction to sample size determination and power analysis for clinical trials. *Control Clin Trials*, 1981, 2:93−113.

12. Lim HJ, *Designs and Applications of Clinical Trials*. Bullsbook Publisher. Seoul, Korea. 2015.

13. Machin D, Fayers PM. *Randomized Clinical Trials: Design, Practice and Reporting*. Wiley, 2011.

14. Makuch RW, Simon RM. Sample size requirements for evaluating a conservative therapy. *Cancer Treatment Reports*, 1978, 62:1037−1040.

15. Noordzij M, Tripepi G, Dekker F, Zoccali C, Tanck M, K. Sample size calculations: basic principles and common pitfalls. *Nephrol. Dial. Transplant*, 2010, 25:1388−1393.

16. Peace KE, Chen DG. *Clinical trial methodology*. CRC Press, 2011.

17. Sakpal TV. Sample Size Estimation in Clinical Trial. *Statistics*, 2010, 1:67−69.

18. Wiens BL. Choosing an equivalence limit for non−inferiority and or equivalence studies. *Controlled Clinical Trials*, 2002, 23:2−14.

19. Wood VM, Christenson JM, Innes GD, Lesperance M, McKnight D. The NARC (nonsteroidal anti−inflammatory in renal colic) trial. Single−dose intravenous ketorolac versus titrated intravenous meperidine in acute renal colic: a randomized clinical trial. *Canada J Emerg Med*, 2000, 2:83−9.

20. Yeo A, Qu Y. Evaluation of the statistical power for multiple tests: a case study. *Pharmaceutical Statistics*, 2009, 8:5−11.

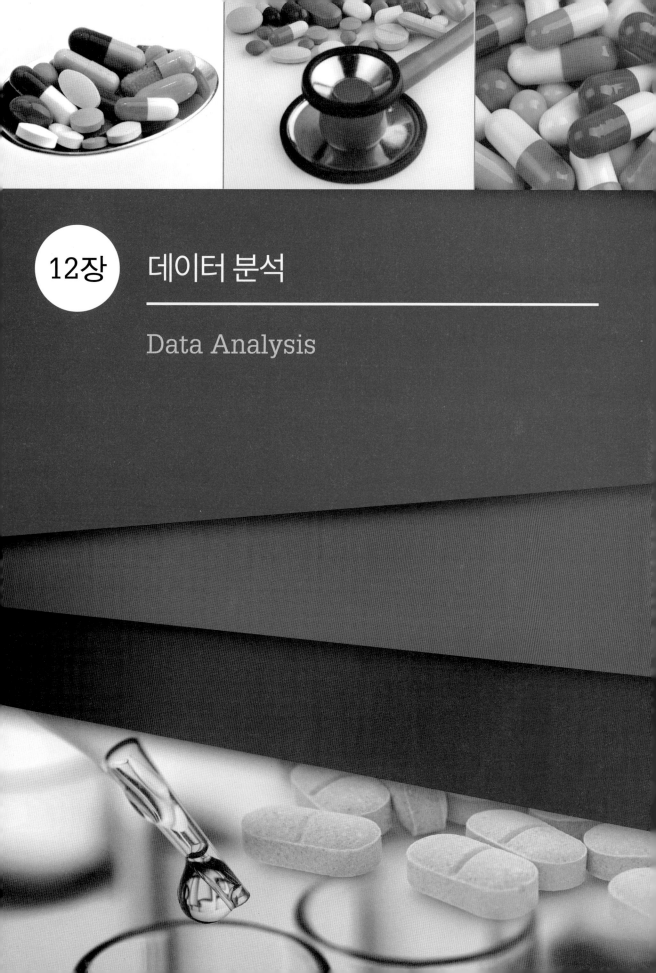

12장

데이터 분석

Data Analysis

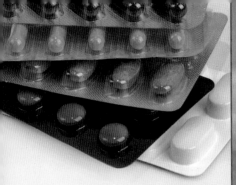
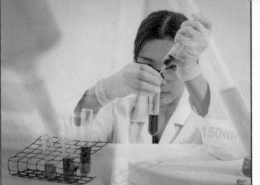
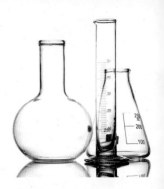

임상시험에서 수집된 데이터를 적절하고 타당한 통계적 방법을 이용하여 분석하는 것은 임상시험 결과에 대한 신뢰성을 높인다. 12장에서는 임상시험 데이터 분석에 자주 사용되는 기본적인 통계방법인 연속성 결과변수와 이항 결과변수에 따른 분석, 층화분석, 동등성 테스트 등을 간략하게 설명한다.

12.1 연속형 변수
Continuous Variable

임상시험에서 두 독립집단 사이 평균의 차이를 테스트하는 표준 데이터 분석 접근방법은 t-테스트를 이용하는 것이다. 예를 들면, 연구자의 관심이 HIV 치료에 사용된 신약과 대조약물의 효능을 비교하는 임상시험에서, 대상자들을 무작위로 약물집단에 배정하고 추적 1년 후에 연속형 결과변수인 CD4 세포수를 비교하는 것이다.

연속형 결과변수를 가진 임상시험에서 y_{ij}를 약물집단 i에서 대상자 j의 결과변수값으로 하고, 약물집단 i의 표본수를 n_i로 표시하자. 또한 대상자의 결과변수 y_{ij}는 미지의 모집단에서 평균 μ_i과 변량 σ^2을 가지며, 독립적, 정규적으로 분포(independent and normally distributed) 한다고 가정한다. 여기서 $i(=1, 2)$는 집단 표시이며, $j(=1, 2, ..., n_i)$는 각 집단에서의 대상자이다. n_1과 n_2는 집단 1과 집단 2의 표본수이다.

두 집단 간에 결과변수의 평균(μ_1 & μ_2)의 차이를 테스트하는 귀무가설(H_0)과 대립가설(H_1)은 각각 다음과 같이 표현할 수 있다.

$$H_0 : \mu_1 = \mu_2 \quad \text{vs} \quad H_1 : \mu_1 \neq \mu_2$$

혹은

$$H_0 : \mu_1 - \mu_2 = 0 \quad \text{vs} \quad H_1 : \mu_1 - \mu_2 \neq 0$$

이 가설을 테스트하는 데 사용되는 통계량 T는 다음과 같다.

$$T = \frac{\overline{y_1} - \overline{y_1}}{s\sqrt{\dfrac{1}{n_1} + \dfrac{1}{n_2}}}$$

여기에서 $\overline{y_1}$와 $\overline{y_1}$는 각 집단의 표본평균(sample mean)이다. s_1과 s_2는 각 집단의 표준편차이며, s는 전체 표준편차로서 아래의 공식으로부터 산출할 수 있다.

$$s_1 = \frac{\sum_{j=1}^{n_1} (y_{1j} - \overline{y_1})^2}{n_1 - 1},$$

$$s_2 = \frac{\sum_{j=2}^{n_2} (y_{2j} - \overline{y_2})^2}{n_2 - 1}$$

$$s = \sqrt{\frac{(n_1 - 1)s_1^2 + (n_2 - 1)s_2^2}{n_1 + n_2 - 2}}$$

귀무가설 H_0하에서, 테스트 통계량 T는 t-분포를 하며, $n_1 + n_2 - 2$의 자유(degree of freedom, df)를 가진다. 가설의 통계적 유의성을 위한 테스트는 데이터 분석결과에서 다음과 같은 3가지 항목에 따라 결정할 수가 있다.

- 효과의 측정치, 즉 두 집단 간의 평균에서 차이:

$$\overline{y_1} - \overline{y_2}$$

- 두 집단의 결과변수 평균의 차이($\mu_1 - \mu_2$)에 대한 $(1 - \alpha)$ 100% 신뢰구간:

$$(\overline{y_1} - \overline{y_2}) \pm Z_{\alpha/2} \, s \sqrt{\frac{1}{n_1} + \frac{1}{n_2}}$$

- 유의성 수준 혹은 p-값:

$$p\text{-값} = P(t \geq t_{obs} \,|\, H_0)$$

여기에서 t_{obs}=임상시험 데이터에서 얻은 통계값 T

t-테스트는 데이터의 정규성(Normality), 공통 집단변량(common σ^2), 동질성(Homogeneity) 및 독립성(Independence)의 가정하에서 적용된다. 그러나 실제 임상 데이터는 이런 가정을 위반할 경우가 종종 있으며, 그 해결책으로 다음과 같은 방법을 이용하여 데이터 분석을 진행할 수 있다.

(ⅰ) '정규성(Normality)' 가정을 위반할 경우:

- 큰 표본수에서, t–통계량은 개별 반응이 정규적이 아닐지라도 정규분포가 되려는 경향이 있다(중심극한정리, Central Limit Theorem).
- 결과변수를 log, 제곱, 제곱근 등으로 변형한다.
- 관측치의 자리에 순위서열과 같이 비모수적 방법(nonparametric method)을 고려한다.
- 특별한 상황 아래에서 극단값(이상치)을 제거한다.

(ⅱ) '공통 집단변량(common σ^2)' 가정을 위반할 경우:

만–위트니(Mann–Whitney) 혹은 웰치 테스트(Welch test)와 같이 수정된 t–테스트가 사용될 수 있다. 하지만 큰 표본수의 임상시험에서는 공통 집단변량의 가정이 반드시 필요한 것은 아니다.

(ⅲ) '동질성(Homogeneity, 각 집단의 모든 반응은 동일한 모집단 분포에서 나옴)' 가정을 위반할 경우:

가중최소제곱법(Weighted Least Squares, WLS)

(ⅳ) '독립성(Independence)' 가정을 위반할 경우:

가중최소제곱법(Weighted Least Squares, WLS)

12.2.1 카이제곱 테스트(χ^2-test)

두 독립적인 집단 사이에 이항적 결과변수(Yes/No)의 차이를 테스트하는 표준 접근방법은 카이제곱 테스트(χ^2-test)이다. 예를 들면, 특정 질병에 대한 약물치료에 관한 임상시험에서 질병의 차도를 약물치료의 성공으로, 질병의 진행을 약물치료의 실패로 간주하는 이항 결과변수를 가지고, 신약과 대조약물의 성공확률을 비교한다.

이항적 결과변수를 가진 임상시험에서 집단 간 치료성공률의 차이를 테스트하는 귀무가설(H_0)과 대립가설(H_1)은 다음과 같이 표현된다.

$$H_0 : p_1 = p_2 \quad \text{vs} \quad H_1 : p_1 \neq p_2$$

혹은

$$H_0 : p_1 - p_2 = 0 \quad \text{vs} \quad H_1 : p_1 - p_2 \neq 0.$$

이 가설을 테스트하는 데 사용되는 통계량 Z는 다음과 같다.

$$Z = \frac{\hat{p}_1 - \hat{p}_2}{\sqrt{\bar{p}\,(1-\bar{p})\left(\dfrac{1}{n_1} + \dfrac{1}{n_2}\right)}}$$

$$\hat{p}_1 = \frac{r_1}{n_1},$$

$$\hat{p}_2 = \frac{r_2}{n_2},$$

$$\bar{p} = \frac{r_1 + r_2}{n_1 + n_2}$$

여기에서 r_1과 r_2은 약물 1과 약물 2의 성공의 수이다. s는 전체 표준편차로서 다음의 공식을 구할 수 있다.

$$s = \sqrt{\overline{p}\,(1-\overline{p})\left(\frac{1}{n_1}+\frac{1}{n_2}\right)}$$

큰 표본수 n_1, n_2를 가진 연구에서 테스트 통계량 Z는 귀무가설하에서 대략적으로 정규분포 $N(0,1)$이며, Z^2는 카이제곱 통계량이다(중심극한정리, Central Limit Theorem). 이항적 결과변수를 가진 임상시험에서 가설의 통계적 유의성을 위한 테스트는 데이터 분석결과에서 다음과 같은 3가지 항목에 따라 결정할 수가 있다.

- 효과의 측정치, 즉, 두 집단 간의 비율에서 차이:

$$\hat{p}_1 - \hat{p}_2$$

- 두 집단 간 치료성공률의 차이 $(p_1 - p_2)$에 대한 $(1-\alpha)100\%$ 신뢰구간:

$$(\hat{p}_1 - \hat{p}_2) \pm Z_{\alpha/2} S$$

- 유의성 수준 혹은 p-값:

$$p\text{-값} = P(t \ge Z_{\mathrm{obs}} | H_0)$$

여기에서 Z_{obs} = 임상시험 데이터에서 얻은 통계값 Z

12.2.2 코크란-맨틀-헨첼 방법(Cochran-Mantel-Haenszel Method)

범주형 데이터의 분석을 위한 테스트 통계방법은 오즈비(odds ratio, OR)로 계산한다. 아래에서 비층화 범주형과 층화 범주형 데이터 분석방법을 살펴본다.

1) 비층화 범주형 데이터 분석(Analysis of Unstratified Categorical Data)

비층화 범주형 데이터 분석방법을 하기 전에 먼저 오즈와 오즈비에 대한 정확한 정의를 내리고, 예제로 이 방법을 설명하기로 한다.

$$\text{오즈(Odds)} = \frac{\text{(성공 케이스의 수)}}{\text{(성공 케이스가 아닌 수)}}$$

$$\text{오즈비(Odds Ratio, OR) } \Psi : \quad \Psi = \frac{\text{(신약에 노출된 오즈)}}{\text{(신약에 노출되지 않은 오즈)}}$$

오즈비는 A의 존재 여부가 B의 존재 여부와 어느 정도의 강도로 연관되는가에 대한 양적 표현으로서, 가장 일반적인 사용방법은 코크란-맨틀-핸첼(Cochran-Mantel-Haenszel) 통계량을 사용하는 것이다.

만일 특정한 질병치료를 위한 신약와 대조약물의 효능을 비교하는 임상시험에서 약물치료의 성공빈도를 나타내는 결과가 아래 [표 12.1]과 같다고 가정하자.

[표 12.1] 두 치료약물과 치료성공 여부를 나타내는 2×2 테이블

		치료집단		합계
		신약	대조약물	
치료결과	성공	a	b	a+b
	실패	c	d	c+d
	합계	a+c	b+d	a+b+c+d

위의 2×2 표에서 다음과 같은 계산을 얻을 수 있다(Armitage, 2001).

$$\text{오즈비(크루드, crude } OR) \quad \hat{\Psi} = \frac{a/c}{b/d} = \frac{ad}{bc}$$

$$\text{s.e}(\ln \hat{\Psi}) = \sqrt{\frac{1}{a} + \frac{1}{b} + \frac{1}{c} + \frac{1}{d}}$$

$\ln \Psi$의 95% 신뢰구간: $(L_{\ln \Psi}, \ U_{\ln \Psi})$,

$$L_{\ln \Psi} = \ln \hat{\Psi} - 1.96 * s.e(\ln \hat{\Psi})$$
$$U_{\ln \Psi} = \ln \hat{\Psi} + 1.96 * s.e(\ln \hat{\Psi})$$

Ψ의 95% 신뢰구간: $(e^{L_{\ln \Psi}}, \ e^{U_{\ln \Psi}})$

National Instituteof Neurologic Disorder and rt-PA 뇌졸중 임상시험 (NIND, 1995)

NIND 연구에서 rt-PA약물치료와 위약에 대한 대상자의 초기 뇌졸중 개선 여부를 비교한 결과로 아래 [표 12.2]의 데이터를 얻었다.

[표 12.2] 뇌졸중 치료제 rt-P 신약과 위약의 치료성공

		치료집단		합계
		신약	위약	
치료결과	개선	147	122	269
	비개선	165	190	355
	합계	312	312	624

$$\hat{\psi} = \frac{\dfrac{147}{165}}{\dfrac{122}{190}} = \frac{0.8909}{0.6421} = 1.387$$

$$s.e(\ln \hat{\psi}) = \sqrt{\frac{1}{147} + \frac{1}{122} + \frac{1}{165} + \frac{1}{190}} = 0.162$$

$\ln \psi$ 의 95% 신뢰구간: $(0.0374, 0.703)$

$$L_{\ln \psi} = \ln 1.3874 - 1.96 * 0.1622 = 0.009$$
$$U_{\ln \psi} = \ln 1.3874 + 1.96 * 0.1622 = 0.645$$

ψ 의 95% 신뢰구간: $(e^{0.009}, e^{0.645}) = (1.009, 1.906)$

이 임상시험에서 신약치료가 위약에 비해서 뇌졸중 개선에 대한 오즈비는 1.387이다. 자세히 해석하면, 신약치료가 위약에 비해서 뇌졸중 개선이 1.387배, 즉 38.7% 높다는 것이다. 오즈비의 95% 신뢰구간은 신약은 위약에 대해 최소 약 1%에서 최고 190%의 뇌졸중 개선율 증가를 보여주고 있다.

2) 층화 범주형 데이터 분석(Analysis of Stratified Categorical Data)

이항적 결과변수의 임상시험에서 층화를 고려한 분석은 맨틀-핸첼 방법(Cochran-Mantel-Haenszel Method)이 있다. 결과변수가 다음과 같은 2개의 층화를 가진다고 가정하자.

층화 = 1:

		치료집단 신약	대조약물	합계
치료결과	성공	a_1	b_1	$a_1 + b_1$
	실패	c_1	d_1	$c_1 + d_1$
	합계	$a_1 + c_1$	$b_1 + d_1$	n_1

층화 = 2:

		치료집단 신약	대조약물	합계
치료결과	성공	a_2	b_2	$a_2 + b_2$
	실패	c_2	d_2	$c_2 + d_2$
	합계	$a_2 + c_2$	$b_2 + d_2$	n_2

맨틀-핸첼의 층화 조정된 오즈비(OR):
$$\hat{\Psi} = \frac{\sum \dfrac{a_i d_i}{n_i}}{\sum \dfrac{b_i c_i}{n_i}}$$

$$s.e\,(\ln \hat{\Psi}) = \sqrt{\frac{\sum P_i R_i}{2(\sum R_i)^2} + \frac{\sum P_i S_i + \sum Q_i R_i}{2\sum R_i \sum S_i} + \frac{\sum Q_i S_i}{2(\sum S_i)^2}}$$

여기에서 $P_i = \dfrac{a_i + d_i}{n_i}$

$$Q_i = \frac{b_i + c_i}{n_i}$$

$$R_i = \frac{a_i d_i}{n_i}$$

$$S_i = \frac{b_i c_i}{n_i}$$

$\ln \Psi$의 95% 신뢰구간: $(L_{\ln \Psi},\ U_{\ln \Psi})$

$$L_{\ln \Psi} = \ln \hat{\Psi} - 1.96 * s.e(\ln \hat{\Psi})$$

$$U_{\ln \Psi} = \ln \hat{\Psi} + 1.96 * s.e(\ln \hat{\Psi})$$

오즈비 (Ψ)의 95% 신뢰구간: $(e^{L_{\ln \Psi}},\ e^{U_{\ln \Psi}})$

[예제] 소화제로 개발된 신약과 대조약물의 효과를 비교하는 임상시험에서 여성과 남성 각각이 층화되어 무작위로 배정되었다. 대상자의 반응은 소화가 나아졌다(성공)와 변함없다(실패)로 결과변수를 수집하여 다음의 데이터를 얻었다.

층화 = 남성:

		치료집단		
		신약	대조약물	합계
치료결과	성공	9	6	15
	실패	11	14	25
	합계	20	20	40

층화 = 여성:

		치료집단		합계
		신약	대조약물	
치료결과	성공	11	7	18
	실패	4	8	12
	합계	15	15	30

이 예제에서 층화를 고려한 맨틀－핸첼 방법으로 다음의 값이 구해진다.

$$\text{공통 오즈비의 측정치} = 2.36$$

$$p\text{-값} = 0.09$$

$$\text{오즈비의 95\% 신뢰구간} = (0.88,\ 6.32)$$

➜ 이 데이터에서 층화를 고려한 맨틀－핸첼 오즈비(M−H OR)는 2.36이다. 그러므로 신약이 대조약물에 비해서 소화기능 개선을 2.36배, 즉 136% 높아진다는 것을 보여준다. 그러나 0.09의 p-값은 신약과 대조약물의 소화기능 개선에서 그 차이는 통계적으로 유의하지 않다.

12.3 층화분석
Stratified Analysis

임상시험 연구에서 효과변경(effect modification) 혹은 중첩요인(confounder)이 존재하는 경우에는 모집단의 부분집단(층)에서의 약물효과 측정은 동질적인 단층 내에서 약물과 결과변수 사이에 효과를 측정하는 것이 필요하다는 것이다. 데이터 분석에서 중첩요인을 제거하거나, 효과변경을 분석하기 위하여 층화분석(Stratified Analysis)을 수행한다. 층화분석에서의 층(stratum)은 대상자들을 더 작고 더 동질적인 집단으로 나누는 것으로, 층화변수는 반드시 베이스라인 공변수여야 한다. 그러므로 층화분석은 연령, 성별, 질병상태 등과 같이 인구적, 사회적 혹은 관련된 변수에 의해 층이 구분된다. 다시 말하면, 층화는 중첩(confounding)을 제어하고, 데이터 분석결과를 평가하는 데 사용되고, 연령, 성별, 인종 등과 같이 관심의 중첩요인에 따라 부분집단과 계층으로 임상시험의 데이터를 분리하여 분석한다.

통계치는 각 층에 대한 많은 오즈비가 아닌, 요약이나 통합 측정치를 얻는 하나의 공통 오즈비로 계산할 수 있게 한다. 예를 들면, 여성만의 집단에 있어서 오즈비와 남성만의 집단에서의 오즈비를 사용하며 통합한 데이터를 위한 가장 보편적인 기술들 중의 하나는 맨틀-핸첼 방법(M-H OR)이다. 층화분석에서도 또한 약물과 공변수의 교호작용(interaction)을 테스트할 수 있다. 만일 교호작용이 통계적으로 유의하다는 결론이 나오면, 각 층에 분리해서 약물효과의 오즈비 측정치를 제공할 필요가 있다. 위의 12.2.2 세션에서 살펴본 맨틀-핸첼 방법 외에도 다수의 요인들이 제어될 필요가 있을 때에는 그 요인들을 공변수로 포함시키는 로지스틱 모형분석(logistic regression model)으로 접근해야 한다.

12.4 동등성 & 비열등성 테스트
Equivalency & Noninferiority Tests

동등성 임상시험에서의 연구목적은 조사 중인 신약은 제어약물에 비교하여 임상적으로 유의한 차이가 없다는 것, 즉 두 약물이 임상학적으로 동등하다는 것을 테스트하는 것이다. 전형적인 우월성 테스트와 달리, 약물 효율성의 동등성 테스트에서는 비효율성의 주장이 귀무가설이 되고, 효율성 주장은 대립가설이 된다. 즉 동등성 임상시험에서 귀무가설(H_0)과 대립가설(H_1)은 다음과 같은 형태를 취한다.

H_0: 신약(N)과 표준약물(S)은 동등하지 않다.

H_1: 신약과 표준약물은 동등하다.

이때 동등성 임상시험 연구설계의 주요 이슈 중의 하나는 임상적 비열등성 마진(margin, Δ)이며, 동등성 테스트는 이 명시된 값 Δ에 의해서 만들어진다. Δ값은 임상적으로 용인된 두 약물효과 차이의 마진으로서 주로 임상연구자(임상의사)에 의해서 정해진다. 만일 신약집단과 표준약물 집단의 평균차이가 임상적 유의한 효과값(effect size)보다 작다면, i.e., $|\mu_S - \mu_N| \leq \Delta$라면, 두 약물은 실질적으로 동등하다고 생각될 만큼 충분히 작다는 것

이다. 동등성 가설을 테스트하는 데에는 TOST(Two one-sided tests) 방법있다. 또한 신뢰구간을 이용하는 접근방법도 소개하기로 한다.

12.4.1 테스트 통계량 이용

1) 연속형 결과변수

연속형 결과변수의 경우에 동등성의 테스트의 귀무가설과 대립가설은 다음과 같다.

$$H_0 : |\mu_S - \mu_N| \geq \Delta$$

$$H_1 : |\mu_S - \mu_N| < \Delta$$

혹은

$$H_0 : \mu_S - \mu_N \geq +\Delta \quad \text{or} \quad \mu_S - \mu_N < -\Delta$$

$$H_1 : -\Delta < \mu_S - \mu_N < +\Delta$$

동등성 가설 테스트는 t-test로 귀무가설의 각 구성요소를 테스트하는 것으로, 두 개의 일방향 테스트(Two one-sided tests, TOST) 방법이다. 이 가설이 기각될 때, $|\mu_S - \mu_N| < \Delta$이며, 두 약물집단의 평균값 차이가 지정된 허용범위 내에 있다고 결론 내릴 수 있다. 다음은 두 약물집단 간의 표준편차가 비슷할 때와 비슷하지 않을 때에 따른 동등성 테스트 통계량 T이다.

（ⅰ）표준편차가 비슷할 때

$$\text{테스트 통계량 } T = \frac{(\overline{y_S} - \overline{y_N}) - \Delta}{S\sqrt{\dfrac{1}{n_S} + \dfrac{1}{n_N}}}$$

$$\text{여기에서, } s_S = \frac{\displaystyle\sum_{j=1}^{n_S} (y_{Sj} - \overline{y_S})^2}{n_S - 1}$$

$$s_N = \frac{\sum\limits_{j=1}^{n_N}(y_{Nj} - \overline{y_N})^2}{n_N - 1}$$

$$s = \sqrt{\frac{(n_S - 1)S_S^2 + (n_N - 1)S_N^2}{n_S + n_N - 2}}$$

μ_S와 μ_N은 각각 표준약물 집단과 신약집단의 각각의 모집단 평균이며, $\overline{y_S}$와 $\overline{y_N}$은 각각의 집단평균이며, S_S와 S_N은 각각의 표준편차이다. s는 두 집단 종합 표준편차이며, n_S과 n_N은 집단 표본수이다. 귀무가설 H_0하에서, 테스트 T는 $(n_S + n_N - 2)$ 자유도의 t-분포를 가진다. 만일 데이터로부터 얻은 $T > t_{1-\alpha,\, df}$ 혹은 $T < -t_{1-\alpha,\, df}$라면, H_0를 기각하므로 두 약물은 동등성을 가진다고 결론짓는다.

(ii) 표준편차가 다를 때

$$\text{테스트 통계량 } T = \frac{(\overline{y_S} - \overline{y_N}) - \Delta}{S\sqrt{\dfrac{S_S^2}{n_S} + \dfrac{S_N^2}{n_N}}}$$

[예제] 천식해소에 사용되는 두 개의 흡입기(R, T)의 동등성을 평가하려 한다. 만일 그 흡입기들의 치료 차이가 아침시간의 최대 호기속도가 15 l/min보다 작다면 동등하다고 간주된다. 각 집단 150 표본수의 임상시험에서, 다음의 결과를 얻었다. 아침시간의 최대 호기속도는 R = 420 l/min와 T = 417 l/min로 R과 T 사이의 평균차이는 3이며, 표준오차는 4로 측정되었다. 이 두 흡입기는 동등한가?

$$T = \frac{420 - 417 - 15}{4\sqrt{\left(\dfrac{1}{150}\right) + \left(\dfrac{1}{150}\right)}} = -6.495,\ d.f = 298$$

→ T값 −6.495를 자유도 29의 t-임계값인 −1.282과 비교한다. T값 −6.495는 임계값 −1.282($-t_{1-0.05,\,298}$)보다 작기 때문에 H_0을 기각한다, 즉 이 임상시험의 데이터는 두 흡입기의 최대 호기속도에서 동동성의 증거를 보여주고 있다.

[예제] 유방암 수술을 받은 환자에게 명상치료와 음악치료의 효과로 삶의 만족도를 측정하는 임상시험을 수행하였다. 만일 두 치료에서 삶의 만족도 차이가 3점 이내라면 치료효과는 동등하다고 간주하기로 한다. 각 치료를 위해 20명의 유방암 수술 환자를 무작위로 배정한 이 임상시험에서 다음의 결과를 얻었다. 명상치료 집단의 삶의 만족도는 75점(표준편차=3.2), 음악치료 집단의 삶의 만족도는 76점(표준오차=2.4)으로 측정되었다. 이 두 치료는 동등한가?

$$T = \frac{76-75-3}{4\sqrt{\dfrac{3.2^2}{20}+\dfrac{2.4^2}{20}}} = -2.25, \quad d.f = 38$$

→ 자유도 38의 t 임계값 (-1.303)과 비교해서, T값 $-2.25 < -1.303(-t_{1-0.05,\,38})$이므로 H_0을 기각한다. 즉 명상치료와 음악치료는 유방암 수술 환자에게 동등한 삶의 만족도를 제공한다는 증거를 보여주었다.

[예제] 우울증 환자의 불안감 치료로 사용되는 두 약물집단(A & B)의 효능이 동등한지를 연구하기 위하여 각 집단에 12명의 대상자를 무작위로 배정하였다. 만일 불안감 지수의 평균차이가 5보다 작다면 동등하다고 간주된다. 이 임상시험에서, A & B 약물집단의 평균(±표준오차) 불안감 지수는 각각 47(±9.29)과 40(±11.03)으로 나타났으며 종합 표준편차는 10이었다. 약물 A와 B는 동등한 효능을 가지는가?

이 예제에서, 만일 $H_0:\ \mu_A - \mu_B \geq 5$ 혹은 $H_0:\ \mu_A - \mu_B < 5$이라면 귀무가설을 기각하고 항생제 A와 B는 동등한 효능을 가진다고 결론지을 수 있다.

$$T = \frac{47-40-5}{10\sqrt{\left(\dfrac{1}{12}\right)+\left(\dfrac{1}{12}\right)}} = 0.4899, \quad d.f = 22$$

→ 자유도 22의 t 임계값 (1.325)과 비교해서, T값 $0.4899 \neq \geq 1.325(t_{1-0.05,\,22})$이므로 H_0을 비기각한다. 즉 데이터는 두 약물의 효능이 동등하지 않음을 보여준다.

2) 이항 결과변수

이항결과변수의 경우에 동등성의 테스트의 귀무가설(H_0)과 대립가설(H_1)은 다음과 같다.

$$H_0 : |P_S - P_N| \geq \Delta$$

$$H_1 : |P_S - P_N| < \Delta$$

혹은

$$H_0 : P_S - P_N \geq +\Delta \ or \ P_S - P_N < -\Delta$$

$$H_1 : -\Delta < P_S - P_N < \Delta$$

이항 결과변수의 동등성 가설 테스트는 Z-test로 귀무가설의 각 구성요소를 테스트하는 것으로, 두 개의 일방향 테스트이다.

- 테스트 통계량 이용

$$\text{테스트 통계량 } Z = \frac{(\hat{p}_S - \hat{p}_N) - \Delta}{\hat{S}}$$

$$\text{여기에서, } \hat{p}_S = \frac{r_S}{n_S}$$

$$\hat{p}_N = \frac{r_N}{n_N}$$

$$\hat{S} = \sqrt{\frac{\hat{p}_S(1-\hat{p}_S)}{n_S} + \frac{\hat{p}_N(1-\hat{p}_N)}{n_N}}$$

r_S과 r_N은 표준약물와 신약 각각에서의 관측된 치료 성공의 수이고, n_S과 n_N은 각각의 표본수이다. 만일 $Z > Z_{1-\alpha}$ 혹은 $Z < -Z_{1-\alpha}$라면, H_0를 기각하므로 두 약물은 동등성을 가진다고 결론짓는다.

[예제] 표준약물과 신약의 관측된 성공률이 $\hat{P}_S = 0.3$과 $\hat{P}_N = 0.25$이며, 각각 동일한 표본수 = 50을 가진다고 가정하자. 또한 두 약물간의 차이가 0.2 이하이면 동등하다고 가정하자. 이 두 약물은 일방향의 0.05 유의성 수준에서 테스트하고자 한다.

$$\hat{P}_S = 0.3; \ \hat{P}_N = 0.25; \ n_s = n_N = 50; \ \Delta = 0.2; \ \hat{S} = 0.089$$

$$Z \text{ 통계량} = \frac{(0.3 - 0.25) - 0.2}{0.089} = -1.69$$

→ Z 통계량인 $-1.69 < -Z_{1-0.05} = -1.64$으로 H_0를 기각한다. 즉, 데이터는 두 약물의 동동성의 증거를 보여준다고 결론지을 수 있다.

사례 피부 리슈만편모충증(Cutaneous leishmaniasis) 임상시험 (Hu, 2015)

이 임상시험은 84명의 피부 리슈만편모충증 환자에게 펜타미딘 이세치오네이트(pentamidine isethionate)주사로 4mg/kg을 7일간 투여하고 79명의 환자에게는 7mg/kg을 3일간 투여하여 6주 후의 완치율이 같은지를 임상시험하였다. 이 연구에서는 동등성 한계치를 15%로 설정하였다. 6주 후의 완치율에서 3일 투여요법은 39%이고, 7일 투여요법은 49%를 보였다.

$$\text{통계량} = \frac{(0.39 - 0.49) - 0.15}{0.0773} = -3.234$$

$-3.234 < -Z_{1-0.05} = -1.64$로 H_0를 기각한다. 즉, 이 임상시험에서 펜타미딘 이세치오네이트의 두 가지 투여요법은 동등한 완치율을 보였다.

12.4.2 신뢰구간 이용(Using Confidence Intervals)

동등성 가설 테스트에서 신뢰구간을 이용하는 방법은 먼저 두 약물들 간의 성공비율의 차이에 대한 $(1-2\alpha)100\%$ 신뢰구간을 구축하고, 구축된 신뢰구간을 한계치 $(-\Delta, \ \Delta)$

와 비교한다. 만일 신뢰구간 전체가 한계치 ($-\Delta$, Δ) 범위 안에 놓인다면, 귀무가설이 기각되고, 두 약물는 동등하다고 결론짓는다. 아래의 [그림 12.1]은 신뢰구간과 한계치를 이용한 약물효능의 동등성 여부 결정을 도우며, 연속 결과변수와 이항 결과변수 모두에 적용된다.

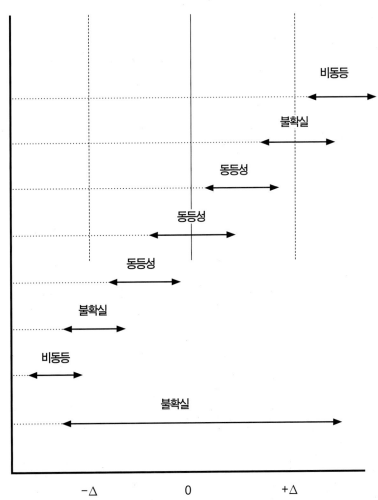

[**그림 12.1**] 신뢰구간과 한계치에 따른 효능의 동등성과 신뢰도 간의 관계

1) 연속형 결과변수

연속형 결과변수를 가진 임상시험에서 신뢰구간을 이용하여 동등성을 테스트하는 방법은 예제를 통해 설명한다.

[예제] 헬리코 박테리아 치료로 사용되는 두 항생제(A & B)의 효능이 동등한지를 연구하려한다. 혈액응고 단백질인 피브리노젠(fibrinogen)을 결과변수로 하여 각 집단에 20명의 대상자를 배정하였다. 만일 피브리노젠의 평균의 차이가 한계치 0.5g/l보다 작다면 동등하다고 간주된다. 이 임상시험에서 A & B 항생제의 피브리노젠의 평균(±표준편차)은 각각 2.93(±0.038)과 2.76(±0.059)로 나타났다. 항생제 A와 B는 동등한 효능을 가지는가?

→ 이 헬리코 박테리아 예제에서, 만일 95% 신뢰구간의 범위가 한계치인 0.5g/l보다 크지 않다면, 항생제 A와 B는 동등한 효능을 가진다고 결론지을 수 있다. 주어진 데이터로부터 $s = 0.049$이며, 95% 신뢰구간 계산은 $(2.93-2.76) \pm 1.96 * 0.049 = (0.073, 0.267)$이다.

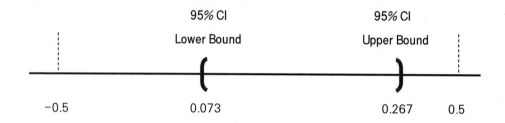

95% 신뢰구간 전체가 한계치 (−0.5, 0.5) 범위 안에 들어가기 때문에, 귀무가설이 기각되고, 두 약물은 동등하다.

[예제] 천식해소에 사용되는 두 개의 흡입기(R, T)의 동등성을 평가하려 한다. 만일 그 흡입기들의 치료차이가 아침시간의 최대호기 속도가 15 l/min보다 작다면 동등하다고 간주된다. 각 집단 150 표본수의 임상시험에서, 다음의 결과를 얻었다. 아침시간의 최대호기 속도는 R = 420 l/min, T = 417 l/min로 R과 T 사이의 평균차이는 3이며, 표준오차는 4로 측정되었다. 이 두 흡입기는 동등한가?

→ 천식해소 예제에서 평균차이의 95% 신뢰구간은 $3 \pm 1.96 * 4 = (-4.84, 10.84)$. 평균차이가 15보다 작으면 임상적 동등성을 가지는 것으로 간주되기 때문에, 신뢰구간과 한계치(−15, +15)의 비교에서 두 흡입기는 동등하다고 결론짓는다.

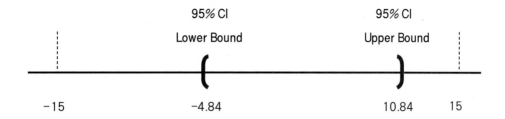

95% 신뢰구간 전체가 한계치 (−15, 15) 범위 안에 들어가기 때문에, 귀무가설이 기각되고, 두 호흡기는 동등하다.

[예제] 유방암 수술을 받은 환자에게 명상치료와 음악치료의 효과로 삶의 만족도를 측정하는 임상시험을 수행하였다. 만일 두 치료에서 삶의 만족도 차이가 3점 이내라면 치료효과는 동등하다고 간주하기로 한다. 각 치료를 위해 20명의 유방암 수술 환자를 무작위로 배정한 이 임상시험에서 다음의 결과를 얻었다. 명상치료 집단의 삶의 만족도는 75점(표준편차=3.2), 음악치료 집단의 삶의 만족도는 76점(표준편차=2.4)으로 측정되었다. 이 두 치료는 동등한가?

➜ 유방암 수술 환자에게의 명상치료와 음악치료 예제를 이용하면, 평균차이의 95% 신뢰구간의 계산은 $-1 \pm 1.96 * 2.311 = (-5.53, 3.53)$.

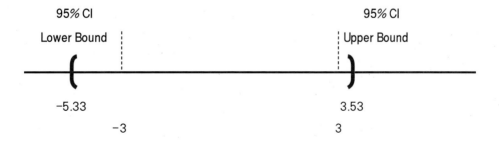

평균차이가 3보다 작으면 임상적 동등성을 가지는 것으로 간주되기 때문에, 신뢰구간과 한계치 (−3, 3)의 비교에서 명상치료와 음악치료의 집단은 삶의 만족도에서 동등하다고 결론짓기는 불확실하다.

2) 이항 결과변수

이항 결과변수의 임상시험에서 동등성의 테스트의 귀무가설과 대립가설은

$$H_0: P_S - P_N \geq +\Delta \quad or \quad P_S - P_N < -\Delta$$

$$H_1: -\Delta < P_S - P_N < \Delta$$

$(P_S - P_N)$의 $100 (1-2\alpha)\%$ 일방향 신뢰구간은 다음과 같이 구한다.

$$(-1,\ \hat{P}_S - \hat{P}_N + Z_{1-\alpha} * \hat{S})$$

이항 결과변수를 가진 임상시험에서 이 신뢰구간을 이용하여 동등성을 테스트하는 방법은 예제와 사례를 통해 설명한다.

〔예제〕 표준약물과 신약의 관측된 성공률이 $\hat{P}_S = 0.3$과 $\hat{P}_N = 0.25$이며, 각각 동일한 표본수=50을 가진다고 가정하자. 또한 두 약물 간의 차이가 0.2 이하이면 동등하다고 가정하자. 이 두 약물은 일방향의 0.05 유의성 수준에서 테스트하고자 한다.

$$\hat{P}_S = 0.3;\ \hat{p}_N = 0.25;\ n_s = n_N = 50;\ \Delta = 0.2;\ \hat{S} = 0.089$$

➔ $(P_S - P_N)$의 $(1-2\alpha)$ 100% 일방향 신뢰구간은

$$(-1,\ 0.05 + 1.645*0.089) = (-1,\ 0.196).$$

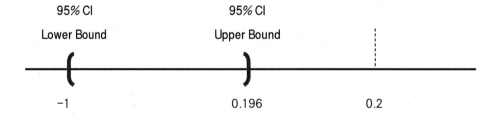

이 신뢰구간의 상한값인 0.196은 Δ값 0.2보다 작으므로 신약은 표준약물과 동

등하다고 결론지을 수 있다.

[예제] 유전자1형 만성간염C형 환자에게 (인터페론 & 리바비린)의 결합약물 집단과 표준약물 집단 각각에 60명을 무작위 배정하여 바이러스 반응률에 있어서 동등한지를 테스트하는 임상시험을 실시하였다. 만일 지속 바이러스 반응률 차이가 20% 이내라면 동등하다고 할 것이다. 임상시험 데이터는 표준약물 집단에서는 26명(43%) 그리고 인터페론 & 리바비린의 결합약물 집단에서는 35명(58%)이 지속 바이러스 반응을 보였다.

→ $\Delta = 0.2$와 $\hat{S} = 0.09$이며, 지속 바이러스 반응률 차이의 95% 신뢰구간은 $0.15 \pm 1.96 \times 0.09 = (-2.6\%, 32.6\%)$이다.

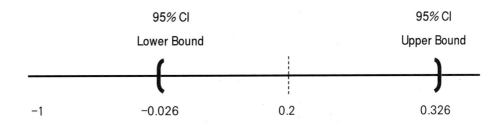

Δ값 0.2가 신뢰구간 내에 있으므로 이 임상시험에서 두 약물의 효과가 동등하다고 결론 내릴 수 없다.

사례 | **피부 리슈만편모충증(Cutaneous leishmaniasis) 임상시험 (Hu, 2015)**

이 임상시험에서는 84명의 피부 리슈만편모충증 환자에게는 펜타미딘 이세치오네이트(pentamidine isethionate) 주사로 4mg/kg을 7일간 투여하고 79명의 환자에게는 7mg/kg을 3일간 투여하여 6주 후의 완치율이 같은지를 임상시험하였다. 이 연구에서는 동등성 한계치를 15%로 설정하였다. 6주 후의 완치율에서 3일 투여요법은 39%이고, 7일 투여요법은 49%를 보였다.

$(P_S - P_N)$의 $(1-2\alpha)100\%$ 일방향 신뢰구간 ($\alpha = 0.05$; 90% CI)은

$$(-1, -0.10 + 1.645 * 0.0773) = (-1, 0.0271)$$

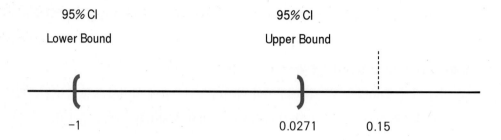

이 신뢰구간의 상한치 (0.0271)는 Δ값 0.15보다 작으므로, 펜타미딘 이세치오네이트의 두 가지 투여요법은 동등한 완치율을 보였다.

사례 HIV 치료약 임상시험 (Staszewski, 2001)

HIV 치료에 사용될 수 있는 복합치료제인 abacavir/lamavudine/zidovudine과 indinavir/lamavudine/zidovudine을 각각 48주 동안 복용한 후에 환자의 RNA level을 비교하였다. 임상연구 팀은 FDA와 상의 후에 결과변수를 RNA level을 400copies/ml을 치료효과로 간주하였다. 이 임상시험에서 abacavir/lamavudine/zidovudine과 indinavir/lamavudine/zidovudine은 각각 50.8% 와 51.3% 의 치료효과를 보였다. 두 복합치료제의 치료효과 차이의 95% 신뢰구간은 (−9%, 8%) 로 나타났다.

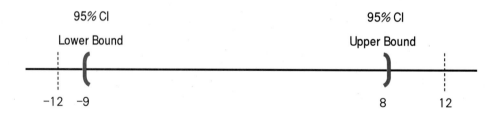

95%의 신뢰구간이 한계치 (−12, 12) 안에 포함되어 있으므로 두 복합 치료제의 약물효과는 동등하다고 결론지었다.

참고문헌

1. Armitage P, Berry G, Matthews JNS. *Statistical Methods in Medical Research*. Wiley, 2001.

2. Buccisano F, Maurillo L, Piciocchi A, Del Principe M, et al. Age-Stratified Analysis of The Prognostic Role Of Minimal Residual Disease Detection By Flow Cytometry, In Adult Patients With Acute Myeloid Leukemia. *Blood*, 2013, 122:2649.

3. Christensen E. Methodology of superiority vs. equivalence trials and non-inferiority trials. *Journal of Hepatology*, 2007, 46:947-954.

4. Fleiss JL, Levin B, Paik MC. *Statistical Methods for Rates and Proportions*. John Wiley, 2003.

5. Garrett AD. Therapeutic equivalence: fallacies and falsification. *Stat Med*, 2003, 22:741-762.

6. Greene WL, Concato J, Feinstein AR. Claims of equivalence in medical research: Are they supported by the evidence? *Annals of Internal Medicine*, 2000, 132:715-722.

7. Hu RV, Straetemans M, Kent AD, Sabajo LO, de Vries HJ, Fat RF. Randomized single-blinded non-inferiority trial of 7 mg/kg pentamidine isethionate versus 4 mg/kg pentamidine isethionate for cutaneous leishmaniaisis in Suriname. *PLoS Negl Trop Dis*, 2015, 9:e0003592.

8. International Conference on Harmonization. Statistical Principles for Clinical Trials, E9. 1998. http://www.ich.org/fileadmin/Public_Web_Site/ICH_Products/Guidelines/Efficacy/E9/Step4/E9_Guideline.pdf. Accessed at June, 2014.

9. Jones B, Jarvis P, Lewis JA, Ebbutt AF. Trials to assess equivalence: The importance of rigorous methods. *British Medical Journal*, 1996, 313:36-39.

10. Kutner M, Nachtsheim C, Neter J, Li W, Kutner M, Nachtsheim C, Neter J, Li W,

Lewis JA, Jones DR, Rohmel J. Biostatistical methodology in clinical trials—A European guideline. *Stat Med*, 1995, 14:1655−1657.

11. Lim HJ, *Designs and Applications of Clinical Trials*. Bullsbook Publisher. Seoul, Korea. 2015.

12. Staszewski S, Keisser P, Montaner J, et al. Abacavir−Lamivudine−Zidobudine vs Indinavir−Lamivudine−Zidobudine in antiretroviral−naïve HIV−infected adults. *JAMA*, 2001, 285:1155−1163.

13. Walker E, Nowacki AS. Understanding Equivalence and Noninferiority Testing. *Journal of General Internal Medicine*, 2011, 26:192−196.

14. Wang WW, Mehrotra DV, Chan IS, Heyse JF. Statistical considerations for noninferiority/equivalence trials in vaccine development. *J Biopharm Stat*, 2006, 16:429−41.

15. Wiens BL. Choosing an equivalence limit for noninferiority and equivalence studies. *Controlled Clinical Trials*, 2002, 23:2−14.

16. Woodward M. *Epidemiology: Study Design and Data Analysis*. Chapman & Hall/CRC, 2005.

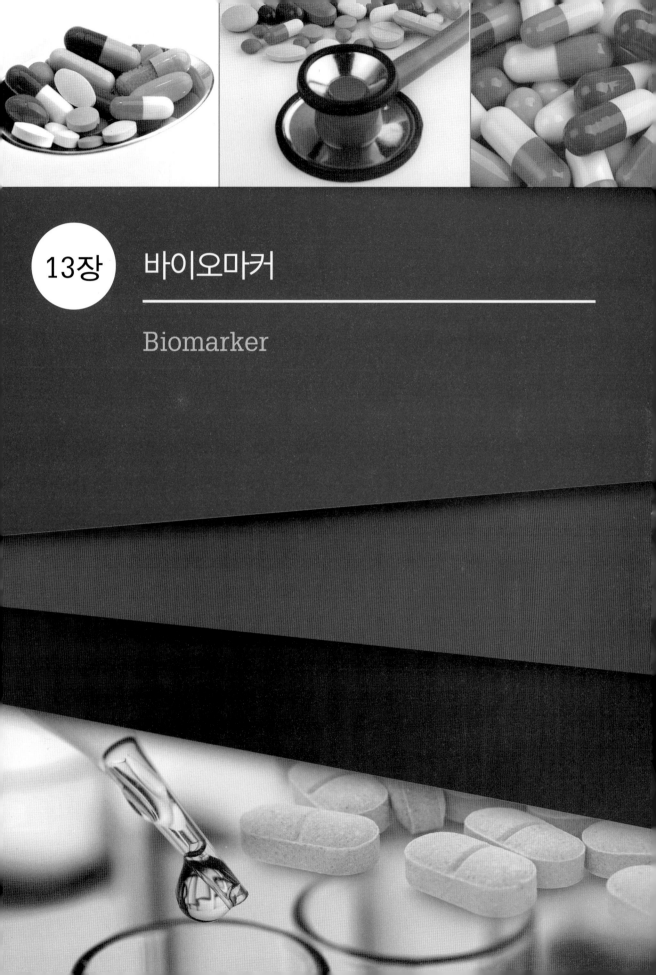

13장

바이오마커

Biomarker

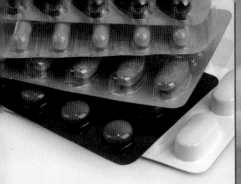
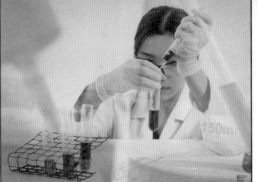
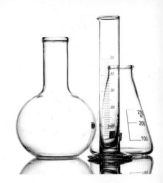

바이오마커(biomarker)는 생물학적 상태와 몸의 변화된 상태를 나타내며, 객관적으로 측정되고 평가되는 신체 내의 생물학적 표지자이다. 바이오마커는 신약개발뿐만 아니라 환자의 질병을 예측할 수 있는지를 발견하는 과정에서 개인 맞춤형 치료에도 많이 이용되고 있다. 13장에서는 바이오마커의 분류 및 활용, 최적의 바이오마커, 바이오마커 개발, 그리고 대리결과변수로서의 바이오마커에 대하여 알아본다. 또한 임상시험에서 바이오마커의 성공 및 실패 사례를 제시한다.

13.1 개요

바이오마커(biomarker)란 정상적인 생물학적 과정, 질병 진행상황, 약물이나 수술적 치료 효과의 평가, 치료방법 등에 대한 약물의 반응성을 몸 안의 변화를 통해 알아낼 수 있는 생물학적 지표이다. 1999년 미국 NIH의 바이오마커 정의 실무단(biomarker definition working group)은 바이오마커를 "객관적으로 측정되고 평가되는(objectively measured and evaluated)" 것으로 정의하여 생물학적 상태를 나타낼 뿐 아니라 변화된 상태를 객관적으로 측정할 수 있어야 함을 의미했다. 그러므로 바이오마커는 신체 내의 생물학적 표지자를 통틀어 지칭하는 것으로 다음과 같은 역할을 한다.

- 생명체의 정상, 혹은 병리적인 상태 측정

- 질병의 유무 및 진행상태 판단

- 특정한 질병의 예측 및 진단의 단서

- 약물에 대한 생체의 반응 표현

- 임상적 결과변수(clinical endpoint)를 대신하는 바이오인디케이터(bio-indicator)

바이오마커는 생화학의 발전과 더불어 등장한 오래된 개념으로 혈중포도당과 같이 저분자물질에서부터 DNA/RNA 같은 유전자, 대사물질, 지방질, 단백질이나 특정 핵산과 같은 고분자물질까지 다양하다. 이러한 바이오마커는 약물에 대한 생체의 반응을 표현하여 의학적 진단 및 신약개발에 많이 사용되고 있다. 널리 알려진 대표적인 바이오마커로서 급성심근경색증의 초기 표지자인 단백질 트로포닌(Troponin, TN), 당뇨의 진단에 쓰이는 혈중포도당, 골다공증에서 골절, HIV에서 CD4/viral load의 수치, 만성신부전증에서의 알부민(albumin) 등이 있다. 특히 급성심근경색증과 같은 심각한 질병은 발생 후 얼마나 빨리 치료를 시작하느냐에 따라 사망률과 직결되므로 초기의 임상증상을 감별하기 위해서는 바이오마커의 역할이 매우 중요하다.

신약개발 과정에서 1상 임상시험을 시작한 신약 후보약물이 신약승인을 받아 시판되는 비율이 아주 저조하여 그 시간적, 경제적 소모율이 상당히 높다. 신약개발의 실패 대부분은 임상시험 후반(2상 혹은 3상 임상시험)에 일어나기 때문에 많은 비용과 시간, 그리고 연구 참여 대상자가 필요하여 이에 따른 신약개발의 투자비용이 점점 증가되고 있는 추세이다. 제약회사들이 보유하고 있는 임상연구 파이프라인에서 점점 적은 수의 약물이 신약개발로 성공하고 있으며, 막대한 투자비용에 비교해서 신약개발 연구가 충분한 이윤을 내지 못하는 것도 제약회사에게는 큰 부담이기도 하다. 신약개발에서의 글로벌 경쟁 속에서 바이오마커는 임상적 결과변수(clinical endpoint)를 대신하는 바이오인디케이터(bio-indicator)로 사용된다. 제약업체들은 임상적 결과변수를 사용하는 신약의 효과를 측정하는 전통적인 신약개발 방식보다는 바이오마커를 이용하여 가능한 한 빨리 후보 신약물질의 작용을 미리 예견하여 개발과정을 계속 진행할 것인지 아닌지(go or not go)를 결정하려 한다. 특히 각종 질병치료에 대한 맞춤형 의료가 주목받으면서 바이오마커를 이용한 신약발굴의 역할에 대한 관심이 더욱더 집중되고 있다. 바이오마커를 이용한 신약개발은 여러 종양들을 비롯해 뇌졸중, 치매 등 각종 난치병 진단의 효과적 방식으로, 그리고 신약개발 과정에 반영할 수 있어 안전성 확보와 비용절감에 효율적인 것으로 주목받고 있다. 질병별로 보면 현재 바이오마커는 암 관련 질병치료에 가장 많은 비중을 차지하며, 심혈관, 뇌신경, 자가면역, 감염질병 순서로 다양한 바이오마커가 개발되어 임상적으로 질병의 진단 및 치료, 질병의 모니터링에 적용되고 있다. 특히 글리벡의 치료 타깃인 만성골수성백혈병의 BCR-ABL 유전자 융합과 같은 유전자, 혈중콜레스테롤, 전립선암의 PSA(prostate-specific antigen) 단백질 등은 바이오마커로서 개발된 좋은 사례라고 할 수 있다.

신약개발에서 중요한 부분으로서 바이오마커의 이용이 빠르게 성장하고 있지만, 이것은 단지 바이오마커를 이용한 신약개발 접근방법이 전통적 약물개발 방식에 비해서 신속하게 개발되고 승인되기 때문만은 아니다. 바이오마커에서 보여지는 여러 변수를 관찰하고, 어떤 바이오마커를 통해 특정한 질병을 예측할 수 있는지를 발견하는 과정에서 개인 맞춤형 치료가 가능하다. 예를 들면 와파린(warfarin)과 같은 항응고제를 복용하는 환자의 경우에는 약물유전자에 따라 치료반응이 달라지므로, 이 약물유전자의 결과를 토대로 용량을 변경하거나 약물을 교체하여 개인 맞춤형 치료에 이용할 수 있다. 이때, "개인 맞춤형 의료(Personalized Medicines)"는 환자에게 올바른 약물로 정확한 시간에 정확한 용량으로 치료하는 것을 말한다. 넓은 범위로 개인 맞춤형 의료란 예방, 진단, 질병치료와 후속치료라는 치료의 전반적 단계에 걸쳐 환자 개인의 특성에 맞추어 필요 내지 선호에 따라 맞추어진 의학적 치료라고 생각될 수 있다. 보다 개별화된 치료로 이끌기 위해 유전체, 후생유전체, 노출 및 다른 데이터를 이용한 질병의 개별적 패턴을 결정하며 '정밀의학 (precision medicine)', '계층화의학(stratified medicine)', '표적의학(targeted medicine)', '게놈약학 (pharmacogenomics)'과 같은 용어와 함께 많이 사용되고 있다. 바이오마커는 또한 임상적 결과의 대리변수(surrogate biomarker)로도 임상시험에 이용된다. 이런 임상적 대리결과변수 (surrogate endpoint)로서의 바이오마커에 대해서는 섹션 13.4에서 자세히 다룬다.

13.2 바이오마커의 발견

질병의 발견 및 진행, 그리고 치료방법의 개선 등을 위하여 바이오마커를 이용한 사례나 아이디어는 초기 의학치료에까지 거슬러 올라갈 수 있다. 예를 들면, 소변의 색깔이나 냄새, 혹은 침전물을 통한 환자의 질병을 체크하는 요검사는 14세기 이전부터 수행되었다. 현대 의약학에서 환자의 질병 진행상태를 알기 위해서 임상의사들은 폐기능의 폐활량 측정, 심장질환의 혈압 측정, 당뇨병의 혈당 측정 등에서 여러 바이오마커를 실제로 사용하고 있다. 신약개발에 있어서의 바이오마커의 발전과 이용, 그리고 바이오마커의 역할은 주로 20세기 후반에 들어서 생명과학기술의 발전과 함께 급진적으로 진화하였으며, 현재 많은 바이오마커가 신약개발과 환자치료에 잘 활용되고 있다. 대표적인 사례로 1947년부터 시작된 미국의 프래밍햄 심장병연구(Framingham Heart Study)가 있다. 이 연구는 심장질환의 원인과 그 위험요인들의 체계적 조사를 착수하기 위한 전향적 역학연구(prospective epidemiology study)로, 아직까지도 활발하게 진행 중에 있는 연구이다. 프래밍햄 연구에서 나온 결과들은 특히 심장질환을 위한 바이오마커 검증평가로 허용되어 심장의 건강상태에 대한 주요 바이오마커로서 콜레스테롤을 채택하여, 다양한 의약학 연구에 이용하게 했다. 다음은 중요한 바이오마커의 발견 사례들을 알아보기로 한다.

필라델피아 염색체(Philadelphia Chromosome)

1960년에 미국 필라델피아 대학의 세포유전학자인 노웰(P. Nowel)은 만성골수성백혈병(Chronic Myeloid leukemia)의 백혈구에서 현재 필라델피아 염색체로 불리는 매우 작은 크기의 비정상 염색체를 발견하였다. 이후 1973년에 의과학자인 로울리(J. Rowley)가 이 염색체는 9번 염색체와 22번 염색체의 말단부분이 서로 위치를 바꾸어 전좌(translocation)되면서 그 결과로 짧아진 22번 염색체임을 밝혀냈다. 9번 염색체가 22번 염색체의 전좌하여 조절부위(regulation region)가 존재하지 않기 때문에 티로신키나제(tyrosine kinase) 성장신호를 계속해서 보내게 되고, 따라서 골수 내에 비정상적인 세포가 과도하게 증식되어 혈액암을 유발하게 된다. 이 발견으로 필라델피아 염색체의 불량 단백질을 타깃으로 어떤 환자가 후보약물로부터 치료 혜택을 받을 것인가를 나타내는 바이오마커로 사용할 수 있었다. 이후에 연구자들은 9번 염색체에 전좌된 이 22번 염색체의 ABL 유전자가 22번 염색체의 BCR이란 유전자에 붙으면서 BRC-ABL 융합유전자를 이루고, 결국 이 특이한 변형은 항-이마티닙(imatinib)을 예측하는 바이오마커라는 것을 밝혔다. BRC-ABL 바이오마커를 이용하여 필라델피아 염색체 세포의 증식을 막고 질병진행을 늦추는 신약 이마티닙(imatinib; 글리벡)이 개발되어 만성골수성백혈병 치료에 사용되고 있다.

HER-2 유전자와 수용체

신약개발 역사에서 가장 잘 알려진 바이오마커는 1980년대 중반에 발견된 유방암 환자의 HER-2 유전자와 수용체이다. HER-2는 세포 표면의 성장을 조절하는 중요한 역할을 하는 수용체 단백질로서 정상인에서 나타나지 않는다. 그러나 이 단백질이 변형되어 HER-2가 과분비되면(보통 100배 이상), 유방암 세포의 조절되지 않는 비정상적 증식을 유도하여 종양 발생을 일으킨다. 유방암 환자 중에서 20~30%는 암세포에서 HER-2 수용체의 과발현을 보였으며, 이 유전자의 유무에 따라 유방암 환자의 예후를 예측할 뿐만 아니라 치료전략을 결정하는 데 주요한 역할을 하고 있다. 이 HER-2는 유방암의 바이오마커로서 신치료를 위한 새로운 표적치료제 개발의 기회를 제공하였다. 현재 유방암의 대표적인 표적치료제로는 트라스투주맙(Trastuzumab; 허셉틴)을 들 수 있다. 이것은 HER-2 과발현 환자의 HER2 수용체를 타깃하여 작용하도록 개발된 단클론성항체(monoclonal antibody)로서, 많은 유방암 환자의 암세포 증식을 억제시키는 데 성공했다.

HIV viral load

1980년대 후반에 발견된 HIV 바이러스(viral load)는 HIV 바이러스의 활동동향을 결정하는 데 도움을 주는 HIV 질병진행의 바이오마커이다. 보통 viral load 테스트라고 불리는 이 검사법은 혈액 속에 포함된 활동 바이러스의 숫자를 직접 측정하는 방법으로 아주 정확해서 폭넓게 복제 바이러스를 측정하는 방법이다. 그러므로 HIV 환자의 치료 및 HIV 투약관리의 실패 징후가 나타나기 이전에 빨리 HIV viral load 수치에 따라 처방약물의 저항(Drug Resistance: 특정한 바이러스나 병균에 대해서 작용하는 약효의 감소)을 예측할 수 있다. 1990년대 중반에 HIV 치료제 개발을 위한 많은 임상시험은 viral load 측정을 이용하여 단일치료를 받은 환자보다 여러 약물을 투여하는 약물 칵테일 치료를 받은 환자의 viral load 수치가 더 많이 감소하여 질병진행을 늦춘다는 것을 보여주었다. 따라서 인체의 HIV의 활동을 멈추거나 느리게 만드는 데 목적을 둔 치료법인 HAART(highly active antiretroviral therapy: 고활성 항레트로바이러스 치료법) 치료효과의 측도에 사용되었다. HIV 바이오마커인 viral load는 오늘날 HIV 감염환자에게 처방되는 HAART 치료약물의 개발과 약물효과의 측도로 사용되고 있으며, 또한 신약개발에서 효과적인 치료약물을 빠르게 승인시키게 하는 유용한 평가기준으로 사용되고 있다.

13.3 바이오마커의 분류 및 활용

13.3.1 바이오마커의 분류

바이오마커의 일반적인 의미는 생물학적, 병리학적 반응 혹은 약물반응의 지표로서 객관적으로 측정 가능한 표지자를 말하며, 신약개발에서 바이오마커는 초기 약물발굴 단계에서부터 개발 지속 여부(go or not go)를 결정하는 잣대로 활용된다. 이러한 역할을 하는 바이오마커는 엄밀하게 3종류의 분류체계로 나눌 수 있다(Biomarkers Definitions Working Group, 2002).

- 0형 바이오마커
- 1형 바이오마커
- 2형 바이오마커

0형 바이오마커는 질병의 자연적 진행(natural progress)을 측정하며, 주로 질병의 심각성 정도 혹은 질병의 진행상태를 추적하는 것으로 사용된다. 이에 반해서 1형 바이오마커는 치료약물의 효과를 표시하는 것으로, 제약산업과 바이오테크 산업에서 신약발견 및 개발에서 정보 피드백(information feedback)을 모니터링하는 도구로 채택되는 바이오마커이다(Colburn, 2003). 예를 들면 1형 바이오마커로는 임상적으로 연관된 타깃을 결정하고, 임상전 ADME, 독성학, 그리고 1상~3상 임상시험에서 '결정 마커'로 신약발견 및 개발의 전반에 걸쳐서 많이 사용되고 있다. 반면에 2형 바이오마커는 질병의 메커니즘, 모니터링 및 예측에 사용된다. 또한, 질병진단 혹은 질병스크리닝을 위하여 유전자학(genomics), 트렌스크립토믹(transcriptomics: 전사체학), 프로토믹(protoomics: 단백질체학), 메타볼로믹(metabolomics: 대사체학) 등에서 특정한 바이오마커을 정하는 데 중점을 둔다. 이와 같은 경우에는 임상시험에서 단일 바이오마커가 구조적으로 확인되고 확증되는 것이 중요하며 특정한 질병의 예측, 조기 onset, 질병진전, 치료효과, 질병진단 등 질병의 여러 상태를 나타내는 통로이며, 대리결과변수(surrogate endpoint) 마커로 간주된다. 대리결과변수로서의 바이오마커는 생물학적으로 확정적이거나 혹은 임상적으로 가장 의미 있는 결과변수를 대신해서 측정된 것이다. 최적의 대리결과변수는 바이오마커에서 도출한 치료효능이 임상적 결과에서 도출한 치료효능을 예측 가능하게 하고 또한 확정적인 임상적 결과변수(예, 종양재발)와 합리적인 상관관계가 있어야 대체 가능하다.

위에서 살펴본 바이오마커의 분류 이외에도, 바이오마커는 임상시험에서 안전성 바이오마커와 효능 바이오마커로 크게 둘로 나누기도 한다. 안전성 바이오마커 테스트의 예로서는 간 안전성테스트, 신장 안전성테스트, 혈액 안전성 바이오마커, 뼈 안전성 바이오마커와 기초 신진대사 안전성 바이오마커와 같은 것들이 있다. 치료약물 효능 테스트로 이용되는 바이오마커는 안전성을 모니터링하는 바이오마커와는 근본적으로 다르다. 치료약물 효능 바이오마커는 대리결과 바이오마커, 예측 바이오마커, 약력학(PD) 바이오마커, 진단 바이오마커 등이 있다. 아래 표는 여러 종류의 바이오마커와 그 특징(표 13.1), 그리고 바이오마커 발견과 관련한 유체(표 13.2)를 요약한 것이다.

[표 13.1] 용도에 따른 바이오마커의 종류와 특징

종류	특징
약리학적 바이오마커 (Pharmacological biomarker)	전임상 및 임상시험에서 약물작용의 평가기준으로 사용되는 생체지표로 사용
예측 바이오마커 (Predicitve biomarker)	특정 약물에 대한 반응의 예측에 사용
스크리닝 바이오마커 (Screening biomarker)	임상증상이 없더라도 어떤 질병이 시작되는 사람과 건강한 사람을 구분할 수 있는 바이오마커로 초기 암진단 마커가 해당함
예후 바이오마커 (Prognostic biomarker)	질병의 예후를 알려주는 마커로서, 질병의 진행정도(예를 들면, 관절염)를 알려주는 바이오마커
층화 바이오마커 (Stratification biomarker)	특정 약물에 대한 반응군과 비반응군을 구분할 수 있는 바이오마커
효율성 바이오마커 (Efficacy biomarker)	약물의 치료효과를 모니터링할 수 있는 바이오마커로 대리 바이오마커(surrogate biomarker)로도 사용될 수 있으며, 신약개발 단계에서 특정약물에 대한 연구개발을 계속할 것인지 결정할 때 판단의 근거가 됨
메커니즘 바이오마커 (Mechanism of action biomarker)	타깃에 대한 약물의 효과를 정량화할 수 있는 바이오마커
독성 바이오마커 (Toxicity biomarker)	특정 약물에 대한 부작용 증상이 나타난 그룹을 찾아낼 수 있는 마커
중개 바이오마커 (Translation biomarker)	전임상 및 임상시험에서 모두 사용할 수 있는 바이오마커, 즉 실험동물과 사람에서 동일한 양상을 보이는 바이오마커
질병 바이오마커 (Disease biomarker)	질병의 유무 또는 임상결과를 보여주는 바이오마커
스테이지 바이오마커 (Staging biomarker)	진행성 질병에서 각 단계를 구분할 수 있는 바이오마커
대리 바이오마커 (Surrogate biomarker)	임상시험에서 결과의 판단지표 혹은 결과변수를 대체할 수 있는 바이오마커
표적 바이오마커 (Target biomarker)	약물표적의 존재를 측정할 수 있는 바이오마커

Insight Pharma Reports 'D isease—R elated Biom arkers', 2007; Insight Pharma Reports 'M olecular Diagnostics, 2009.

[표 13.2] 인간의 생물학적 유체와 바이오마커 발견

인간의 생물학적 유체	형태
혈장 (plasma)	광범위한 질병
혈청 (serum)	광범위한 질병
뇌척수액 (cerebrospinal fluid)	뇌
유두유출액 (nipple aspirate fluid)	유방
유방낭종액 (breast cyst fluid)	유방
유관세척 (ductal lavage)	유방
자궁질분비물 (cervicovaginal fluid)	난소
분변 (stool)	대장
흉막삼출 (pleural effusion)	폐
기관지 폐포 세척 (brochoalveolar lavage)	폐
가래 (sputum)	폐
호흡 (breath)	폐, 유방
침 (saliva)	구강, 유방
복수 (ascites fluid)	난소
췌장액 (pancreatic fluid)	췌장
정장 (seminal plasma)	전립선
소변 (urine)	비뇨기
눈물 (tear fluid)	유방, 결장, 폐, 전립선, 난소

13.3.2 바이오마커의 활용

바이오마커는 현재 신약개발 및 환자 맞춤형 의학을 위해서뿐만 아니라, 암과 같은 질병의 조기발견을 위한 진단용, 혹은 새롭게 개발된 신약을 검증하거나 의약품의 유효성 평가를 위한 임상시험의 시간 단축을 목적으로 하는 대리결과변수 등 다양하게 활용되고 있다. 또한 환자의 질병치료에서 적절한 맞춤의약품과 복용량 선택 및 처방, 약물반응의 예측과 모니터링을 통해 약물의 부작용을 감소시키는 데에도 이용된다. 이러한 바이오마커는 사용목적에 따라 질병선별표지자, 질병표지자, 예후표지자, 유효성표지자, 독성감별 표지자 등으로 분류할 수 있다(표 13.1 참조). 바이오마커의 가장 대표적인 적용 분야로는 질병진단을 포함한 조기진단 외에 동반제제와 연계된 맞춤의료 분야, 약물평가와 개발 및 위험성 평가를 통한 임상시험의 단축, 잠재적인 표적의약물 개발과 이미징, 생물정보학 등이 있다. 또한 바이오마커는 신약개발과 맞춤의학을 위해서도 다양하게 활용되고 있다. 신약개발 임상시험 단계에서 바이오마커는 중요한 지표를 제공하기 때문에 바이오마커를 이용한 의약품의 유효성 평가로 임상시험기간 단축에도 활용되고 있다. 환자군을 분류하

고, 맞춤의약품을 처방하고, 복용량을 결정하며, 약물반응의 예측 및 모니터링을 통해 부작용을 감소시키는 등 바이오마커를 이용한 맞춤의료가 다양하게 활용되고 있다.

바이오마커에 사용되는 기술은 genomics, transcriptomics, proteomics, metabolomics 등을 포함한 오믹스(-omics) 기술, 이미징 기술, 생물정보학, 맞춤의료 등을 포함한다. 또한 21세기의 인간게놈 프로젝트 완성, 생물정보학의 진전, 어레이(Array) 실험분석(DNA, RNA, 단백질 등), 질량분석(Mass spectrometer)에 근거한 프로파일링 및 인식, 레이저 포착 현미해부, 유전자 SNP의 데이터베이스, CGH(comparative genomic hybridization), 초고속 유전자 서열분석 기술(High-throughput sequencing)과 같은 기술발전과 기술환경으로 앞으로도 바이오마커의 영향은 종양, 뇌, 신경질환, 호흡기질환 등의 관련 의약품 및 진단제 개발에 많이 응용될 것이다. 바이오마커를 가진 환자가 어떤 치료에 민감하게 반응하는지, 어떤 치료에 효과가 없는지를 추적하면서 치료 성공률을 높일 수 있기 때문에 실제로 최근에는 과학자와 제약회사들은 항암 맞춤치료를 실현하기 위하여 바이오마커 연구에 많은 노력을 기울이고 있다. 그러므로 바이오마커를 찾아내면 발병요인을 없애거나, 발병 초기에 개인별로 맞춤 진단이 가능해 비용을 크게 들이지 않고도 질병을 치료할 수 있다. 그러나 맞춤치료가 일반화하면서 바이오마커의 검증이 중요한 문제로 대두되고, 바이오마커의 정확성을 검증하는 방법이 필요하다. 나아가 환자의 바이오마커를 근거로 생활방식, 생활경력, 현재 신체적인 문제 등과 같은 환자 고유의 정보를 반영하는 맞춤형 치료제 개발을 위한 더 많은 바이오마커 개발 및 연구가 필요하다.

13.4 대리결과변수로서의 바이오마커

임상적 결과변수는 환자가 실제로 어떻게 기능하고 생존하는가를 반영하는 반면에, 대리결과변수(surrogate endpoint)는 임상적 결과변수를 대체할 수 있는 바이오마커이다. 바이오마커는 신약치료에 대한 질병의 활동 및 결과를 반영할 것으로 추정되며, 이런 추정은 대리결과변수와 상응하는 임상적 결과 사이에 인과관계가 존재함을 근거로 한다. 그러므로 확정적인 임상적 결과변수와 아주 밀접하게 상관된 대리결과변수는 임상적 참결과 (clinical true outcome)에 대한 인과경로의 일부, 혹은 그것에 아주 가까울 확률이 높다. 예를 들면 생리학적 지표로서의 바이오마커로 혈압, 체온, 혈당수치 등이 있고, 유전자와 유전자변이 바이오마커로는 RNA, 단백질, 바이러스 등이 있다. 일반적으로 바이오마커를 대리결과변수로 삼아서 임상시험을 설계하고 수행하여 분석하는 것이 어렵다기 보다는 오히려 바이오마커에서 나온 결과와 확정적 임상결과와의 상관성이나 타당성에 대한 확신의 부족에서 바이오마커를 사용한 도출 결과를 활용하는 것이 어렵다(Prentice, 1994). 바이오마커가 신뢰할 만한 대리결과변수로 여겨질 때도 있지만, 대리결과변수로서의 역활에서 실패하는 경우도 많다. 실패하는 경우로는 주로 바이오마커가 질병을 일으키지 않는다든지, 질병의 다중경로 중에 하나의 경로만 포함한다든지, 혹은 바이오마커가 신약의 효과에 영향을 받지 않고 질병의 진행과정과는 독립된 효능을 나타내기 때문이다(Tardif 2006). 아래 [표 13.3]은 현재 임상실무나 임상연구에서 용인되어 사용되고 있는 질병의 임상적 결과와 대리결과변수의 사례이다.

[표 13.3] 임상실무에 사용되는 대리결과변수와 상응되는 질병

용인된 대리결과변수	질병 예측결과
Viral load, CD4+ counts	AIDS, AIDS로 인한 사망
암 크기	암진행, 암으로 인한 사망
혈청 콜레스테롤	심근경색, 심장병 사망
FEV_1	만성폐쇄성 폐질환 사망
HbA1c	당뇨병 미세 혈관 합병증
혈압	일차적, 이차적 심장 혈관성 현상
안압	녹내장 시력 상실
골밀도	골절 손상
PSA	전립선암 진행
경동맥 내막 매질 두께	관상동맥 질병
GFR 감소	신장병 진행

HbA1c=glycated haemoglobin: 당화 헤모글로빈; FEV_1=forced expiratory volume in one second: 1초 강제 호기 폐활량; GFR=glomerular filtration rate: 사구체 여과 속도

13.5 최적의 바이오마커는 어떤 것인가?

신약개발에 있어서 바이오마커의 중요성이 대두되고, 환자 맞춤형 치료가 일반화되면서 바이오마커의 정확성을 검증하는 방법이 주목받고 있다. 바이오마커 발견을 위한 데이터의 양질은 약물 발굴 및 신약개발 과정에서뿐만 아니라 질병생물학(disease biology)에 중요한 영향을 줄 수 있다. 전자의 경우에, 만일 바이오마커 발견을 위한 데이터의 양질이 더 나은 정보지식이나 더 좋은 판단으로 이끈다면 과학자나 연구관리자들은 더 많은 연구와 경제적 투자를 할 것이다. 후자의 경우에, 만일 임상의사가 환자의 질병에 복잡하고 민감한 질병침투를 다루는 방법에 관한 적절한 지식을 지닌다면, 환자의 건강과 웰빙에 많은 개선을 줄 수 있는 결정을 할 수도 있다. 위의 두 경우 모두에 있어서, 데이터로부터 정보를 얻어서 지식으로 전환(knowledge translation)하는 효율적인 과정은 약물발굴 및 신약개발뿐만 아니라 환자의 질병치료 및 관리 측면에서 더 나은 결정을 하게 만든다. 그러므로 바이오마커의 발견 단계에서 생성된 데이터의 양질에 따라 이런 혜택은 크게 달라질 수 있다.

그렇다면 최적의 바이오마커를 구성하는 것은 무엇인가? 최적의 바이오마커는 어떻게 결정될 것인가? 최적의 바이오마커를 구성하는 것에 대한 이슈는 상당히 많은 논란이 있으며, 포괄적으로 용인된 답은 없다. 그렇지만 최적의 바이오마커는 생물학적으로 메커니즘적 근거에서 정당화되어야 하고, 상대적으로 간단한 절차로 측정될 수 있어야 한다는 것이다. 특히 대리결과변수로 사용되는 바이오마커는 확정적 결과와의 단순한 통계적 상관관계만으로는 충분할 수 없다. 그러므로 확정적 결과와 밀접한 임상적, 통계적 상관성을 가지면서 동시에 확정적 결과와 동일한 추론을 산출될 것으로 기대되는 마커가 곧 최적의 바이오마커이다(Boissel, 1992). 특정한 바이오마커를 최적의 바이오마커로 결정하기에 앞서서 연구자는 다음의 문제를 고려해야 한다.

- 과학적 질문

  생물학적 내용이 주어진 과학적/학문적 질문에 의해서 정의되어야 한다. 또한 그 것이 노력해서 얻은 가설인가?

- 바이오마커 목적을 정의

  고려 중인 과학적 질문의 문맥 내에서, 바이오마커 데이터 세트에서 필요한 결과 아웃풋(output)은 무엇인가? 예를 들면 바이오마커들은 단순 가/불가의 결정과정에 사용되는가? 바이오마커가 생물학적 활동을 이해하기 위하여 사용되고 있는가?

- 실험 설계

  통계적으로 필요한 표본수는 얼마이며, 적절한 대조군은 무엇인가?

- 생물체 / 조직 / 세포 / 체액의 선택

  바이오마커 아웃풋에서 필요한 과학적 질문과 정보는 연구될 생물학적 시스템의 선택을 결정할 것이다. 예를 들면, 췌장암의 간단한 예후 테스트는 혈액분석 혹은 소변분석을 나타낸다. 하지만 질병 메커니즘은 동물이나 인간의 조직검사가 필요하다.

- ~omics / 영상 / 임상화학 / 생리학 / 시스템 바이오마커 선택

  주어진 표본수, 비용 및 시간적 요인 때문에 마커의 어떤 분자계층을 선택하거나, 혹은 영상이 연구하에 있는 과정에 관해서 보다 적절한 정보를 제공하는지를 결정해야 한다.

- 단일 바이오마커 혹은 패널

  생물학적 시스템에 관해서, 단일 바이오마커 혹은 바이오마커 결합이 가장 정확하고 유용한 정보를 제공하는가?

- 만일 패널이라면, 최적 바이오마커 수

  패널에서 최적 바이오마커 수는 무엇인가? 10보다 적은가? 혹은 100보다 더 많은가?

- 분자서명(molecular signature)

  그 어떤 바이오마커도 지정되지 않은 곳에서는 단순한 분자서명이 충분한가? 혹은 아주 잘 특징지어지고 지정된 패널은 더 많은 정보를 제공하는가?

- 타당성 문제

  상업적 혹은 내적–타당성의 엄격함은 이것이 내적과정(예: 동물연구에서 약물독성)인지, 혹은 그 바이오마커가 질병진단을 위한 테스트키트(test kit)의 부분으로 이용되는지에 따라 결정된다.

- 타당성과 유용성

  바이오마커들이 약물발견 및 개발에서 의미 있는 방법으로 사용되는지에 따른다.

13.6 바이오마커 개발

성공적인 바이오마커는 특유의 R&D 모듈을 통해 초기발굴에서부터 임상검증에까지 체계적으로 나아가야 한다. 일반적으로 바이오마커 발굴 단계에서는 적은 수의 임상시료를 사용해서 다수의 바이오마커 후보를 발굴하고, 검증 단계에서는 가능성이 확인된 소수의 바이오마커 후보에 대해서 대규모의 임상시료에서 검증한다. NBDA(National Biomarker Development Alliance)는 바이오마커 개발을 위한 표준체계를 아래의 그림과 같이 제시하였다.

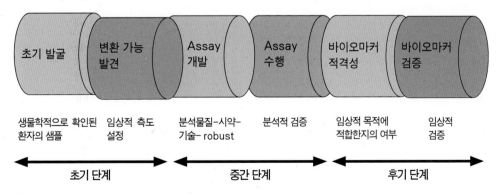

[그림 13.1] 바이오마커 개발를 위한 표준체계(http://www.nbdabiomarkers.org)

바이오마커 발견은 21세기 신기술 및 신자원의 등장과 함께 바이오마커 발굴전략이 발전함에 따라 향후 더 많은 바이오마커 발견이 용이하고 검증될 것으로 낙관적으로 기대하고 있다. 최근 바이오마커 발견과 발전에 기여하고 있는 대표적인 신기술과 신자원은 다음과 같다.

- 인간게놈 프로젝트의 완성

- 생물정보학의 발전

- DNA, RNA, 단백질의 배열분석

- 질량분석(mass-spectrometry) 근거의 프로파일링과 표시

- 레이저 미세절제술(Laser capture microdissection)

- SNP의 데이터베이스

- Comparative Genomic Hybridization(CGH; 정상 염색체와 이상 염색체를 다른 색깔의 현광물질로 염색한 후에 표본 염색체와 결합시킴)

- High-Throughput Sequencing(HTS; 유전체의 염기서열의 고속 분석 방법)

생명과학 분야에서 이와 같은 신기술 및 신자원의 발전을 이용하여 적절한 바이오마커를 발굴하는 전략으로 Kulasingam (2008)은 '바이오마커 발굴 결정 수레바퀴(Biomarker Discovery Decision Wheel)'를 제시했다(그림 13.2).

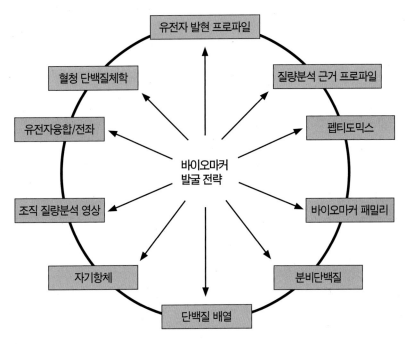

[그림 13.2] 이머징 기술활용을 통한 바이오마커 발굴을 위한 전략 (Kulasingam, 2008)

바이오마커 개발은 여러 단계를 거치게 되며, 발굴, 검증, 적합화, 타당성의 절차를
거친 다음 비로소 임상에 적용된다.

1) 바이오마커 발굴 단계(Biomarker Discovery)

바이오마커 발굴 단계에서는 임상평가지표에 의해 분석된 임상결과의 분자적 특성을
자세히 관찰한다. 바이오마커 발굴은 주로 전임상 시스템의 in vivo 혹은 in vitro에서 임
상적 상관성 연구와 함께 시작한다. 관련 질병 생물학과 임상적 판정지표의 분자적 특징
을 우선적으로 이해함으로써 무엇이 질병생물학(Disease Biology)을 반영할 바이오마커인
지를 판단하여, 선도표시(leading identification)를 결정하여 바이오마커 개발을 진행한다.
약물반응을 예측하는 바이오마커의 경우에, 기대되는 임상평가지표의 결과는 약물치료에
따르는 생존율의 증가이다. 이상적으로는 특정한 분자와 환자의 임상적 결과 사이에 인과
적 상관관계가 설명되어야 하지만, 상관관계가 아닌 인과관계를 확립하는 것은 결코 쉬운
일이 아니다.

2) 바이오마커 검증 단계(Biomarker Validation)

바이오마커 검증 단계에서는 바이오마커 분석방법의 신뢰도를 보장할 수 있는 체계적인 평가가 필요하고, 바이오마커가 목적에 맞는지의 적절성에 대해서 검증한다. 바이오마커 검증은 주로 2001년 미국 FDA가 제시한 바이오분석방법 검증(bioanalytical method validation) 가이드라인에 따라 이루어진다. 바이오 분석적 방법의 검증은 생물매질(biological matrix) 중의 분석성분에 대한 분석방법의 적합성을 평가하고, 분석방법 중 내재된 잠재적 오류를 수량화하여 분석법 적용에 유용성과 신뢰성을 제공하는 절차이다. 바이오분석법 검증에 대한 원칙은 GLP이지만, 바이오마커 분석 검증에 있어서 GLP를 적용하기란 어렵다.

바이오마커의 검증과정은 (ⅰ) 검사방법 개발, (ⅱ) 연구전검증, (ⅲ) 연구검증의 과정을 포함한다. 첫 번째인 검사방법 개발 단계의 목표는 연구의 실현 가능성을 타진하고, 시약의 유용성을 평가함으로써 바이오마커 검사 개발계획을 세우는 것이다. 두 번째인 예비 개발 단계의 연구전검증에서는 바이오마커 개발에 쓰일 수 있는 농도를 이미 알려진 대조군 환자의 샘플 혹은 다른 대체제에서 얻어 사용된다. 이 두 번째 단계의 목표는 분석법에 적합한 대조군을 찾는 것과 환자의 샘플분석에 사용될 확실한 실험법이 확립되었는가를 확인하는 것이다. 이 단계에서는 선택성, 민감성, 예측, 정확성, 재현성 등을 평가하기 위해 분석을 하지만, 평가기준은 확실하지 않다. 왜냐하면 그것은 다른 종류의 바이오마커나 혹은 다른 목적으로 이행되는 분석에 대해서는 각기 다른 변수가 적용될 수 있기 때문이다. 세 번째 단계는 두 번째 단계에서의 분석을 통해 확인된 대조군을 사용하여 실제 환자의 샘플을 분석한다. 그러므로 세 번째 단계의 목표는 실제 환자의 샘플을 통해 분석 시에 일어날 수 있는 문제점을 알아보는 것이다(Nayef, 2010). 바이오마커 검증기준 측면에서 보면, 신약개발 단계에서 이용되는 바이오마커는 예측 바이오마커나 혹은 임상시험에서 대리결과변수와 같이 임상에 적용되는 바이오마커 검증에서보다 다소 덜 엄격한 기준으로 분석된다.

3) 바이오마커 적합화 단계(Biomarker Qualification)

바이오마커 적합화 단계는 바이오마커의 임상결과 지표를 결정하기 위한 선택성과 민감성을 확인하고, 임상적 유용성을 증대시키기 위한 것이다. 이것은 곧 바이오마커가 임상시험 목적에 맞도록 적합화하여 잘못된 사용으로 인해서 환자의 질병치료에 있을 수 있는 위해를 방지하기 위한 것이다. 일반적으로 바이오마커가 실제 임상에 적용되기 위해서는 많은 토론이 필요하고 합의에 의해 결정되며, 그 합의점에 도달하는 데는 오랜시간이 걸릴 뿐만 아니라 매우 어렵다. 바이오마커의 적합화 기준은 임상적 유용성뿐만 아니라 산업적 혹은 공공적 이익 측면에서 비용-대비-효율적인지에 대해서도 입증되어야 한다. 미국 FDA는 바이오마커 적합화에 대한 규제과정을 채택하고 있다. 이 과정은 FDA 전문가들에게 바이오마커 적합화를 위한 연구검토를 요청하고 연구전략을 검증하는 것이다. 이러한 규제과정을 통해 연구계획에 대해서 FDA와 바이오마커 개발연구자 간의 합의가 이루어져야 한다. 또한 FDA 전문가들은 바이오마커 적합화 연구의 결과를 논의하고, 바이오마커 개발연구자가 제안한 바이오마커의 용도에 대한 허가 여부를 결정하여 알려준다.

바이오마커 적합화를 위한 최선의 임상시험 설계와 전략에 대한 논의는 많이 있었지만, 현재까지 임상시험 설계를 위한 가이드라인은 없다. 바이오마커 적합화를 위한 임상시험은 과거에 이미 잘 설계되어 수행된 임상연구의 샘플분석에서부터 시작된다. 분석은 후향적으로 진행될 수 있으나, 조직샘플은 미리 정하여 수행되어야 한다. 다양한 샘플을 티슈은행으로부터 공급받을 수도 있다. 실제 임상시험에서 얻은 티슈와 비교해보면, 티슈은행의 샘플은 치료 여부, 독성, 임상결과의 정확성 등 임상적 어노테이션(annotation) 측면에서 확실성이 부족하고, 또한 샘플의 수집과 저장에 대한 기준 및 운영방법이 아직 확립되어 있지 않다. 이런 이유로 티슈은행의 샘플은 바이오마커 적합화에서보다는 바이오마커 발굴에 더 유용하다고 할 것이다. 바이오마커에 대한 전향적 임상연구는 약물효과를 확인하기 위한 임상시험의 부속연구로 계획하여 수행되어야 한다. 바이오마커의 마지막 검증 단계는 예측성 판별을 목적으로 과학적이며 잘 디자인된 전향적 임상시험을 통해 수행된다. 바이오마커 검증을 위한 임상시험에는 다음과 같은 세 가지 방법이 있다(Alymani, 2010).

바이오마커 검증 임상시험 방법 1

첫 번째 검증 방법은 임상시험에 참여한 대상자들을 바이오마커를 기반으로 한 치료와 바이오마커와 상관없는 치료에 무작위로 배정한다. 그런 후에 바이오마커 양성(+) 대상자를 특정한 치료 A를 받게 하고, 음성(-) 대상자를 다른 치료 B를 받게 한다(그림 13.3). 이러한 RCT 설계 방법을 통해 바이오마커에 기반한 치료와 바이오마커와 상관없는 치료를 받은 각각의 대상자군의 임상시험 결과를 비교함으로써 바이오마커의 예측성을 평가할 수 있게 된다.

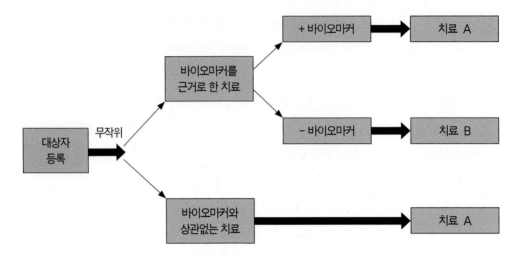

[그림 13.3] 바이오마커 근거와 비바이오마커를 근거하는 치료 임상시험 설계 (검증 방법 1; Alymani, 2010)

바이오마커 검증 임상시험 방법 2

　두 번째 검증방법은 임상시험에 참여한 대상자들을 바이오마커를 기반으로 한 치료와 바이오마커와 상관없는 치료에 각각 무작위로 배정한다. 그런 후에 바이오마커 양성(+) 대상자를 특정한 치료 A를 받게 하고, 음성(-) 대상자를 다른 치료 B를 받게 한다. 또한 바이오마커와 상관없는 치료의 대상자들도 치료 A와 B에 무작위로 배정한다(그림 13.4). 검증방법 1과 달리 이 검증방법 2는 바이오마커와 치료집단 사이의 교호관계를 고려할 수 있다. 특히 이 교호관계는 만약 특정한 치료가 바이오마커 양성 대상자와 바이오마커와 상관없는 치료에서 모두 유의한 약물효과를 보일 때 아주 중요하다. 그러나 이 설계의 단점은 각 부분의 많은 대상자들이 동일한 치료에 배정될 수 있기 때문에 다소 비효율적이기도 하며, 또한 임상시험에 더 많은 대상자 수가 필요하다.

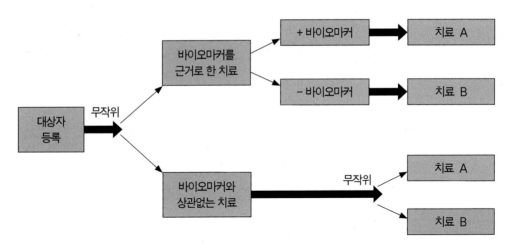

[그림 13.4] 바이오마커 근거와 비 바이오마커를 근거하는 치료 임상시험 설계 (검증 방법 2; Alymani, 2010)

바이오마커 검증 임상시험 방법 3

세 번째 검증방법은 대상자를 바이오마커 ＋/−로 나누고, 바이오마커 집단 각각을 다른 치료로 무작위 배정한다(그림 13.5). 즉, 바이오마커의 존재 여부에 따라 나누어진 각 대상자들과 모든 치료에 대해 두 가지 독립된 연구가 수행되는 셈이다. 이 방법은 바이오마커와 치료 간의 교호작용을 확인하게 하며, 또한 바이오마커의 "치료 무관한" 예후의 영향을 평가할 수 있다. 검증방법 3은 위의 검증방법 1 & 2와 비교할 때 상대적으로 단순하며, 적은 대상자가 필요하다. 그러나 단점은 하나 이상의 바이오마커를 시험하거나 다수의 치료법을 적용할 때 혹은 효능 외에 추가적 결과를 알고자 할 때는 이 방법을 적용할 수가 없다는 점이다.

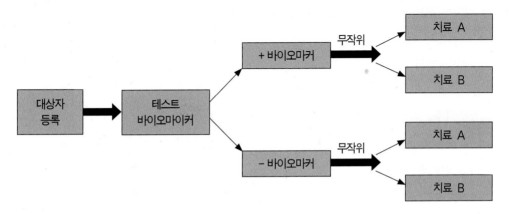

[그림 13.5] 바이오마커 근거와 비바이오마커를 근거하는 치료 임상시험 설계 (검증 방법 3; Alymani, 2010)

13.7 바이오마커의 성공과 실패

이 섹션에서는 바이오마커의 성공 사례와 실패 사례를 살펴보기로 한다.

13.7.1 바이오마커의 성공 사례들

성공 사례 1 유방암 HER-2/NEU (ERB2)

유방암의 특징 중에는 핵 내 리셉터인 에스트로겐(ER)과 프로게스테론(PgR) 호르몬 수용체가 있으며 이들은 유방암 환자에게 양호한 예후를 하는 예방인자이다. 이 외에도 유방암 증식인자수용으로서 세포막수용체(HER2)와 상피세포성장인자 수용체(EGFR)가 알려져 있다. 특히 HER-2 유전자는 사람의 17번 염색체에 존재하며, 세포 표면의 성장을 조절하는 수용체 단백질로서 정상인에서 나타나지 않는다. 그러나 변형되어 HER-2가 과분비되면, 유방암 세포의 조절되지 않는 비정상적 증식을 유도하여 악성종양을 발생시킨다. 유방암 환자의 20~30%는 그들의 암세포에서 HER-2 수용체의 과발현이 확인되었다. 이 유전자의 유무에 따라 유방암의 환자의 질병진행 예측과 예후뿐만 아니라 환자의 치료방침을 결정하는 데 중요한 역할을 한다. 비록 HER-2 바이오마커는 유방암에 대한 좋지 못한 예후를 나타낼지라도, 그것은 유방암의 대표적인 표적치료제인 트라스투주맙(Trastuzumab; 허셉틴 Herceptin)을 개발할 기회를 제공하였다. 이 허셉틴은 HER-2 과발현 환자의 HER2 수용체를 타깃으로 하여 작용하도록 개발된 단클론성항체(monoclonal antibody)로서, 많은 유방암 환자에게 암세포증식을 억제시키는 데 성공하여 1998년에 미국 FDA로부터 신약승인을 받았다.

성공 사례 2 폐암의 바이오마커 EGFR(표피성장인자 수용체)

사망률 1위 암인 폐암의 바이오마커로는 EGFR(Epidermal growth factor receptor) 유전자라고 알려진 세포표피분자가 폐암세포 성장에 중요한 역할을 한다는 사실이 밝혀졌다. 폐암세포들은 유전자 돌연변이로 인해 EGFR이 활성화되어 있는 것이 특징이다. EGFR

이 부적절하게 활성화되면 걷잡을 수 없는 세포분열이 일어나는데, 걷잡을 수 없는 세포분열은 곧 암의 전형적인 특징 중의 하나다. EGFR 유전자의 돌연변이 유무는 폐암 치료제 선정에 중요한 바이오마커로 폐암치료의 방법을 결정짓는 요소이다.

1980년대 초에 폐암 표적항암제 개발이 시작되었다. 1988년에는 EGFR과 관련한 타이로신키나아제(tyrosine kinas, TK)라는 세포 내부 단백질을 차단해 암세포 성장을 억제할 수 있다는 사실이 밝혀졌고, 1990년에는 EGFR－TK(tyrosine kinas)를 차단해 암세포 성장을 억제하는 물질을 발견하기 위한 연구를 시작했다. 이렇게 개발된 1세대 폐암 표적항암제인 이레사(성분명 게피티닙 gefitinib)는 표준치료에 실패한 진행성, 전이성 비소세포 폐암의 치료에서 일대 전환점을 가져왔다. 폐암 표적치료제인 이레사(Iressa)가 개발되어 치료 효과가 있을 것으로 기대되는 상피성장인자 유전자 변이(EGFR mutation) 양성 폐암환자 230명을 두 집단으로 나누어서 한 집단은 이레사(gefitinib 250mg)를 복용시키고, 다른 집단은 항암화학 치료(파클리탁셀과 카보플라틴, Paclitaxel & carboplatin)를 복용하게 하였다. 이 임상시험의 중간 분석결과에서 이레사의 유의한 효능이 나타나 상피성장인자 유전자 변이가 있는 환자에게는 1차 치료로 폐암 표적항암제인 이레사로 치료하는 것이 효과적이라고 결론 내렸다. EGFR 돌연변이는 폐암의 대표적 바이오마커로서 돌연변이가 존재하면 표적 암치료제의 치료반응이 매우 좋은 것으로 알려졌다. 그러나 이 EGFR은 예측 바이오마커로서의 가치는 확립되지 못하였다.

성공 사례 3 만성골수성백혈병의 Bcr-Abl

최초의 표적항암제는 혈액암의 일종인 만성골수성백혈병 치료제 '글리벡'(Glivec)이다. 스위스에 본사를 두고 있는 노바티스라는 다국적제약회사에서 개발한 이 약은 2001년 5월 미국 식품의약국(FDA)에서 최초로 시판 승인을 받았으며, 한국에서는 2003년 2월부터 판매되고 있다.

글리벡은 암세포의 성장을 지시하는 암 단백질인 타이로신 키나제(tyrosine Kinase)를 선택적으로 차단한다. 이 단백질은 만성골수성백혈병의 원인 중 하나인 필라델피아(Ph) 염색체를 만드는 데 결정적인 역할을 한다. 글리벡은 암 단백질에 결합해 암세포의 증식·분화·생존에 관한 신호전달을 끊어 암세포를 제거한다. 이 과정에서 정상세포는 거의 건드리지 않아 '마법의 탄환'이라는 별명을 얻기도 했다. 그렇다고 모든 백혈병 환자가 글리벡에 효과를 보이지는 않는다. 글리벡은 표적물질로 작용하는 필라델피아 염색체 이상이 원인인 경우에만 효과를 보인다. 필라델피아 염색체는 만성골수성백혈병과 일부 급성 백혈병에 특이하게 나타나는 유전자 이상으로, 만성골수성백혈병 환자의 90% 이상은 이 이상 염색체를 갖고 있다. 다른 백혈병 환자는 글리벡을 먹어도 효과는 기대하기 어렵다.

글리벡이 개발된 이후 만성골수성백혈병은 난치병에서 고혈압·당뇨병 같이 관리 가능한 만성질환이 됐다. 글리벡으로 치료받는 환자의 평균 기대수명은 25년에 달한다는 보고도 있다. 글리벡이 중요한 이유는 많은 암환자에게 '살 수 있다'는 희망을 제시했다는 점이다. 다른 암도 글리벡과 마찬가지로 치료제가 개발될 수 있을 것이란 기대를 갖게 된 것이다. 글리벡의 탄생 이후 많은 제약사들이 암세포나 유전자가 어떤 신호에 반응하는지를 연구했다. 동시에 암세포를 억제하는 표적항암제 개발에도 뛰어들었다. 현재 폐암 치료제 이레사(아스트라제네카), 대장암 치료제 얼비툭스(머크), 다발골수종 치료제 벨케이드(얀센), 유방암 치료제 허셉틴(로슈) 등 약 20여 종의 표적항암제가 국내에 시판되고 있다. 국내 제약회사에서 개발 중인 표적항암제도 있다. 최근 식품의약품안전처의 시판 허가를 받은 만성골수성백혈병 치료제 슈펙트(일양약품), JW중외제약에서 개발 중인 급성골수성백혈병 치료제 윈트(Wnt) 암줄기세포 억제제 'CWP231A'가 대표적이다.

성공 사례 4 대장암의 바이오마커 KRAS

대장암세포가 가지고 있는 암 유전자인 '라스(RAS)' 유전자가 활성화되면 암세포 증식이 활발해지고 암세포의 전이가 심해진다는 것이 발견되었다. 케이라스(KRAS)는 종양세포 표면에서 핵으로 신호를 전달하는 요소 중 하나로서 암의 발병과 진행과정에 관여하는 몸속 EGFR의 신호전달 과정에서 중요한 역할을 한다. 이러한 발견을 근거로 대장암 환자 치료를 위해 진행되는 유전자검사는 대장암세포가 가지고 있는 암 유전자인 라스 유전자 중 KRAS 유전자가 돌연변이인지를 확인하는 것이다. 글로벌 제약회사 머크는 KRAS 바이오마커를 이용하여 대장암 표적치료제 '얼비툭스(Erbitux; 세툭시맙 cetuximab)'를 개발하여, 2005년에 FDA 승인을 받았다. '얼비툭스(세툭시맙)'라는 표적치료제는 KRAS 단백질을 조절함으로써 대장암세포의 발현을 억제하여 성장을 막아 암을 죽인다. 얼비툭스는 정상세포를 보호하고 암세포만을 공격하는 '표적치료제'로서, 암환자의 바이오마커 검사를 통해 KRAS 유전자 돌연변이 여부를 확인해 돌연변이가 없는 경우에 쓰인다. 라스 유전자 중 KRAS 유전자에 대한 돌연변이 검사결과 '정상'이면 얼비툭스 치료효과는 대장암 환자의 생존기간을 개선하는 등 더 좋은 임상결과가 나타나는 것으로 알려져 있다. 그러나 벨기에 연구팀의 연구결과, 특정한 KRAS 유전자 변이가 있는 환자의 경우에도 항암화학요법에 얼비툭스를 추가하면 생존이 연장되는 것으로 나타났다. 이에 따르면 KRAS 변이만으로 얼비툭스 추가로 인한 효과를 볼 수 있다 또는 없다의 이분법적 판단이 옳지 않을 수 있다는 것이다. 여러 연구에서의 일관되고 견고한 결과를 토대로 미국 FDA와 영국 NICE는 환자를 선별하기 위해 KRAS 돌연변이 검사를 실시하도록 권고하였다. KRAS 바이오마커는 예측 바이오마커로서의 가치를 인정받은 첫 번째 예이다. 암젠 (Amgen)사가 개발한 대장암 치료제인 벡티비스(Vectibix)도 KRAS 바이오마커를 이용한 동반진단제 개발로 임상에 성공한 대표적인 사례이다. 벡티비스는 EGFR를 표적으로 개발된 단일클론항체 치료제로서 2006년에 FDA 승인을 받았다.

성공 사례 5 · 항응고제 와파린(warfarin)과 CYP2C9 & VKORC1

와파린(Warfarin)은 심방세동, 심부정맥혈전증, 심장판막치환술 등의 질환에서 혈액이 응고돼 혈관이 막히는 혈전 예방 및 치료로 임상에서 50년 이상 사용된 표준 항응고제 약물이었다. 하지만 이 약물은 조금이라도 용량이 부족하면 치료실패를 초래하고, 용량이 과할 경우에는 뇌출혈 등의 부작용을 나타냈으며, 심한 경우에는 사망으로 이어지기도 한다. 출혈 및 혈전형성의 치명적인 부작용을 줄이기 위하여는 신속한 와파린 용량 결정이 필수적이다. 용량조절의 어려움과 정기적 모니터링이 절대적으로 필요하여 많은 의사들은 와파린 처방을 꺼려했다. 1990년대 부터의 논문에서 간에서 와파린 약물대사를 돕는 효소를 생산하는 'CYP2C9(cytochrome P450 2C9)'의 유전자변이와 와파린을 방해하는 혈액응고 단백질을 생산하는 'VKORC1(vitamin K epoxide reductase complex subunit 1)'의 유전자 변이가 각각 출혈 부작용과 초기치료 실패의 원인으로 알려졌다. VKORC1과 CYP2C9 유전자 다형성은 경구 항응고제 와파린의 용량 조절에 가장 중요한 유전인자로 알려져 있으며 CYP2C9의 차이로 와파린 대사시간이 달라져 대사가 늦게 일어나는 사람은 더 작은 용량을 필요로 하게 된다. 또한 비타민 K 관련 유전자인 VKORC1에 따라 혈액응고 단백질 생산이 달라져 이 단백질을 덜 생산하는 사람은 와파린을 덜 필요로 한다. 와파린 투여 환자 5천여 명 중 46%가 하루 3mg 이하의 저용량이나 7mg 이상의 고용량을 복용하는 환자들로 유전자 정보로 용량을 예측할 때 훨씬 안전하고 효과적인 치료가 될 수 있음이 확인되었다. 이로써 미국 FDA와 National Academy of Clinical Biochemistry에서는 와파린 투여 시 반드시 유전자 검사를 하도록 권고하고 있다. 이 사례는 개인의 유전자 정보를 이용하여 혈전치료에 쓰이는 항응고제인 와파린(쿠마딘 Coumadin)의 최적용량을 예측하게 해주는 맞춤 약물요법 기술로서 약물유전학 기술, 환자의 유전체 자료 및 임상자료를 통합 활용해 환자를 모니터링하여 투여량을 결정하는 개인 맞춤형 약물치료이다.

성공 사례 6 CCR5 trophic HIV 감염

에이즈 치료제인 매라바이록(maraviroc) 성분의 셀젠트리(Selzentry)는 기존 에이즈 치료제와는 달리 HIV 바이러스가 건강한 면역세포로 들어가는 것을 차단하는 CCR5(C-Cchemokine receptor type5) 수용체 차단제로 HIV 침입저해제로 분류되는 새로운 계열의 약물이다. 셀젠트리가 칵테일 요법으로 다른 치료제와 48주 동안 하루 1-2회 병용하면 HIV 바이러스가 감소하는 비율이 통계적으로 유의한 임상시험 결과(셀젠트리 치료군 42% 대 위약군 18%)를 보였다(Gulick, 2008). 이 약물은 실제로 2000년에 개발되었지만 여러 단계의 임상시험에서 신약승인까지 8년이 걸렸다. 글로벌 제약회사 Pfizer가 개발한 이 AIDS 치료제 셀젠트리는 HIV가 면역세포로 들어갈 때 이용하는 co-receptor인 CCR5의 저해제로 2007년에 미국 FDA의 승인을 받았다.

성공 사례 7 저밀도 콜레스테롤(LDL-cholesterol)

동맥경화증(atherosclerosis)에 대한 가장 잘 입증된 대리결과변수 중 하나는 저밀도 콜레스테롤(LDL-cholesterol)이다. 프라밍햄 심장병연구(Framingham Heart Study)에서 나온 데이터와 많은 다른 연구들은 동맥경화성 심장질환과 LDL 사이에 밀접한 역학적 상관성을 확립하여 왔고, 스타틴(statin) 약은 LDL-콜레스테롤을 안전하게 낮춘다고 알려져 있다 (Heart Protection Study Collaborative Group, 2002). LDL-콜레스테롤에 대한 여러 스타틴 약 효능은 수십 년에 걸쳐 수천 명의 환자를 가지고 무작위 임상시험들이 실시되었다(Ford, 2007; Heart Protection Study Collaborative Group, 2002). 많은 이런 연구들을 포함한 메타분석은 매 1mmol/L의 LDL 감소가 심장에 문제를 발생시키는 비율을 첫 해에는 11%, 5년 후에는 36%까지 감소를 보여준다(Law, 2003).

미국 FDA는 스타틴 약를 사용하면 LDL를 낮추고, 임상적인 사건의 높은 감소가 있음을 확인하여 LDL을 타당한 대리결과변수로 인정하게 했다. 스타틴과 다른 작용 메카니즘을 가지고 LDL을 낮추는 신약 에제티밉(ezetimibe)은 임상적 결과의 연구 없이 LDL-콜레스테롤을 안전하게 감소시킨다는 근거로 2002년에 FDA 신약승인을 받았다.

췌장암 치료 GV1001과 바이오마커 이오탁신(eotaxin)

이오탁신(eotaxin)은 항암과 항염 치료 시에 치료의 예후를 진단할 수 있는 마커로서, 췌장암 임상 3상시험(텔로백 TeloVac) 과정에서 발견되었다(Neoptolemos, 2014). 바이오마커인 이오탁신의 역할은 우리 몸 안에서 염증이 발행하였을 때, 염증이 유발된 자리로 백혈구를 이동시켜줌으로써 면역반응을 유도하는 사이토카인(cytokine)이다. 또한 임상시험 분석결과 이오탁신의 수치가 높은 환자군에서 GV1001을 투여받지 않은 환자군의 생존율 상위 5% 그룹은 358일의 생존기간을 나타냈고, 반면 GV1001을 투여받은 환자군의 생존율 상위 5% 그룹은 623일의 생존기간을 나타냈다. 이는 GV1001을 투여받은 환자군이 그렇지 않은 군에 비해 265일의 생존기간이 더 증가됨을 나타내는 결과이다. 또한 이오탁신의 수치가 높은 환자 간의 GV1001을 투여받은 환자그룹과 투여받지 않은 환자그룹 사이에 생존기간의 중앙값에서 통계적으로 유의한 차이를 보임으로써, 이오탁신 수치가 높은 환자는 GV1001을 활용한 치료로 생존율이 높아질 수 있다는 것을 증명했다. 이 임상시험으로 인해 GV1001는 항암제 개발에서 약물의 안전성 및 효율성을 밝혀내는 바이오마커로 이용될 수 있었다.

1형 당뇨병 진단과 혈중 ZnT8 항체

크로너스(KRONUS)사의 ZnT8Ab(Zinc Transporter 8 Autoantibody) 엘리사(ELISA) 검사는 환자 혈액에서 ZnT8 자가항체를 감지하는 검사로서, 많은 제1형 당뇨 환자에서 ZnT8Ab가 생성되지만 제2형 당뇨 또는 임신성 당뇨에는 나타나지 않았다. 총 569개의 혈액샘플을 이용한 임상시험 결과 ZnT8 항체는 1형 당뇨 환자의 65%에서 발견됐으며 다른 질병 환자 중 위양성 결과는 2% 미만이었다. 이 발견을 근거로 미국 FDA는 2014년 8월에 아연수송체(Zinc Transporter)를 활용한 이 의료기기를 제1형 당뇨병 진단기기로 승인했다. 그러나 이것은 다만 다른 진단도구 및 임상정보와 함께 조기진단을 통해 신속한 인슐린 치료의 시작이 필요하다는 것을 알리는 진단기기로 사용하여야 하며, 당뇨병 단계를 모니터링하거나 혹은 당뇨병의 반응을 확인하는 목적으로는 사용할 수가 없다.

심부전 바이오마커 ST2

IL1RL1 유전자에 의해 코딩되는 단백질인 ST2(Growth STimulation expressed gene 2)는 심장 스트레스의 바이오마커로서 심근경색, 급성관상동맥증, 심부전악화에 발생하는 심근조직 섬유화의 유무 혹은 그 심각성 정도를 나타낸다. 프라밍햄 심장병연구(Framingham Heart Study)에서 림프구 활성에 중요한 인터류킨1(interleukin; IL-1) 수용체인 ST2의 예후적 유용성을 밝히기 위하여 3,400명 이상의 건강한 사람들을 대상으로 약 11년 동안의 추적연구를 진행했다. 그 결과로 ST2는 심부전 또는 사망에 대해 연구된 다른 모든 바이오마커들 중에서 가장 잘 예측을 하는 것으로 나타났다. 또한 ST2는 나이, BMI, 신장기능에 영향을 받지 않으며 다른 바이오마커들과는 달리 환자의 심장질병 상태 및 변화에 따라 빠르게 변하므로 심부전 환자의 모니터링과 치료선택에도 적절한 바이오마커이다. 간단한 ST2 측정만으로 고위험 심부전 환자들의 재입원과 사망을 조기에 판별할 수 있다. FDA는 serum 또는 plasma로 부터 ELISA 방식으로 ST2 레벨을 정량화할 수 있는 체외진단용 키트인 ST2 Assay(제조사: Critical Diagnostics)을 2012년에 승인하였다.

위의 여러 사례 외에도 현재 임상에서 활용되고 있는 종양 바이오마커는 아래의 [표 13.4]에서 볼 수 있다.

[표 13.4] 현재 실제 임상에서 활용하고 있는 종양별 바이오마커

암 마커	종양	발견 연도	응용
알파태아단백 (Alfa-fetoprotein	간세포암	1963년	진단; 비정상피종성 생식 세포 종양(NSGCT) 감별진단; 진행 단계; 재발 탐지; 치료 모니터링
칼시토닌	갑상선수질암	1970년대	진단; 치료모니터링
CA125	난소암	1981년	예측; 재발 탐지; 치료모니터링
CA 15-3	유방암	1984~5년	치료모니터링
CA 19-9	췌장암	1979년	치료모니터링
태아성 암항원 (CEA)	대장암	1965년	치료모니터링; 예측; 재발 탐지; 간전이 감별
에스테로겐 수용체 & 프로게스테론 수용체	유방암	1970년대	내분비요법을 위한 환자 선별
HER2	유방암	1985~6년	트라스투주맙(Trastuzumab) 치료 환자 선별
인간 융모성 고나도트로핀 (HCG)	고환암	1938년	진단; 예측; 진행 단계; 재발 탐지; 치료모니터링
LDH	생식세포암	1954년	진단; 예측; 재발 탐지; 치료모니터링
전립선특이항원(PSA)	전립선암	1979년	감별; 진단
티로글로불린 (thyroglobulin)	갑상선암	1956년	모니터링

13.7.2 바이오마커의 실패

바이오마커는 여러 가지 이유에서 실패를 하기도 하는데, 바이오마커의 타당성이 용인되지 않는 이유와 임상적으로 활용되지 못하는 이유는 아래와 같다(Kern, 2012; Diamandis, 2012).

- 정확히 타당한 질병 분류를 제공하는 마커라 할지라도 임상적 유용성이 부족하여 활용되지 못할 수 있다.

- 마커가 유망해 보이지만, 단지 원래의 데이터에서 숨겨진 구조만을 반영하기 때문에 유효하지 않을 수 있다.

- 에세이(Assay) 분석이 기술적으로 부적절할 수 있다.

- 부적절한 통계적 추론방법이 사용되었을 수 있다.

- 정상적 변이가 관찰될 수 있다.

- 마커가 미심쩍을 수 있다.

- 연구된 모집단에 결함이 있을 수 있다.

- 조사 시스템에 결함이 있을 수 있다.

- 마커는 마커의 발견 이후에도 반증될 수 있다.

일반적으로 바이오마커가 임상에 활용되지 못하는 이유는 아래의 [그림 13.6]과 같이 나타낼 수 있다. 이에 해당하는 바이오마커의 실패 사례를 보기로 한다.

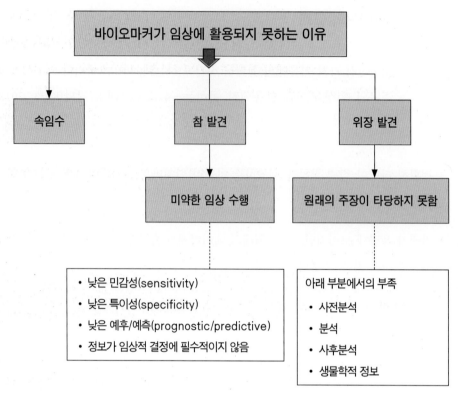

주: 속임수일 경우는 아주 희귀. 대부분의 바이오마커는 참된 발견이지만, 그 바이오마커의 임상적 특성이 실제로 임상진료에 활용할 정도로 우수하지 않음.

[그림 13.6] 바이오마커가 임상에 활용되지 못하는 이유

실패 사례 1 TGN1412 약물 임상시험

　　TGN1412는 직접적으로 면역반응을 촉진하기 위하여 설계된 단클론성항체(monoclonal antibody)로서, 면역계를 구성하는 백혈구의 표면에 있는 CD28이라는 수용체에 결합하는 분자물질이다. 이 약물은 전임상 원숭이 실험에서 무독성과 비염증 효과가 입증된 B-cell 백혈병 치료제로 만들어졌다. 항생제 제약회사인 파렉셀은 2006년에 영국에서 6명의 임상시험 참가자에게 1인당 2천 유로씩을 지불하고 'TGN 1412' 임상시험을 진행하였다. 이 임상시험에서 위약군의 2명은 아무런 부작용이 나타나지 않는 반면에, 투약받은 건강한 6명의 중재군 지원자 모두에게 면역물질인 사이토카인이 과다하게 분비되어서 인체 장기를 공격하는 현상인 '싸이토카인 스톰(cytokine storm)' 증세가 나타났다. 여러 가지 장기손상의 부작용과 함께 두통, 근육통, 불안, 고열, 오한, 홍조, 심박수 증가, 혈압 저하, 호흡

곤란, 신부전, 혈액응고, 백혈구 소멸 등의 증세가 나타났으며, 심각한 부작용이 일어났다. 이 사건으로 인하여 약물개발에서의 전임상 안전성 테스트에서의 실패, 임상적 연구 설계 및 안전성 모니터링에 대한 윤리적 이슈가 쟁점이 되었다(Goodyear, 2006). 새로운 시험약이었기 때문에 면역계를 어떤 식으로 교란할지 거의 알지 못했고, 동물실험의 결과를 모델로 삼기도 어려웠다. 또한 적절한 투여량이 전혀 결정되지 않은 경우 '최초의 인체 적용' 임상시험에서 6명의 참가자 모두에게 동시에 시험약을 투여하는 것은 매우 위험한 설계이다. 영국 의약품안전청은 이 비극적인 사건과 약물투여 간격 등과 같은 임상시험 집행 사이에 어떤 연관성을 발견하지 못하였다.

실패 사례 2 에제티밉과 동맥경화성 판막 임상시험

동맥경화성 판막 부담(atherosclerotic plaque burden)의 측정으로서 경동맥 내막매질두께(carotid intima media thickness, CIMT)를 사용하는 후속 임상시험을 통하여 에제티밉(Ezetimibe)에 스타틴 치료를 병용했을 때와 스타틴(Statin) 단독치료를 했을 때, 에제티밉 사용과 관련해 LDL의 상당한 감소에도 불구하고, 판막진행에서 그 어떤 개선도 없다고 밝혀졌다. 이런 발견은 LDL은 스타틴 치료를 평가하지 않는 임상시험에서는 타당한 대리결과변수일 수 없다는 점을 보여주는 예이다. 하지만 임상연구가 그런 차이를 발견할 만큼의 검증력이 없었다 할지라도, 부정적 심장사건율에서 유의한 차이는 없었다(Heart Protection Study Collaborative Group, 2002; Law, 2003; Ford, 2007). 에제티밉으로 LDL을 감소시킴으로써 임상적 사건에 대한 치료효능을 검토하는 시판 후 임상시험이 있었다(Rossebø, 2008). 로세보의 (에제티밉＋스타틴 결합치료)와 (스타틴 단독 치료)의 치료효과 비교 연구에서, 결합치료 집단은 LDL 감소에도 월등하지만, 사망과 비사망 심장병 사건이 포함된 주요 복합 결과변수에서는 유의한 변화가 없는 것으로 나타났다.

실패 사례 3 관절염의 헬릭스-II 연골(Helix-II cartilage) 바이오마커

관절염에서 관절파괴 과정을 알릴 수 있는 생화학적 바이오마커가 절실히 요구되고 있다. 이러한 바이오마커는 관절염의 빠른 진행을 식별하고 초기치료에 반응을 검출하기 때문에 임상시험에 필요한 환자 수 및 연구시간을 감소시킴으로써 약물개발에 도움된다. 임상연구에서 그동안 여러 가지의 제II형 콜라겐 펩티도 면역에세이를 제안해 왔지만 그 어떤 것도 성인의 혈청 혹은 소변에서 주요 신호 발생기와 같은 방법에 의해 최종 검증되지 않았다. Charni (2005)에 의해 헬릭스-II 에세이도 연골콜라겐 분해마커로서 제안되었으며, 임상연구에서 관절연골 저하의 모니터로 그 유용성의 관점에서 그 유용성이 알려져 임상에서 활용되었다. 그러나 콜라겐 시퀀스와 헬릭스-II 에피토프(epitope) 특성을 근거로 보면, 제III형 콜라겐이 체액의 교차반응 신호의 여러 후보 소스 중의 하나이기는 하지만, 제II형 콜라겐은 아니었다. 이것은 일반 체액에세이에서 분자 바이오마커의 타당성을 좀 더 확인할 필요성을 말해주고 있다.

참고문헌

1. Alymani NA, Smith MD, Williams DJ, Petty RD. Predictive biomarkers for personalised anti-cancer drug use: Discovery to clinical implementation. *European J Cancer*, 2010, 46: 869-79.

2. Atta-ur-Rahman MIC. *Frontiers in Drug Design and Discovery*. Bentham, 2017.

3. Berger VW. Does the Prentice criterion validate surrogate endpoints? *Stat Med*, 2004, 23:1571-8.

4. Biomarkers Definitions Working Group. Biomarkers and surrogate endpoints: preferred definitions and conceptual framework. *Clin Pharmacol Ther*, 2002, 69: 89-95.

5. Bogiatzi C, Spence JD. Ezetimibe and regression of carotid atherosclerosis: importance of measuring plaque burden. *Stroke*, 2012, 43:1153-5.

6. Boissel JP, Collet JP, Moleur P, Haugh M. Surrogate endpoints: a basis for a rational approach. *Eur J Clin Pharmacol*, 1992, 43:235-44.

7. Camm AJ. Cardiac electrophysiology of four new antiarrhythmic drugs – encainide, flecainide, lorcainide and tocainide. *Eur Heart J*, 1984, 5:75-79.

8. Capdeville P, Buchdunger E, Zimmermann J, Matter A. Glivec (STI571, imatinib), a rationally developed, targeted anticancer drug. *Nature Reviews Drug Discovery*, 2002, 1:493-502.

9. Charni N, Juillet F, Garnero P. Urinary type II collagen helical peptide (HELIX-II) as a new biochemical marker of cartilage degradation in patients with osteoarthritis and rheumatoid arthritis. *Arthritis Rheum*, 2005, 52:1081-1090.

10. Cohn JN, Johnson G, Ziesche S, et al. A comparison of enalapril with hydralazine-isosorbide dinitrate in the treatment of chronic congestive heart failure. *NEJM*, 1991, 325:303-310.

11. Colburn WA. Biomarkers in drug discovery and development. From target

identification through drug marketing. *J. Clinical Pharmacol*, 2003, 43: 329-341.

12. Collette L, Burzykowski T, Carroll KJ, Newling D, et al. Intermediate end point for prostate cancer-specific mortality following salvage hormonal therapy for prostate-specific antigen failure. *J Natl Cancer Inst*, 2004, 96:509-15.

13. Collette L, Burzykowski T, Carroll KJ, Newling D, et al. Is prostate-specific antigen a valid surrogate end point for survival in hormonally treated patients with metastatic prostate cancer? *J Clin Oncol*, 2005, 23:6139-48.

14. Dancey JE, Dobbin KK, Groshen S, et al. Guidelines for the development and incorporation of biomarker studies in early clinical trials of novel agents. *Clin Cancer Res*, 2010, 16:1745-55.

15. Diamandis EP. The failure of protein cancer biomarkers to reach the clinic: why, and what can be done to address the problem? *BMC Medicine*, 2012, 10:87.

16. Dolan S, Varkey B. Prognostic factors in chronic obstructive pulmonary disease. *Curr Opin Pulm Med*, 2005, 11:149-52.

17. Feign A. Evidence from Biomarkers and Surrogate Endpoints. *NeuroRx*, 2004, 1: 323-330.

18. Fleming TR, DeMets DL. Surrogate End Points in Clinical Trials: Are We Being Misled? *Ann Intern Med*, 1996, 125:605-613.

19. Fleming TR, Powers JH. Biomarkers and surrogate endpoints in clinical trials. *Stat Med*, 2012, 31:2973-84.

20. Ford I, Murray H, Packard CJ, et al. Long-term follow-up of the West of Scotland Coronary Prevention Study. *NEJM*, 2007, 357:1477-1486.

21. Frank, R and Hargreaves, R. Clinical biomarkers in drug discovery and development. *Nature Reviews Drug Discovery*, 2003, 2: 566-580.

22. Freedman LS, Graubard BI, Schatzkin A. Statistical validation of intermediate endpoints for chronic diseases. *Stat Med*, 1992, 11:167-78.

23. Frost & Sullivan. *Vital sings-Biomarkers in Clinical Trials-A significant Competitive Advantage?*. 2006.

24. Furgerson JL, Hannah WN Jr, Thompson JC. Challenge of surrogate endpoints.

S Med J, 2012, 105:156−60.

25. GBI Research. 2012.

26. Goodsaid F, Frueh F. Biomarker qualification pilot process at the Food and Drug Administration. *AAPS J*, 2007, 9:10

27. Grimes DA, Schulz KF. Surrogate end points in clinical research: hazardous to your health. *Obstet Gynecol*, 2005, 105:1114−8.

28. Gulick RM, Lalezari J, Goodrich J, et al. Maraviroc for Previously Treated Patients with R5 HIV−1 Infection. *NEJM*, 2008, 359: 1429−1441.

29. Heart Protection Study Collaborative Group. MRC/BHF Heart Protection Study of cholesterol lowering with simvastatin in 20,536 high−risk individuals: a randomised placebo−controlled trial. *Lancet*, 2002, 360:7−22.

30. Ilyin SE, Belkowski SM, Plata−Salaman CR. Biomarker discovery and validation: technologies and integrative approaches. *Trends Biotechnol*, 2004, 22: 411−416.

31. Kanis JA, Borgstrom F, De Laet C, Johansson H, Johnell O, Jonsson B, et al. Assessment of fracture risk. *Osteoporos Int*, 2005, 16:581−589.

32. Kannel WB, Castelli WP, Gordon T. Cholesterol in the prediction of atherosclerotic disease. New perspectives based on the Framingham study. *Ann Intern Med*, 1979, 90:85−91.

33. Kastelein JJ, Akdim F, Stroes ES, Zwinderman AH, Bots ML, Stalenhoef AF, et al. Simvastatin with or without ezetimibe in familial hypercholesterolemia. *N Eng J Med*, 2008, 358:1431−1443.

34. Kern SE. Why Your New Cancer Biomarker May Never Work: Recurrent Patterns and Remarkable Diversity in Biomarker Failures. *Cancer Res*, 2012, 72: 6097.

35. Krumholz HM, Lee TH. Redefining quality−implications of recent clinical trials. *N Eng J Med*, 2008, 358:2537−9.

36. Kulasingam V, Diamandis EP. Strategies for discovering novel cancer biomarkers through utilization of emerging technologies. *Nat Clin Pract Oncol*,

2008, 5:588−99.

37. Lathia, CD. Biomarkers and surrogate endpoints: How and when they might impact drug development. *Disease Markers*, 2002, 18: 83−90.

38. Law MR, Wald NJ, Rudnicka AR. Quantifying effect of statins on low density lipoprotein cholesterol, ischaemic heart disease, and stroke: systematic review and meta−analysis. *BMJ*, 2003, 326:1423.

39. Lim HJ, *Designs and Applications of Clinical Trials*. Bullsbook Publisher. Seoul, Korea. 2015.

40. Lown B, Wolf M. Approaches to sudden death from coronary heart disease. *Circulation*, 1971, 44:130−142.

41. Austin MJF, Babiss L. Commentary: Where and How Could Biomarkers Be Used in 2016. *AAPS J*, 2006, 9:22.

42. Marshall D, Johnell O, Wedel H. Meta−analysis of how well measures of bone mineral density predict occurrence of osteoporotic fractures. *BMJ*, 1996, 312:1254−1259.

43. Neoptolemos JP, Greenhalf W, Cox TF, et al. Predictive cytokine biomarkers for survival in patients with advanced pancreatic cancer randomized to sequential chemoimmunotherapy comprising gemcitabine and capecitabine (GemCap) followed by the telomerase vaccine GV1001 compared to concurrent chemoimmunotherapy in the TeloVac phase III trial. *J Clin Oncol*, 2014, 32:5s.

44. O'Connell D, Roblin D. Translational research in the pharmaceutical industry: from bench to bedside. *Drug Discovery Today*, 2006, 11: 17−18.

45. O'Connell D, Hopkins A, Roblin D. It's time to revisit the current R&D model? *International Journal of Pharmaceutical Medicine*, 2007, 21: 339−345.

46. O'Dwyer PJ, Catalano RB. UGT1A1 and irinotecan: practical pharmacogenomics arrives in cancer therapy. *Journal of Clinical Oncology*, 2006, 24:

47. Packer M, Carver JR, Rodeheffer RJ, et al. Effect of oral milrinone on mortality in severe chronic heart failure. *NEJM*, 1991, 325:1468−1475.

48. Patel A, MacMahon S, Chalmers J, et al. Intensive blood glucose control and

vascular outcomes in patients with type 2 diabetes. *NEJM*, 2008, 358: 2560–2572.

49. Prentice RL. Surrogate endpoints in clinical trials: definition and operational criteria. *Stat Med*, 1989, 8:431–440.

50. Rehman SU, Mueller T, Januzzi JL. Characteristics of the novel interleukin family biomarker ST2 in patients with acute heart failure. *J Am Coll Cardiol*, 2008, 52: 1458–65.

51. Rossebø AB, Pedersen TR, Boman K, et al. Intensive lipid lowering with simvastatin and ezetimibe in aortic stenosis. *NEJM*, 2008, 359:1343–1356.

52. Scandinavian Simvastatin Survival Study Group. Randomised trial of cholesterol lowering in 4444 patients with coronary heart disease: the Scandinavian Simvastatin Survival Study (4S). *Lancet*, 1994, 344:1383–1389.

53. Schatzkin A, Gail M. The promise and peril of surrogate end points in cancer research. *Nat. Rev. Cancer*, 2002, 2:19–27.

54. Schatzkin A. Problems with using biomarkers as surrogate end points for cancer: a cautionary tale. *Recent Results Cancer Res*, 2005, 166:89–98.

55. Shah RV, Januzzi JL. ST2: a novel remodeling biomarker in acute and chronic heart failure. *Curr Heart Fail Rep*, 2010, 7:9–14.

56. Slamon D, EiermannW, Robert N, et al. Adjuvant Trastuzumab in HER2–Positive Breast Cancer. *NEJM*, 2011, 365:1273–1283.

57. Stamler J, Wentworth D, Neaton JD. Is relationship between serum cholesterol and risk of premature death from coronary heart disease continuous and graded? Findings in 356,222 primary screenees of the Multiple Risk Factor Intervention Trial (MRFIT). *JAMA*, 1986, 256: 2823–2828.

58. Stebbings R, Findlay L, Edwards C, Eastwood D, et al. Cytokine Storm in the Phase I Trial of Monoclonal Antibody TGN1412: better understanding the causes to improve preclinical testing of immunotherapeutics. *Journal of Immunology*, 2007, 179: 3325–3331.

59. Stevens LA, Greene T, Levey AS. Surrogate End Points for Clinical Trials of

Kidney Disease Progression. *CJASN*, 2006, 1:874-884.

60. Suntharalingam G, Perry MR, Ward S, Brett SJ, et al. Cytokine Storm in a Phase 1 Trial of the Anti-CD28 Monoclonal Antibody TGN1412. *NEJM*, 2006, 355:1018.

61. Tardif JC, Heinonen T, Orloff D, Libby P. Vascular Biomarkers and Surrogates in Cardiovascular Disease. *Circulation*, 2006, 113: 2936-2942.

62. Traver GA, Cline MG, Burrows B. Predictors of mortality in chronic obstructive pulmonary disease. *Am Rev Respir Dis*, 1979, 119:895-902.

63. Twaddell S. Surrogate outcome markers in research and clinical practice. *Aust Prescr*, 2009, 32:47-50.

64. U.S. FDA. Decision Summary. http://www.accessdata.fda.gov/cdrh_docs/reviews/K140001.pdf

65. U.S. FDA. Paving the Way for Personalized Medicine. FDA's Role in a New Era of Medical Product Development. 2013. http://www.fda.gov/downloads/ScienceResearch/SpecialTopics/PersonalizedMedicine/UCM372421.pdf

66. Vangala S, Tonelli A. Biomarkers, Metabonomics, and Drug Development: Can inborn errors of metabolism help in understanding drug toxicity? *AAPS J*, 2007, 9:284-297.

67. Vergeer M, Bots ML, van Leuven SI, et al. Cholesteryl ester transfer protein inhibitor torcetrapib and off-target toxicity: a pooled analysis of the rating atherosclerotic disease change by imaging with a new CETP inhibitor (RADIANCE) trials. *Circulation*, 2008, 118:2515-2522.

68. Vogel R, Crick RP, Newson RB, Shipley M, Blackmore H, Bulpitt CJ. Association between intraocular pressure and loss of visual field in chronic simple glaucoma. *Br J Ophthalmol*, 1990, 74:3-6.

69. Wallace AA, Stupienski RF 3rd, Kothstein T, et al. Demonstration of proarrhythmic activity with the class IC antiarrhythmic agent encainide in a canine model of previous myocardial infarction. *J Cardiovasc Pharmacol*, 1993, 21:397-404.

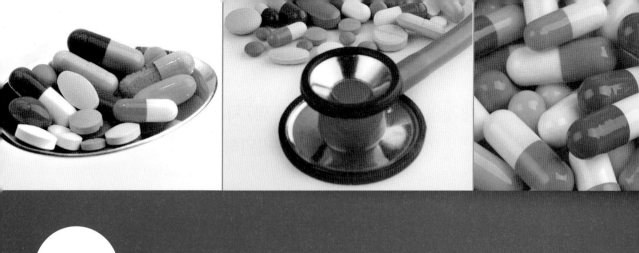

부록

헬싱키 선언

Declaration of Helsinki

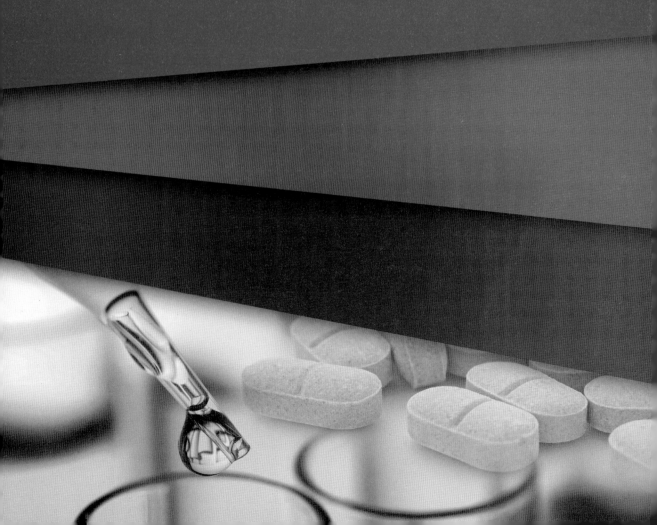

세계의사회 헬싱키 선언 - 제7차 개정
인간대상 의학연구 윤리원칙

World Medical Association Declaration of Helsinki - 7th Revision
Ethical Principles for Medical Research Involving Human Subjects

- 1964년 6월 핀란드 헬싱키에서 열린 제18차 세계의사협회 총회(World Medical Assembly)에서 채택
- 1975년 10월 일본 토쿄에서 열린 제29차 세계의사협회 총회에서 수정(제1차 개정)
- 1983년 10월 이탈리아 베니스에서 열린 제35차 세계의사협회 총회에서 수정(제2차 개정)
- 1989년 9월 홍콩에서 열린 제41차 세계의사협회 총회에서 수정(제3차 개정)
- 1996년 10월 남아프리카공화국의 서머셋 웨스트에서 열린 제48차 세계의사협회 총회에서 수정 (제4차 개정)
- 2000년 10월 스코틀랜드 에딘버러에서 열린 제52차 세계의사협회 총회에서 수정(제5차 개정)
- 2002년 미국 워싱턴에서 열린 제53차 세계의사협회 총회에서 수정
- 2004년 일본 도쿄에서 열린 제55차 세계의사협회 총회에서 수정
- 2008년 10월 대한민국 서울에서 열린 제59차 세계의사협회 총회에서 수정(제6차 개정)
- 2013년 10월 브라질 포탈에자에서 열린 제64차 세계의사협회 총회에서 수정(제7차 개정)

※ 이 헬싱키 선언은 2013년 10월 브라질 포탈에자에서 열린 제64차 세계의사협회 총회에서 채택한 제7차 개정으로 의학학술지 Journal of American Medical Association에 발표된 원본 (JAMA, 2013년 11월, v. 310: 2191-4)을 기초하였다.

서문

1. 세계의사회는 개인을 식별할 수 있는 인체유래물이나 데이터를 이용하는 연구를 포함한 인간대상 의학연구에 둘 윤리원칙의 성명으로서 헬싱키 선언을 발전시켜왔다. 이 선언은 전문을 포괄적으로 이해하여야 하며, 각 조항은 다른 모든 관련 조항을 고려하여 적용하여야 한다.

2. 세계의사회의 권한에 따라 이 선언은 우선적으로 의사들에게 말하는 것이다. 세계의사회는 인간대상 의학연구에 관련된 다른 연구자들도 이 원칙을 채택하도록 권장한다.

일반 원칙

3. 세계의사회의 〈제네바선언〉은 "환자의 건강은 의사의 최우선 고려사항이어야 한다." 로 의사의 의무를 행하게 하고, 〈의료윤리에 관한 국제강령〉은 "의사는 진료에 임할 때 환자의 최선의 이익에 입각하여 진료하여야 한다."고 선언한다.

4. 환자는 물론 의학연구에 포함된 사람의 건강, 안녕 및 권리를 증진시키고 보호하는 것이 의사의 의무이다. 의사의 지식과 양심은 이런 의무를 수행하는 데 헌신해야 한다.

5. 의학의 발전은 궁극적으로 인간과 관련된 연구들을 포함한 연구에 기반을 둔다.

6. 인간을 포함하는 의학연구의 주요 목적은 질병의 원인, 발달 과정, 결과를 이해하고, 예방법, 진단, 치료적 개입(방법, 절차, 치료)을 향상 시키는 데 있다. 입증된 최선의 치료조차도 지속적인 연구를 통하여 그 안전성, 효과, 효능, 접근성, 그리고 질을 재평가해야 한다.

7. 의학연구는 모든 연구대상자에 대한 존중을 보장하고 증진하며, 그들의 건강과 권리를 보호하는 윤리기준을 따라야 한다.

8. 의학연구의 주요 목적이 새로운 지식을 창출하는 것이지만 이러한 목적은 연구대상자 개인의 권리와 관심보다 결코 우선시될 수 없다.

9. 연구대상자의 생명, 건강, 존엄, 진정성, 자기결정권, 사생활 및 개인정보의 비밀을 보호하는 것은 의학연구를 수행하는 의사의 의무이다. 연구대상자 보호의 책임은 항상 의사 혹은 다른 의료전문가들에게 있어야 하며, 비록 연구대상자들이 동의를 하였다 해도 그 책임은 결코 연구대상자에게 있지 않다.

10. 의사는 인간대상 연구에 있어서 적용 가능한 국제적 규범과 기준뿐 아니라 자국의 윤리적, 법적, 규제적 규범과 기준도 함께 고려해야 한다. 그 어떤 국가적 또는 국제적 차원의 윤리적, 법적, 규제 요건도 이 선언에서 제시하는 연구대상자에 대한 보호의 어느 것도 축소하거나 없애서는 안 된다.

11. 의학연구는 환경에 미칠 수 있는 위해를 최소화하는 방법으로 수행되어야 한다.

12. 인간대상 의학연구는 적절한 윤리적, 과학적 교육, 훈련과 자격이 있는 사람이 수행하여야 한다. 환자나 건강한 자원자에 대한 연구는 적절한 자격을 갖춘 의사나 관련 의료전문가가 감독해야 한다.

13. 의학연구에 있어서 그 대표성이 불충분한 집단에게 연구에 참여할 수 있는 적절한 기회가 제공되어야 한다.

14. 의학연구와 환자진료를 겸하는 의사는 잠재적 예방, 진단 및 치료의 가치에 의해 연구가 정당화되는 범위에서 만 자신의 환자를 연구에 참여하게 해야 한다. 그리고 만일 의사가 연구에 참여하는 것이 연구대상자가 되는 환자의 건강에 부정적으로 영향을 미치지 않을 것이라는 믿을 만한 충분한 근거를 가지고 있는 경우에 자신의 환자를 연구에 참여하게 해야 한다.

15. 연구에 참여한 결과로 해를 입은 연구대상자에게 적절한 배상과 치료가 보장되어야 한다.

위험, 부담 및 이익

16. 의료행위와 의학연구에서 대부분의 의학적 중재행위는 위험과 부담을 수반한다. 인간대상 의학연구는 연구목적의 중요성이 연구대상자의 위험과 부담보다 훨씬 더 중대할 경우에만 수행될 수 있다.

17. 모든 인간대상 의학연구은 연구대상이 되는 개인과 집단에게 예측할 수 있는 위험 및 부담이 연구대상자와 연구하의 조건으로 영향을 받게 될 다른 개인이나 집단에게 예측되는 혜택에 비교하여 신중한 평가가 선행되어야 한다. 위험을 최소화할 수 있는 방안이 이행되어야 한다. 연구자는 위험을 지속적으로 모니터링하고, 평가하고 기록하여야 한다.

18. 위험을 적절하게 평가하였고 충분히 관리할 수 있다는 확신이 없다면, 의사는 인간대상 연구에 참여해서는 안 된다. 위험이 잠재적 이익을 초과하는 것으로 밝혀지거나 확정적 결과에 대한 결정적 증거가 있을 때, 의사는 그 연구를 계속할지, 변경할지 또는 즉각 중단할지를 평가해야만 한다.

취약 집단 및 개인

19. 일부 집단과 개인은 특별히 취약하여 부당한 취급을 받거나 추가적인 해를 입을 가능성이 높을 수 있다. 모든 취약한 집단과 개인은 특별히 감안한 보호를 받아야 한다.

20. 취약한 집단과 함께하는 의학연구는 오직 연구가 이 집단의 보건의료의 필요성 혹은 우선순위에 대응하는 연구이며, 비취약 집단에서는 수행할 수 없는 연구라면 정당화된다. 더불어 이 집단은 해당 연구결과로부터 얻은 지식, 의료행위, 혹은 치료중재의 혜택을 받을 수 있어야 한다.

과학적 요건 및 연구계획서

21. 인간대상 의학연구는 일반적으로 승인된 과학적 원칙을 따라야 하고, 과학적 문헌에 대한 철처한 지식, 다른 관련 정보의 출처, 적절한 실험, 그리고 필요할 경우 동물실험에 근거해야 한다. 연구에 이용된 동물의 복지는 존중되어야 한다.

22. 인간을 대상으로 하는 각각의 연구에 대한 설계와 수행은 계획서에 명확하게 기술되고 정당

화되어야 한다. 연구계획서는 관련된 윤리적 고려에 대해 진술해야 하고, 본 선언의 원칙이 어떻게 반영되었는지 기술해야 한다. 연구계획서는 연구자금, 의뢰자, 소속기관, 잠재적 이해상충, 연구대상자 인센티브 및 이 연구에 참여한 결과로 인해 해를 입은 연구대상자에 대한 치료 그리고 배상 규정에 관한 정보를 포함하고 있어야 한다. 임상시험에서는 연구계획서에 임상시험 종료 후 적절한 사후관리도 기술하여야 한다.

연구윤리위원회

23. 연구계획서는 연구를 시작하기 이전에 관련된 연구윤리위원회에 심의, 조언, 지도, 승인을 위하여 제출하여야 한다. 연구윤리위원회는 운영에 있어서 투명하여야 하며, 연구자, 의뢰자 그리고 다른 부당 위압으로부터 독립적이어야 하며, 적절한 절차에 따라 자격을 갖추어야 한다. 연구윤리위원회는 관련된 국제 규범과 기준뿐 아니라, 연구가 수행되는 국가의 법률과 규정을 고려해야 하지만, 이 선언에서 제시한 연구대상자를 위한 보호의 그 어떤 것도 축소하거나 제외하지 못한다. 연구윤리위원회는 진행 중인 연구를 감시할 권리를 가져야 한다. 연구자는 연구윤리위원회에 감시 정보, 특히 중대한 유해 사례에 대한 정보를 제공해야 한다. 연구윤리위원회의 심의와 승인이 없이 연구계획서는 변경될 수 없다. 연구가 종료된 후 연구자는 연구결과와 결론의 요약이 포함된 최종보고서를 연구윤리위원회에 제출해야 한다.

사생활과 비밀유지

24. 연구대상자의 사생활과 개인정보의 비밀을 보호하기 위해 모든 주의를 기울여야 한다.

서면동의

25. 의학연구 대상자로서 서면동의를 줄 수 있는 개인의 의학연구 참여는 자발적이어야 한다. 비록 가족이나 지역사회의 지도자와 상의하는 것이 적절할지라도, 서면동의를 줄 수 있는 그 어떤 개인도 연구대상자가 자유롭게 동의하지 않는다면 연구에 등록할 수 없다.

26. 서면동의를 줄 수 있는 사람을 포함하는 의학연구에서, 각 잠재적 연구대상자에게 각 연구의 목적, 방법, 연구비의 출처, 가능한 모든 이해상충, 연구자의 소속기관, 연구에서의 예상되는 이익과 잠재적 위험, 연구로 인한 불편, 연구 종료 후 지원, 그리고 기타 연구에 관련된 다른 여러 측면들에 대해 적절하게 알려주어야 한다. 잠재적 연구대상자는 어떠한 불이익 없이 연구 참여를 거절할 수 있는 권리와, 연구 참여에 대한 동의를 언제든지 철회할 수 있는 권리가 있다는 것을 알려주어야 한다. 잠재적 개별 연구대상자의 특정 정보 요구뿐만 아니라 그 정보의 전달방법에도 특별한 주의를 해야 한다. 잠재적 연구대상자가 정보를 이해하였음을 확인한 후에서야, 의사 또는 다른 적절한 자격을 갖춘 사람이 잠재적 연구대상자의 자발적인 서면동의를 구해야 하며, 이것은 가능한 한 서면으로 받아야 한다. 만약 동의를 서면으로 할 수 없는 경우라면, 비

서면 동의가 증인의 입회하에 공식적인 문서로 작성되어야 한다. 의학연구 대상자 모두에게 연구의 일반적 성과 및 결과에 관한 정보를 받을 선택권이 주어져야 한다.

27. 연구 참여에 대해 서면동의를 구할 때, 의사는 잠재적 연구대상자가 그 의사와 의존적 관계에 있는지 혹은 강압하에 동의하는지에 특히 주의하여야 한다. 그러한 상황에서라면 그 관계에서 완전히 독립적이면서 적절한 자격를 갖춘 사람이 인폼드 콘센트를 구해야 한다.

28. 서면동의를 할 능력이 없는 잠재적 연구대상자인 경우, 의사는 법적 대리인으로부터 인폼드 콘센트를 구해야 한다. 인폼드 콘센트를 할 능력이 없는 잠재적 연구대상자들은 그들 자신이 속한 집단의 건강 증진을 의도하고, 동의가 가능한 사람으로 대신해서 수행할 수 없고, 오직 최소의 위험과 최소의 부담만을 수반하는 연구가 아니라면, 이들 자신들에게 혜택받을 가능성이 없는 연구에 포함되지 않아야 한다.

29. 서면동의를 할 능력이 없다고 여겨지는 잠재적인 연구대상자가 연구 참여에 대한 결정에 찬성할 수 있다면, 의사는 법적 대리인의 동의와 함께 본인의 찬성을 구해야 한다. 잠재적 연구대상자의 반대 의사는 존중되어야 한다.

30. 예를 들면 의식이 없는 환자와 같이, 신체적으로 혹은 정신적으로 동의할 수 없는 연구대상자를 포함하는 연구는 인폼드 콘센트를 할 수 없게 하는 신체적 또는 정신적 상태가 연구대상 집단의 필수적인 특성일 경우에만 수행 될 수 있다. 그런 경우 의사는 법적 대리인으로부터 인폼드 콘센트를 구해야 한다. 만일 그런 법적 대리인과 접촉할 수 없으며 연구를 지체할 수 없다면, 동의를 할 수 없는 상태에 있는 사람을 대상으로 하는 구체적인 이유가 연구계획서에 명시되어 있고 연구윤리위원회가 그 연구를 승인한 경우에만 동의 없이도 연구를 수행할 수 있다. 연구에 계속 참여할지에 대한 동의를 가능한 한 빨리 연구대상자나 그의 법적 대리인으로부터 받아야 한다.

31. 의사는 환자에게 진료의 어떤 측면이 연구와 관련되는지 충분히 알려주어야 한다. 환자가 연구 참여를 거부하거나 연구 참여를 철회하여도 환자－의사 관계에 결코 부정적으로 영향을 미쳐서는 안 된다.

32. 바이오뱅크 혹은 유사한 저장소에 보관된 인체 유래물이나 데이터에 관한 연구와 같이 개인식별이 가능한 인체 유래물이나 데이터를 사용하는 의학연구의 경우에, 의사는 그것의 수집, 보관 및 재사용에 대해도 인폼드 콘센트를 구해야 한다. 그런 연구를 위해 동의를 얻는 것이 불가능하거나 비현실적인 예외적 상황은 있을 수 있다. 이런 경우에 연구윤리위원회의 심의와 승인을 받은 경우에만 연구가 수행될 수 있다.

위약 사용

33. 새로운 중재의 혜택, 위험, 부담 및 효과는 다음의 경우를 제외하고는 입증된 최선의 중재의 혜택과 위험, 부담, 효과와 비교하여 검증되어야 한다. 입증된 중재가 없는 경우에, 위약을 사용하거나 그 어떤 중재를 하지 않는 것은 허용될 수 있다. 혹은 설득력 있고, 과학적으로 타당한 방

법론적 이유로, 중재의 안전성과 효율성을 결정하기 위하여 입증된 최선의 중재보다 덜 효과적인 것을 사용하거나, 위약을 사용하거나, 그 어떤 중재도 하지 않는 것이 필요하고, 입증된 최선의 중재보다 덜 효과적인 중재를 받거나, 위약을 받거나, 그 어떤 중재를 받지 않는 환자가 입증된 최선의 중재를 받지 않은 결과로 심각하거나 돌이킬 수 없는 위해를 입을 추가적 위험이 없는 경우에 허용될 수 있다. 이러한 선택을 남용하지 않도록 극도로 주의해야 한다.

임상시험 후 지원

34. 임상시험에 앞서서, 스폰서와 연구자 및 연구시행 국가의 정부는 임상시험에서 혜택을 주는 것으로 밝혀진 중재를 여전히 필요로 하는 모든 임상시험 참여자들을 위해서 임상시험 종료 후에도 이용할 수 있는 지원을 준비해야 한다. 이러한 정보는 인폼드 콘센트 과정에서 연구 참여자에게 공개하여야 한다.

연구등록 및 결과의 출간 및 배포

35. 인간대상을 포함하는 모든 연구는 최초 연구대상자를 모집하기 전에 누구나 접근할 수 있는 데이터베이스에 등록되어야 한다.

36. 연구자, 저자, 스폰서, 편집인 및 발행인은 모두 연구결과의 출간 및 배포에 대한 윤리적 책임을 가진다. 연구자는 인간대상으로 한 연구의 결과를 공개할 의무를 가지며, 결과보고의 완성도와 정확성에 책임을 진다. 모든 관련 당사자들은 윤리적인 보고에 대한 용인된 가이드라인을 준수하여야 한다. 긍정적 결과뿐 아니라 부정적이고 비결론적 결과도 출판하거나 혹은 그렇지 못하다면 다른 방법으로 일반에게 공개해야 한다. 출판물에서 연구자금 출처, 소속기관 및 이해상충에 대해 밝혀야 한다. 이 헬싱키 선언의 원칙에 따르지 않은 연구의 보고서는 출간되어서는 안 된다.

임상 실무에서 입증되지 않은 시술

37. 입증된 중재가 없거나 다른 알려진 중재는 비효율적일 때 개별환자의 치료에 있어서, 의사는 입증되지 않은 중재가 환자의 생명을 구하거나 건강을 회복시키거나 혹은 고통을 경감할 희망이 있다고 판단된다면 전문가의 조언을 구한 후에 환자 또는 법적 대리인의 서면동의를 얻어 입증되지 않은 중재를 사용할 수 있다. 이 중재는 차후에 그것의 안전성과 유효성 평가를 위해 설계되는 연구의 대상이 되어야 한다. 어떠한 경우라도 항상 새로운 정보는 기록하여야 하고, 적절하다면 공개하여야 한다.

찾아보기
Index